by Dilip V. Jeste,
Barton W. Palmer
Positive Psychiatry:
A Clinical Handbook

ポジティブ精神医学

ディリップ・ジェステ
バートン・パルマー
大野裕・三村將：監訳
日本ポジティブサイコロジー医学会：監修

金剛出版

本書に取り組むために費やした長い年月を寛大に見守り，
レジリエンスと知恵の象徴である我々の家族に本書を捧げる。

Dilip V. & Jeste, M.D.

First Published in the United States by American Psychiatric Association Publishing,
Washington D.C. Copyright © 2015. All rights reserved.
First Published in Japan by Kongo Shuppan Co., Ltd. in Japanese. Kongo Shuppan Co., Ltd.
is the exclusive translation publisher of Positive Psychiatry, First Edition,(Copyright © 2015),
authored by Dilip V. Jeste, M.D., and Barton W. Palmer, Ph.D. in Japanese for distribution Worldwide.
Permission for use of any material in the translated work must be authorized in writing by Kongo Shuppan Co., Ltd.
アメリカ合衆国（ワシントン D.C.）でアメリカ精神医学会出版会より初版発行。
Copyright © 2015. 無断複写・転載を禁ず。
日本では金剛出版より初版発行。
金剛出版は，Positive Psychiatry 第 1 版（Copyright © 2015）について，日本語（全世界）独占翻訳権を取得している。
日本語版に関する使用許諾は，金剛出版に書面で許可を得ること。

The American Psychiatric Association played no role in the translation of this publication from English to the Japanese language
and is not responsible for any errors, omissions, or other possible defects in the translation of the publication.
アメリカ精神医学会出版会は，本書の英語から日本語への翻訳には一切関与しておらず，
本書翻訳におけるいかなる誤り，抜け落ち，その他の生じうる不備に対して責任を負わない。

謝　辞

　我々は本書の出版にかけがえのないご支援をいただいた多くの方々に感謝の意を表します。全体のとりまとめに当たって素晴らしい仕事をしていただいた Sandra Dorsey に深く感謝申し上げます。また，我々は American Psychiatric Press，とりわけ Rebecca Rinehart，Povert Hales, M D., John McDuffie, そして Bessie Jones との素晴らしい共同作業を楽しみました。各著者，共著者の素晴らしい貢献にも助けられました。最後になりますが，我々の患者とその家族によってもたらされたインスピレーションなくして，本書の出版は実現不可能だったということをぜひお伝えしたいと思います。

序　文

我々は本書を，長い時間をかけて本書を作成するのを我慢し，
レジリエンスと知恵を体現している我々の家族に捧げる。
Dilip and Barton

Martin E.P. Seligman, Ph.D.

　「先生，私はただ幸せになりたいだけなのです」こうした言葉を初診で患者から
聞くことは稀ではない。私は「あなたは落ち込みたくないのですね」と答えたもの
だ。これは「先生，私が患っているものを治療してください」「あなたが患ってい
るものが，私の治療できるものでありますように」というケースである。
　私はうつ病治療に携わっていた。ペンシルベニア大学病院で1970年から71年ま
での2年間，Albert Stunkard と Aaron Beck のもと，精神科のレジデントであっ
た。そこで私はうつ病の診断と治療における目覚しい進歩を追いかけていた。その
ため，新しい患者が私に“幸せ”について尋ねてきたとき，うつ病の治療法につい
てはもちろんいくらか知っていたが，人を幸せにする方法についてはまったくの無
知であった。事実，私は幸せとうつは正反対のものであると考えていた。患者の不
快感を取り除き，悲しみ，不安，および怒りを最小限にすれば，必然的に患者は幸
せになると信じていた。これは Freud や Schopenhauer が我々に教えてきたことだ。
彼らの見解では，人生において，またセラピーにおいて望みうる最高の状態とは，
苦痛と悲惨さを可能な限りゼロに近づけることであった。しかし私は，この見解は
経験上誤りであり，道徳的に注意すべきもので，かつ，治療的な行き詰まりをもた
らすと信じるようになった。
　ベッドで横になっているとき，多くの場合，人生をマイナス8からマイナス2に
する方法ではなく，プラス3からプラス9にする方法について考えるものだ。これ
はほとんどの患者でも同じである。しかしながら，ほとんどのセラピーでは，悲惨
さと苦悩を最小限にしようとして，ウェルビーイングを高めようとはしない。我々は
なぜか，悲惨さを最小限に抑えられれば，患者がウェルビーイングに至る道をどのよ
うにすれば見つけられるか，がわかるようになるはずだ，というもっともらしい仮

説を立てている。ところが，過去 15 年間のポジティブサイコロジーの研究では，悲しみ，不安，および怒りと戦うためのスキルと，よりポジティブな情動をもち，仕事と愛する人々により深く関わり，より良い関係を築き上げ，自身の存在に意義と目的を見出し，そして，達成と熟達に至るために必要なスキルとは，まったく異なることを示している。これらのスキルは，悲惨さが単純に弱まったからといって魔法のように湧いて出るものではない。構築していかなくてはならないものなのである (Seligman, 2011)。

こうした考えは，1998 年にアメリカ心理学協会の会長に選出されたとき，私の頭のなかにあった。私の会長としての主なイニシアティブは，ポジティブサイコロジーの創立であった (Seligman & Csikszentmihalyi, 2000)。精神医学と同様に，臨床心理学は伝統的に苦悩の軽減に関する学問であった。しかし結果として，心理的知識の土壌に大きな穴が生じた。心理学は，人生を価値あるものにするものは何か，もしくは苦悩のない人たちが憂うつでないときに追求するものは何かについて，ほとんどわかっていなかった。そこで私は，心理学は，PERMA，すなわち，ポジティブな感情 (Positive emotion)，エンゲージメント (Engagement)，良い関係 (Good relationships)，意味 (Meaning)，そして達成 (Accomplishment) を追求すべきだと提唱した。これらがポジティブサイコロジーの支柱である。

2015 年の現在まで早送りをしよう。私にとって驚きだったが，ポジティブサイコロジーは今や一般的になった。ジョン・テンプルトン財団，ビル & メリンダ・ゲイツ財団，そしてロバート・ウッド・ジョンソン財団のような私設財団から，非常に多くの額の助成金が寄付されたが，いまだに精神的健康 (mental health) ではなく精神疾患 (mental illness) に重点を置く米国政府からの寄付はなかった。1998 年から 2015 年まで，いくつかの節目があった。ポジティブサイコロジーがハーバード大学の学部コースで最も人気のある講座になり，ポジティブ教育の分野も登場，ポジティブサイコロジーは世界の数百もの学校のカリキュラムへと普及していった (Seligman et al., 2009)。ポジティブヘルスの分野が誕生し，ロバート・ウッド・ジョンソン財団の支援により，心血管疾患のリスク因子ではなく，予防因子に関する研究が行われた (University of Pennsylvania, 2014)。またポジティブ神経科学の分野が発展し，疾患ではなくウェルビーングの神経科学を考察する研究者が利用可能なファンドが設立された (University of Pennsylvania, 2014)。アメリカ陸軍の全兵士にもポジティブサイコロジーの教育の実施が決定し，身体だけでなく，心理的にも健康な兵士の育成が試みられた (Seligman & Matthews, 2011)。

一方，ある領域は遅れを取った。それは臨床である。臨床心理士は，セラピーは

悲惨さを和らげることに加え，PERMA を構築すべきだという考え方をすぐには受け入れなかった。そのため Tayyab Rashid と私は，ポジティブサイコセラピーのパイロット研究を相当数実施し，14 回のセッションで構成された，ポジティブ介入を体系的に実施するためのマニュアルを作成した（Rashid & Seligman, 2015）。そして，ポジティブサイコセラピーが深刻なうつ病に対して，少なくとも投薬治療および認知療法と同等，もしくはそれ以上の効果をもたらす可能性があることを見出した。また，Rick Summers, George Vaillant と私は，ポジティブ精神分析に関する合同セミナーも実施した。（少なくとも私にとって）念頭に入れておくべき主要な点は，治療終結についてである。患者が比較的"葛藤がない状態"とみて治療を終えるのは時期尚早であり，終結前の患者に PERMA のスキルを教えておくべきである。

　私は，本書がサイエンスの主流および精神医学の実践にポジティブサイコロジーが融合される出発点となることを願っている。私の見解では，ポジティブ介入はすべてのセラピーに対して（代替的ではなく）補完的であるべきである。ウェルビーングの科学的理解は補完的で，苦悩の科学的理解の代替ではない。私が最も望むのは，精神医学の使命が単なる悲惨さの除去だけでなく，ウェルビーングの構築へと拡大されてゆくことである。ウェルビーングは全人類が産まれながらに持っている権利なのだ。

文　献

Rashid T, Seligman MEP: Positive Psychotherapy. New York, Oxford University Press, 2015

Seligman MEP: Flourish: A Visionary New Understanding of Happiness and Well-Being. New York, Free Press, 2011

Seligman ME, Csikszentmihalyi M: Positive psychology: an introduction. Am Psychol 55(1):5–14, 2000 11392865

Seligman MEP, Matthews MD (eds): Comprehensive soldier fitness. Am Psychol 66(1):1–86, 2011 21219041

Seligman MEP, Gillham J, Reivich K, et al: Positive education: positive psychology and positive interventions. Oxf Rev Educ 35:293–311, 2009

University of Pennsylvania: Authentic happiness. 2014. Available at: https://www.authentichappiness.sas.upenn.edu/learn/positivehealth. Accessed August 20, 2014.

目　　次

謝　　辞 ……………………………………………………………… 3

序　　文 ……………………………………………………………… 5

第 1 章　はじめに：ポジティブ精神医学とは何か？ …………………… 13

第 1 部　ポジティブな心理社会的要因 ……… 31

第 2 章　ポジティブな心理的特性 …………………………………… 33

第 3 章　レジリエンスと心的外傷後成長 …………………………… 59

第 4 章　ポジティブ社会精神医学 …………………………………… 91

第 2 部　ポジティブアウトカム ……………… 111

第 5 章　精神疾患におけるリカバリー ……………………………… 113

第 6 章　ウェルビーイングとは何か？ ……………………………… 135

第 7 章　ポジティブメンタルヘルスの臨床評価 …………………… 151

第 3 部　ポジティブ精神医学における治療介入 ……… 169

第 8 章　ポジティブな精神療法的・行動的介入 …………………… 171

第 9 章　支持的療法と精神力動的療法におけるポジティビティ …… 193

第 10 章　補完的および代替的，統合的な医学的介入 ……………… 221

第 11 章　予防的介入 ………………………………………………… 239

第 12 章　ポジティブ精神医学の臨床実践への統合 ………………… 269

第4部　ポジティブ精神医学における特別なトピックス … 291

第13章　ポジティブ精神医学の生物学 ……………………………… 293

第14章　ポジティブ児童精神医学 …………………………………… 317

第15章　ポジティブ老年精神医学および文化精神医学 …………… 339

第16章　ポジティブ精神医学の生命倫理学 ………………………… 359

監訳者あとがき ……………………………………………………… 383

索　　引 ……………………………………………………………… 386

執筆者一覧 …………………………………………………………… 391

ポジティブ精神医学

第1章

はじめに：ポジティブ精神医学とは何か？

健康とは，単に疾病や虚弱がないことではなく，身体的にも，精神的にも，
そして社会的にも，すべてが満たされた（ウェルビーイングな）状態のことをいう。
(WHO, 1946)

Dilip V. Jeste, M.D.
Barton W. Palmer, Ph.D.

　精神疾患や身体疾患によって引き起こされる苦しみを減らそうという努力は，崇高できわめて重要な試みといえる。しかし，こうした目標が，精神医学の実践や教育，研究において基本的な要素であるにもかかわらず，まだ十分なされているとはいえない。メンタルヘルスの専門家として，疾患の症状を抑えることに専念することだけでは，仕事を完全に成し遂げたとはいえない。メンタルヘルスとは，精神疾患を単に減らし，撲滅させることとして定義されるものではない。引用した1946年の世界保健機構の健康の定義でわかるように，精神医学の目標は精神疾患に取り組むだけではなく，精神あるいは身体疾患に罹っている，もしくはその可能性を持つ人たちのウェルビーイングを積極的に高めていくことでもある。

　この本を通して詳しく示していくように，多くの研究が積み重ねられ，いまではレジリエンス，楽観主義，およびエンゲージメントといったポジティブ心理社会的要因（Positive Psychosocial Factors; PPSFs）が，死亡率が減り寿命が延びるといったことを含む客観的に測定可能な結果と，ウェルビーイングのような主観的に得られるポジティブな成果につながっていることが裏づけられている。しかし驚くことに，ポジティブ特性，ポジティブ社会要因，および他のポジティブ成果に関する研究の大半が，精神医学の分野以外では扱われていても，日々の精神医療にはほとんど影響を及ぼすことはない。そのために，精神的および身体的健康全般にわたって，PPSFsが決定的な役割を持っていることを支持する実証データが次第に蓄積されているにもかかわらず，臨床精神医学の精神疾患の実践と研修は基本的に精神疾患

の診断と治療に限定されたままであり，精神医学の研究は，基底にある精神病理と神経病理の解明，および精神疾患の治療と再発予防のための介入に主に重点が置かれてきた。George Vaillant や Dan Blazer，C. Robert Cloninger のような先駆者を除けば，一般に精神科医は，ポジティブメンタルヘルスが精神医学分野における日々の臨床実践あるいは本格的な科学的研究を行うには曖昧すぎると考えてきた。この本はまさに，ポジティブメンタルヘルスの概念が精神医学の実践，教育，および研究の中心的構成要素となる時代に入ったことを示すものである。

ポジティブ精神医学の定義

精神医学は，「とくに内因に起因する，あるいは誤った対人関係の結果として生じた精神，情動，あるいは行動上の障害を治療する，科学と実践を取り扱う医学の一分野」として定義されてきた（Merriam-Webster, 2003）。しかし，我々は，精神医学というものを，治療される病気（すなわち精神疾患）のタイプという観点を軸に定義すべきではないと考えている。そうではなく，精神医学は，精神科医および他のメンタルヘルスの専門家特有のスキルセット（すなわち思考，気持ち，および行動の評価と修正）によって定義されるべきであり，こうしたスキルは，精神疾患あるいは身体疾患を持つ人だけでなく，そうした障害を持つリスクが高い持つ人を含む，ずっと幅広い人たちに適用できる可能性があると考えている。このことは，患者のタイプによってではなく，むしろ専門家特有のスキルセットによって規定されている放射線治療学にたとえることができる。

ポジティブ精神医学は，精神疾患あるいは身体疾患を持つ人，もしくはそのリスクが高い人たちに対して，PPSFs を向上させることを目的として，評価および介入を通してウェルビーイングを理解し促進させることを目指す精神医学の科学と実践である，と定義できる可能性がある。これらの PPSFs はメンタルヘルスのみならずフィジカルヘルスにも影響を与えるものである。数多くの研究で，レジリエンス，楽観主義，および社会的関与が，情動機能の向上だけでなく，寿命が伸びることや身体および認知の機能の向上にも関連していることが報告されている。表1-1は，伝統的精神医学とポジティブ精神医学の明らかな相違点をまとめたものである。この相違点を見ると，ポジティブ精神医学は伝統的精神医学に取って代わるものではない，と強調することが重要であるとわかる。ポジティブ精神医学は，"通常の精神医学"を補強し豊かにするものであり，中心的な焦点を病理学から健康に，そして症状を治療することからウェルビーイングを高めることに拡大するものであ

第 1 章　はじめに：ポジティブ精神医学とは何か？　│　15

表 1-1　伝統的精神医学とポジティブ精神医学の主な相違点

指標	伝統的精神医学	ポジティブ精神医学
対象患者	精神疾患を持つ人	精神あるいは身体疾患を持つ人 あるいは そのリスクが高い人
アセスメント目的	精神病理	ポジティブ特性と強み
研究目的	リスク要因，神経病理	防御要因，神経可塑性
治療目標	症状改善と再発予防	リカバリー ウェルビーイングの増大 上手な加齢 successful aging 心的外傷後の成長
主な治療法	症状改善と再発予防のための薬物療法および，一般的には，短期精神療法	ポジティブ特性の増強を求めた社会心理および行動（さらには生物学的）手法による介入
予防	ほとんど考慮されていない	人生全体を通して重要な目的

る。また，ポジティブ精神医学は，（小児精神医学，老年精神医学，および嗜癖精神医学のように）特定の対象者に焦点を当てた特定の専門分野の精神医学ではなく，むしろ，精神力動的精神医学もしくは生物学的精神医学と同様に，精神医学全体への取り組みである。ここで強調しておきたいのは，精神病理の診断と治療を改善させることの必要性を低く見てはいないし，他の精神医学を否定するものでもないということである（これは，生物学的精神医学から見て他の精神医学がすべて非生物学的であると言っていることに等しい）。それでも，PPSFs と健康増進およびウェルビーイングの関係性についてかなりの量のデータが報告されているにもかかわらず，精神医学の臨床実践，研修し研究に対して，ほとんど影響を与えてこなかったことを忘れてはならないだろう。実際のところ，PPSFs は，精神医学の教科書もしくは実証報告にほとんど言及されていない。(Vaillant, 2008)

歴史的背景

　ポジティブ精神医学の概念と目的は新しいものではない。おそらく，William James の時代にまで遡れるだろう。James は心理学者であり医師でもあったが，1906 年の米国哲学協会の会長講演の際に，"マインドキュア" の成果の基礎にある

心理学的原理について研究し適用するという新たな取り組みを主張した（マインド
キュアの心理とはポジティブな感情と信念による治癒力に主に焦点づけているもの
である）（Duclow & James, 2002 ; Froh, 2004）。しかし，この見解は，Maslow ら
が健康で創造的な個人，そうした人たちの熱望と成長への理解に目を向けた人間性
心理学を展開させた 20 世紀半ばまで，ほとんど顧みられることはなかった（Gabel
& Haidt, 2005）。これらは心理学分野との関連について書かれていたが，Maslow
の見解は現代精神医学と驚くほど似ているように思える。

　心理学という科学は，ポジティブ面よりもネガティブ面において大きな成果を生み出して
きた。それは，人の持つ欠点や病気などについて多くのことを明らかにしてきたが，人の持
つ潜在能力，長所，達成可能な熱望，もしくは十分な心理学的な高みについてはほとんど何
も明らかにしていない。これは，まるで心理学というものを公正な司法権の半分しか使用で
きないように自ら限定していたかのようである。それもその半分を，とても暗く，劣った半
分としてである。（Alex Linley et al., 2006, p.5）

1970 年代と 1980 年代に，研究者の中には一部に幸福論に興味を持つ人も現れ
た（Fordyce 1983, 1988）。しかし，ポジティブ精神医学にもっとも関係するのは，
1990 年代後半に出てきたポジティブ心理学運動である。
　1998 年のアメリカ心理学会での会長講演で，Martin E.P. Seligman はポジティブ
心理学の必要性を次のように主張している。

　ポジティブ心理学は，個人の持つポジティブな性質を理解し，まとめあげることに主点を
おく新たな科学である。それは，楽観主義，勇気，労働倫理，未来志向，対人関係手法，喜
びと洞察の受容力，および社会的責任性である。私が思うに，第二次世界大戦後に，心理学
は本来のものとはあまりにかけ離れたものになってしまった。本来は，すべての人の人生を
より満ち足りた，生産性のあるものにすることであり，精神疾患を治療することは重要では
あってもきわめて重要とまではいかないものであった。……ヒトの機能の疾患モデルにおけ
る損傷を修復することに専念するようになったことがその現れである。病理学一辺倒の取り
組みは，個人の繁栄やコミュニティの成長を無視するようなものである。……我々がただ人
を治すことを専門職とするようになったとき，大きな使命を忘れ去った。その使命とは，す
べての人の人生をより高めていくことである。（Seligman, 1999, p.559-561）

それ以降，ポジティブ心理学は，欧州ポジティブ心理学ネットワーク（www.

enpp.eu）および国際ポジティブ心理学会（www.ippanetwork.org）のような組織活動の成長によって証明されるように国際的運動となっていった。ポジティブ精神医学についての主要な歴史的局面については，George Vaillant と Dan Blazer の 2人の創立者が共著で詳細に記載している。第 3 章「レジリエンスと心的外傷後成長」のなかで Vaillant は，ポジティブ情動とそれに関連した構成について，精神医学の内部でも歴史的な抵抗があったことに触れている。第 4 章「ポジティブ社会精神医学」では，Blazer が同僚の Warren A. Kinghorn と社会精神医学での動きのなかで"誤った始まり"があったことについて述べている。メンタルヘルスにおけるリカバリーの動きに関する歴史は，第 5 章「精神疾患におけるリカバリー」で詳細に記述されている。

ポジティブ精神医学の必要性

ポジティブ心理学が，メディアではよく知られるようになっているにもかかわらず，精神医学の臨床的ケア，研修，もしくは教育にはほとんど影響を与えてこなかった。著者の一人，D.V.Jeste はアメリカ精神医学会の会長講演で，次のように述べている。

> 私は，精神医学の使命は，精神疾患を持つ患者の症状の軽減を超えて広がっていくと信じている……その目標は，精神病理の改善のみならず，患者が成長し，繁栄し，成長し，自分の人生にさらに満足できるように手助けすることである。……精神医学は，精神疾患を持つ人たち同様，身体疾患を持つ人たちのポジティブ特性を伸ばすのに，あらゆる医学の専門分野のなかでもっとも適している。精神医学は，他のいかなる医学専門分野よりも，行動変容を目的とした介入に焦点を当てている。(Jeste, 2012, p.1028)

ポジティブ精神医学の概念は，ポジティブ心理学の概念から刺激を受けている。この 2 つの学問は競合するものではなく，むしろ，概念と目標を同じくし，協力し合うものである。ただ，そのどちらも，それぞれが生まれたより大きな伝統的分野を反映している特有の強調領域を有しており，それぞれが情報を提供し補完し合う可能性を秘めている。ポジティブ精神医学のキーポイントの一つは，精神医学が医学の一部門であり，患者層，とくに精神疾患と同様に身体疾患を持つ人たちもしくはその可能性のある人たちへの応用を目的とすることにとどめていることである。ポジティブ心理学分野における実証研究は，精神疾患を持つ人たちへのポジティブ

な介入を検証するものも一部にはあったが，その大半は非患者群を対象にしたものに絞られていた（第8章「ポジティブな精神療法的・行動的介入」参照）。学術的心理学（臨床，カウンセリング，および教育心理学における応用分野以外のもの）および神経科学の大半が"健常な"精神，社会，および／もしくは脳機能を対象としているのに対して，臨床精神医学はほとんど社会心理的要因を持つ精神疾患および身体疾患に関心を向けてきた。

　ポジティブ精神医学のもう一つのキーポイントは，最終的にこの領域を，レジリエンス，知恵，および楽観主義のようなPPSFs（ポジティブ心理社会的要因）の神経生物学的基盤についての理解に基づいた根拠のあるものとすることである（Bangen et al., 2014; Jeste & Harris, 2010 ; Meeks & Jeste, 2009）。神経生物学的理解は現時点ではごく限られたものであるが，今後のポジティブ精神医学は，PPSFsとポジティブな成果を促し，介入の効果を引き出す神経生物学的メカニズムの理解を進めるために，心理社会学的介入とともに，薬理学的介入をはじめとする生物学的介入を発展させていくことが求められる（第13章「ポジティブ精神医学の生物学」参照）。簡単に言うと，ポジティブ精神医学はポジティブ心理学の重要な構成内容を含んではいるが，そこに精神疾患もしくは身体疾患を治療するという臨床的実践を組み込むことに焦点を当て，究極的に生物学に基づく結果を出すということである。

　ポジティブ精神医学を推進するもう一つの実利的な目的は，ポジティブ精神医学が精神医学の本質に迫るものになるだろうという予測がある。公衆の健康と予防のプログラムが急成長したことによって，病理から健康へ，そして個々の患者のケアから予防手段を用いたコミュニティの健康増進へと，医学のパラダイムシフトが起きた（National Prevention Coucil 2011）。同様な考え方が精神医学にも求められる。ポジティブ精神医学はこの分野を活性化し，患者の予後を改善し，ヘルスケアのコストを引き下げ，精神医学を目指す若手を集める，潜在的な力を持っている。

各章の概要

　本章は，ポジティブ精神医学の中核概念とその実践についてまとめ，この分野の今後の発展のために研究者や臨床家をガイドすることを目的としている。本章に続く各章は次の4つにまとめることができる：①ポジティブな心理社会的要因，②ポジティブな成果，③ポジティブ精神医学における治療介入，④ポジティブ精神医学におけるトピックス。こうした分類に共通していることだが，この4つの区分け

はいくぶん恣意的で人工的であるとはいえ，学習的な意味がある。たとえば，第1部でのPPSFsの説明のなかに第2部で強調されているようなポジティブな成果についての記載が含まれているし，逆のこともある。しかしながら，こうした区分けは，個々の部のテーマを最も直接取り上げている章に読者を導いていくように考えられている。しかもこれら各部の多くの章では，概念の解説や実証的なエビデンスの概要に加えて，一つもしくはそれ以上の臨床例の記述を通して重要なポイントを描写し，最後に，選ばれた数の臨床的に重要なポイントと推薦図書を挙げて終わっている。各部の内容の要旨とガイドを次に示す。

第1部：ポジティブな心理社会的要因

第2章「ポジティブな心理学的特性」では，Martinらが，楽観主義，知恵，自己統制，自己効力感の認識，コーピング，創造性，誠実さ，スピリチュアリティ，および宗教心を含む広範囲の人間中心的のポジティブ特性について紹介している。著者らは，各特性の定義の概要を示し，そのなかで，詳細な定義がまだわかっていないのはどの部分か，そして構成要素がどの程度安定しているかといった，個々の構成要素の定義をめぐるニュアンスおよび論争ついても触れている。これらの構成要素は，お互いに重複し影響し合っている。著者らはまた，各特性と身体健康および／もしくはウェルビーイングのようなポジティブな成果との関連を示す実証研究の文献を概説し，ポジティブ精神医学の実践のための臨床的な意味についても記述している。

第3章では，Vaillantが，レジリエンスに関するトピックおよび心的外傷後成長の可能性に焦点を当てて議論を深めている。Vaillantは，レジリエンスと心的外傷後成長について，次の三つの多様な資源，あるいはその道筋について議論している：①（社会，医療，およびコミュニティの）外的支援，②内的な意識的戦略，③適応的および非適応的コーピングを含む無意識的な精神機制。彼はまた，ポジティブ情動とそれに関連した心理的構成要素に関する研究の歴史的発展（および抵抗）について明らかにしている。

第4章では，BlazerとKinghornが，ポジティブ社会精神医学に焦点を当てている。彼らは，ポジティブ心理学の文献の大部分が主観的なポジティブ体験と個人のポジティブ特性に焦点を当てていて，コミュニティや社会制度の視点からの研究や応用にはほとんど注意が向けられてこなかったことを指摘している。彼らはまた，このように個人に焦点を当てる傾向は，DSMで個人の機能が重視されているように，現在の精神医学でも同様の傾向が認められることを指摘した。対照的に，1950年から1970年にかけては，社会精神医学運動が存在した。BlazerとKinghornは，

こうした動きについて概観するとともに，ポジティブ精神医学のなかでの分析にポジティブな社会特性や部門を取り入れるに当たって，そこからどのような情報を得ることができるかについて論じている。

第2部：ポジティブな成果

第2部での第5章から第7章では，とくにポジティブな成果の本質とその測定方法を取り上げている。健康への成果については第1部の第2章で詳細に記載されていることから，第2部ではリカバリーとウェルビーイングに関する主観的側面について書かれている。

第5章では，Rufener らがリカバリーの概念について論じている。この概念はポジティブ精神医学のユニークな側面に関する初期の議論を反映したものであるが，それはリカバリーが本質的に臨床的なものであり，精神疾患もしくは身体疾患の文脈のなかで意味づけされてきたからである。著者らは，リカバリー運動，定義，概念のモデル，そしてリカバリー志向のケアを特徴づける原則と実践の歴史について記述している。彼らはまた，リカバリーの測定と操作的手法化についても書いている。

Kaplan と Smith が第6章で，Bech が第7章で，ポジティブ精神医学の主要な問題，すなわち，QOL（生活の質）とウェルビーイングについて論じている。第6章では，「ウェルビーイングとは何か？」について，Kaplan と Smith が2つの異なる概念のアプローチをレビューしている。一つのアプローチは，1960年代から1970年代に行われていた健康状態測定の伝統から生まれたもので，個人の社会的役割，コミュニティ，および身体的機能に対する，そして（ある種のケースでは）主観的な生活の質に対する，疾患もしくは障害の影響に焦点を当てる。もう一つのアプローチでは，健康状態を単一の形で表現するために，健康，主観的機能状態，これらの状態に関する好み，罹患率，および死亡率に重みづけをする決定理論を用いる。それぞれ別の次元で評価ができるような理論を用いることである。著者たちはまた，これらのアプローチから導き出される特有の測定法についても検討している。

第7章「ポジティブメンタルヘルスの臨床評価」のなかで，Bech もまた，ウェルビーイングとパーソナリティ尺度におけるいくつかの鍵となる尺度を用いてウェルビーイングを測定することについて検討し，構成概念と予測妥当性のような多くの尺度と心理評価に関する問題について述べている。さらに，彼はウェルビーイングとイルビーイングの関連について，すなわち，この2つの概念が一次元の対極に位置するものなのか，それとも別次元でとらえられるものなのかについて，論じてい

る。この章で本質的に強調されているのは，記述可能な尺度についてである。記述可能な尺度とは，臨床家，患者，そして家族とケア提供者によって完成させることができる尺度，つまり，臨床実践に応用できる尺度を記述することである。

第3部：ポジティブ精神医学における治療介入

PPSFs の特性（第1部）と，リカバリーやウェルビーイングのようなポジティブな成果（第2部）について議論した後にはっきりと出てくる疑問は，これらの PPSFs と成果が介入の影響を受けるかどうかというものである。このトピックスは第3部で焦点が当てられる。第10章「補完的および代替的，統合的な医学的介入」での Lavretsky と Varteresian による議論を除けば，ほとんどの介入は，社会心理的および精神療法的介入に焦点を当てた第8章から第12章にかけて記述されている。ポジティブ精神医学における神経生物学的観点の重要性を考えると，我々は，社会心理的介入に焦点を当てることが，生物学的観点と相容れないものとはしていない，ということを記載しなくてはならない。すなわち，行動的，認知的，および環境的介入は生物学的にも影響する。同じ理由で生物学的（たとえば，精神薬理学的）介入は，少なくとも部分的にはプラシーボ効果によって行動に影響を与える可能性がある。神経生物学的に基盤を強化するという課題は第4部（第13章）で取り扱われる。ポジティブな社会心理的特性を伸ばす目的の薬理学的介入（あるいは他の直接的な生物学的介入）がたとえ現在認められていなくても，これらの構成概念を対象とする安全かつ効果的な介入法の開発はポジティブ精神医学の長期目標の一つである。

第8章では，Parks らがポジティブ精神医学の介入を治療に統合していく精神療法的アプローチを強調している。著者らが言うように，ポジティブ心理学的介入は全体的に，非臨床領域の対象者をもとに発展し検証されてきたが，さまざまな心身の健康状態に苦しんでいる人たちの生活を豊かにする潜在力を持っている。この章では，特定の臨床対象に対する介入の適用可能性について概説している。介入活動には，体験を味わうこと，感謝エクササイズ，親切行為の実践，意味と希望の追求，自己の強みの気づきと活用，自己や他者に対するコンパッションの構築といったものがある。そして著者らは，統合失調症，希死念慮，禁煙，および慢性痛に対するそうした介入の適応について解説している。

第9章「支持的療法と精神力動的療法におけるポジティビティ」で，Summers と Lord は，支持的および精神力動的精神療法のなかでのポジティブメンタルヘルスの強化について述べている。第9章で力説されているのは，ポジティブ情動とネ

ガティブ情動がどちらも存在すること，ポジティブメンタルヘルスの原理を適用することが患者のポジティブ情動と体験を伸ばすこと，支持的精神療法の伝統的モデルとの対比，そしてポジティブメンタルヘルスの概念がどのように治療同盟，徹底操作，および終結といった伝統的精神分析概念および精神力動概念に影響を与えるのか，についての洞察である。たとえば，支持的精神療法に関して言えば，SummersとLordの中核的なメッセージは，ポジティブ精神医学的支持的介入とは「自分の防衛構造を探り変えていくことよりもむしろ，自分自身のためにすでに役に立っていることを支持することを含んでいる」。重要なことは，これらの著者が，さまざまなレベルの医学教育へのポジティブメンタルヘルスの適用について記載していることである。

　この20～30年間，補完的，代替的，および統合的な医療（Complementary, Alternative and Integrative Medicine；CAIM）（Barnes et al., 2008）への関心が急速に高まってきている。第10章では，LavretskyとVarteresianが高齢者の気分および認知の障害の治療におけるCAIMについて概説している。ここで取り上げられるCAIMのいくつかは，生物学的基盤のある物質を含んでいる。それは，ハーブサプリメントや（ヨガ，太極拳，瞑想のような）心身リラクセーション，鍼灸および中国伝統医学を含む代替医療システムである。LavretskyとVarteresianが的確に強調しているのは，若い成人における気分および認知の障害に対する統合治療の有効性を支持するエビデンスが乏しく，高齢者においてはほとんど存在していないということである。

　第11章「予防的介入」でBellは，予防法の原理と適用について詳細にレビューしている。彼の概説は，コミュニティ分野における原理と適用，およびいくつかの予防の実例を含んでいる。実例のなかには，子どもおよび青年に焦点を当てたものもある（たとえば，胎児性アルコール症候群，反社会性行為，非行，トラウマ関連障害およびストレス関連障害，特殊教育，少年司法，および児童福祉）。次いでBellは，個人および集団レベルでの成人に対する予防について，トラウマ関連障害およびストレス関連障害，精神病の初発エピソード，産後うつおよび高齢者うつ，および認知症を含む実例を検討している。彼が強く指摘しているのは，こうした予防の努力を維持するためには社会の役割が重要であり，そのために，第11章は社会精神医学について書かれた第1部第4章の「ポジティブ社会精神医学」と相補的な内容になっている。

　第12章「ポジティブ精神医学の臨床実践への統合」でBoardmanとDoraiswamyは，日々の臨床実践にポジティブ精神医学的介入を統合することに焦点を当ててい

る。これらの介入は，レジリエンス，感謝，向社会的活動，強みの記録，ライフスタイル活動（身体活動，瞑想，ヨガ，睡眠改善，栄養など），およびマインドフルネスに基礎を置く介入を含んでいる。続けて著者らは，特定の障害に対する治療プランおよび個人にあわせた介入の発展について記述している。彼らはまたエンゲージメントの重要性についても強調している。それは患者を，"医師によって事前に決められた介入ストラテジーを受動的に受け入れるのはなく，［むしろ］'健康を積極的に求める人'として参加するもの"と考えるというものである。

第4部：ポジティブ精神医学における特別なトピックス

この本の最後には，それまでの章のどこにもうまく当てはまらなかったポジティブ精神医学の重要なトピックスを取り上げた4つの章がある。第13章では，Moore らがPPSFsとその結果の神経生物学的基盤についてレビューしている。そのレビューは，脳画像およびその他の研究に基づく神経回路に関する学術誌に掲載されたデータを，共感，レジリエンス，楽観主義，および創造性のようなPPSFsとの関連で検証している。PPSFsの遺伝性，および血液や唾液のバイオマーカーについても検討されている。Moore らはまた，ポジティブ精神医学が生物学的分野で発展するために必要な研究テーマを明確化している。

第14章「ポジティブ児童精神医学」では，Rettew は，を実践と教育のなかでの児童精神医学におけるポジティブ精神医学の適用について議論している。Rettew は，ポジティブ精神医学を実践に組み入れることができる現実的な方法を強調している。ポジティブ精神医学と児童青年期精神医学との関連は明らかであるが，実践ではあまり使われていない。いくつか特有な要素には，気質と自己制御スキル，栄養，身体活動と参加，読書を増やして（テレビやパソコンの）スクリーンを見る時間を制限すること，そして子育てのスタイルもしくは戦略がある。彼はまた，コミュニティ，マインドフルネスの実践，音楽および芸術への暴露，睡眠衛生への関心の重要性についても記述している。さらに Rettew は，ウェルネスと健康増進について家族と話し合うための戦略についても書いている。最後に彼は，専門教育およびトレーニングにポジティブ精神医学を組み入れることについて論じている（第9章参照）。

第15章「ポジティブ老年精神医学および文化精神医学」で Marquine らは，高齢者および民族・人種のマイノリティに関するポジティブ精神医学における多様性の課題について検討している。高齢者について議論の中心的な概念の一つは成功した心理社会的加齢である（Depp & Jeste, 2006；Jeste et al., 2013）。年齢を追うご

とに併存疾患が増えていくにもかかわらず，高齢者は，主観的ウェルビーイングが若年者より高いと報告する傾向があり，大半の人が自分は上手に年を取っていると考えている。民族的マイノリティにおけるポジティブ精神医学には，ラテンアメリカ系の人たちのウェルビーイングと潜在的交絡因子に関する異なる所見に加えて，アフリカ系アメリカ人におけるメンタルヘルスの成果とウェルビーイングに関する研究，およびこの集団におけるウェルビーイングあるいは人生満足度の中核的な予測因子に関する研究が含まれている。

　第16章「ポジティブ精神医学の生命倫理」でSinghは，生命倫理的考察とポジティブ精神医学への警鐘について記述している。Singhは，共通して認識されている4つの生命倫理の根本原則（仁恵，無危害，自律，および正義）をレビューし，一連の症例記述を使いながらこれらの原則のポジティブ精神医学への適用について論じている。たとえば，楽観主義とレジリエンスの促進は，行き過ぎると重要な警告サインを見逃すことにつながることから，適度に保つ必要があることを示唆している。常にバランスが必要なのである。Singhは，（善行の原理にそった意図を持つ）レジリエンスは，否定的な側面の可能性を明確にしないまま強めようとすると，危害になる可能性があると述べている。

ポジティブ精神医学概念の限界

　これまでの概論とそれに続く各章では，ポジティブ精神医学において核となる多くの構成要素について一般的な記載を行っている。しかし，精神医学と神経科学において，PPSFsとポジティブ介入についてのさらなる研究が必要であるのは明らかである。我々はまた，臨床群および非臨床群の人たちの傾向を評価する実践的手法を必要としている。楽観主義を生物学的あるいは他の治療介入によって普遍的に促進するべきであるという意見に対して的確に反論できる可能性もある。実際にStein（2012）は，多くの身体疾患および精神疾患を治療する必要があるということに異論はないが，"ポジティブメンタルヘルスを構成するものが何で，どのような臨床的介入が有効で費用対効果があるかについてはほとんど合意が得られてはいない。(p. 108)"と警告を発している。資金提供組織が大きくなると疾患方向に目が向くために，ポジティブな成果に関するデータを出すことには限界があるかもしれない。（うつ病のような疾患を対象に行うのとは異なり）これらの構成概念を定義するための臨床的な要請が存在しないために，その分野での進歩が遅くなっている。これらの問題に答えるには実証データが必要である。ポジティブ心理学的介入

の副作用の可能性も考える必要がある。(Sergeant & Mongrain, 2011) たとえば，750名以上のボランティアを対象にしたインターネット研究では，「要求がましい」と記載した参加者は，感謝をして気分を高揚させる音楽を聴くと自己評価が低下したと感じた。したがって，臨床実践では，患者の性格との介入とが適合した正しい介入を選択することが重要になる。事実，著者のなかには，ウェルビーイングは，快楽感（楽しさ，満足，そして喜びのようなポジティブ情動）によってではなく，自己活性化や生きる意味のような幸福感（eudaemonic experience）体験を促進することによって定義されるべきだと強く考えている人もいる（Delle Fave et al., 2011）。

今後の研究への提言

　ポジティブ精神医学においては，精神医学的で神経学的な実証研究が最近の傾向である。それは今後大きく進展する可能性を秘めている。最初のステップは，少なくとも適切な内容の心理測定法を用いながら，ポジティブ心理社会的な成果およびPPSFs を操作化し評価できるようにすることである。さまざまな構成概念にもまた注意を向ける価値がある。Cloninger（2012）が指摘したように，同等なパーソナリティ特性が異なる健康の成果につながる可能性がある一方，異なるパーソナリティ特性が同じ健康の成果になり得る可能性もある。さらに，それは PPSFs にもとづく個人の強み指標を開発するのに役立つだろう。この指標は，循環血管リスクの Framingham リスクスコアもしくは自殺リスクの評価尺度のような，一般によく使われるリスク指標とともに用いることができる。PPSFs の基礎となる神経生物学を理解するための研究は，ポジティブ特性とポジティブ成果を強化するために，新奇の介入を概念化し，創造し，検査するために重要である（第13章参照）。

　メンタルヘルスの専門家として我々は，精神科の患者に対してだけでなく，一般の健康増進戦略健康者でも，PPSFs そのものとそれを強めるための戦略が重要であることを認識しなければならない。それを強調することがポジティブ精神医学の基本であり，PPSFs の強化による健康の成果の適正化を目指す。ポジティブ精神医学は，精神療法的および行動的，社会的，生物学的介入によってポジティブな特性を伸ばすよう強化することによって，健康の成果を向上させ，罹患率と死亡率を減少させる潜在的可能性を有している。個人およびコミュニティ双方の全体的なウェルビーイングを強化することがますます重要なアプローチにならねばならないし，それによって，ヘルスケアにかかる全体の費用も削減することになるだろう。

見えてきたポジティブ精神医学の将来像

　ポジティブ精神医学の傘のもとでは，臨床家，教育者，そして科学者は，現在のものとはいくらか異なった役割を持つことになるだろう。第12章で取り上げたように，精神科医はポジティブ精神医学を，実践的な手法で臨床に組み入れることができる。これによって，臨床家は患者の症状と診断を評価するだけでなく，患者のウェルビーイングやPPSFsのレベルについても評価するようになる。そして，精神療法的および行動的介入（そして，さらに研究が進めば，より生物学的介入）を用いて，向上したウェルビーイング，低レベルのストレス感覚，上手な加齢，心的外傷後成長，およびリカバリーのようなポジティブな成果に焦点を当てていくようになるだろう。臨床家はまた，身体疾患を持つ人たち，もしくはその可能性が高い人たちに類似の介入を実施できるように，メンタルヘルス領域外の専門家を訓練することになるだろう。ポジティブな成果，特性，および強みをこれまで以上に強調することによって，精神疾患に対するスティグマが弱まる可能性もある。こうしたスティグマの減少は，ヘルスケアの専門家や精神科の研修生を惹きつけるのにも役立つはずである。最後に，研究者は，PPSFsの基底にある生物心理社会的要因あるいは過程を同定し，修正を加えていくことに焦点を当てていかねばならない。

　PPSFsを強めるために有効な介入がすべての精神科患者に使われれば，メンタルヘルスの専門家は，重篤な精神疾患を持ちながらもリカバリーに至る成人が増えることに気づくだろう（第5章参照）。同様に，よく練られた予防的戦略によって，ポジティブ精神医学は，健康を増進し，一般住民全体の死亡率と罹患率を減少させる可能性を秘めている（第11章）。このように，今後の精神医学は，精神疾患への対応に限定した医学の一分野として狭義に定義付けられるのではなく，ヘルスケアシステム全般の中核的な要素に発展する可能性がある。ポジティブ精神医学を精神科の実践のなかに取り入れていくためにはさらに多くの作業が必要であるが，今こそそれを始める時期であることは明らかである。

要約

　伝統的に精神医学は，神疾患を診断し治療することを主として扱う医学の一分野として定義され実践されてきた。こうした定義にポジティブ精神医学の概念を含める時期が到来したのである。ポジティブ精神医学は，精神あるいは身体疾患を持つ人，もしくはその可能性が高い人のポジティブな心理社会特性を含めた評価と介入

を通して，ウェルビーイングを理解し促進することを追求する精神医学の科学と実践と定義することができる。ポジティブ精神医学に統合された概念の多くは新しいものではなく，1990年代半ばから後半にかけて始まったポジティブ心理学の高まりによって形作られてきたものである。しかしながら，それらの多くは精神医学の主流からはずれたままになっている。ポジティブ精神医学の構成要因には，特性と環境・社会・コミュニティ要因を含むPPSFs，（リカバリーおよびウェルビーイングのような）ポジティブな成果，神経生物学，および介入がある。われわれは，ポジティブな成果およびPPSFsは，系統的な測定および生物心理社会的研究が可能なものであり，全般的なウェルビーイングという点から考えて，ヘルスケアサービスを受ける人にとって重要な意味を持つものであると考えている。これまでの実証的なデータは，心理社会的および生物学的介入によってポジティブな特性が向上する可能性があることを示している。精神医学が生物学を基盤とした医学の一つであることから，臨床家および研究者は，ポジティブ・メンタルヘルス・ムーブメントに大きく貢献し，それによってヘルスケアシステム全般に影響を与える用意が十分にできていると言える。

臨床上のキーポイント

- ポジティブ精神医学は，精神あるいは身体疾患を持つ人もしくはその可能性が高い人に対して，PPSFsを強化することを目的とした評価と介入を通してウェルビーイングを理解し促進する精神医学の科学および実践である。
- ポジティブ精神医学の概念は新しいものではないが，現代精神医学の研究および実践は，患者の精神機能や社会機能のポジティブな側面を拡大し築きあげることよりもむしろ，病理および症状に焦点を当てる状況が続いている。
- ポジティブ心理学から刺激を受けたとはいえ，ポジティブ精神医学は健康な人たちよりむしろ患者に焦点を当て，PPSFsの神経生物学的基盤の解明を目ざし，社会心理的介入だけでなく生物学に基礎を置く介入を発展させることを目標にしている。
- ポジティブ精神医学の目標は，一般精神医学に置き換わることではなく，病理から健康へ，そしてメンタルヘルスの問題のために医学的治療を受けている患者の症状を治療することからウェルビーイングを積極的に高めることへと一般精神医学を拡大することにある。

- ポジティブ精神医学は現時点ではそれ自体の限界が存在し，関連性のある多くの重要な問題がまだ未解決のままで，系統的な実証研究を必要としているが，ポジティブ精神医学のいくつかの側面は日々の実践に取り入れることが可能になっている。

参考文献

Alex Linley P, Joseph S, Harrington S, Wood AM: Positive psychology: past, present, and (possible) future. J Posit Psychol 1:3–16, 2006

Bangen KJ, Bergheim M, Kaup AR, et al: Brains of optimistic older adults respond less to fearful faces. J Neuropsychiatry Clin Neurosci 26(2):155–163, 2014 24275797

Barnes PM, Bloom B, Nahin RL: Complementary and alternative medicine use among adults and children: United States, 2007. Natl Health Stat Rep 12(12):1–23, 2008 19361005

Cloninger CR: Healthy personality development and well-being. World Psychiatry 11(2):103–104, 2012 22654938

Delle Fave A, Brdar I, Freire T, et al: The eudaimonic and hedonic components of happiness: qualitative and quantitative findings. Soc Indic Res 100:185–207, 2011

Depp CA, Jeste DV: Definitions and predictors of successful aging: a comprehensive review of larger quantitative studies. Am J Geriatr Psychiatry 14(1):6–20, 2006 16407577

Duclow DF, James W: Mind-cure, and the religion of healthy-mindedness. J Relig Health 41:45–46, 2002

Fordyce MW: A program to increase happiness—further-studies. J Couns Psychol 30:483–498, 1983

Fordyce M: A review of research on the happiness measures: a sixty second index of happiness and mental health. Soc Indic Res 20:355–381, 1988

Froh JJ: The history of positive psychology: truth be told. NYS Psychol 16:20, 2004

Gable SL, Haidt J: What (and why) is Positive Psychology? Rev Gen Psychol 9:103–110, 2005

Jeste DV: Response to the presidential addresses. Am J Psychiatry 169(10):1027–1029, 2012 23032381

Jeste DV, Harris JC: Wisdom—a neuroscience perspective. JAMA 304(14):1602–1603, 2010 20940386

Jeste DV, Savla GN, Thompson WK, et al: Association between older age and more successful aging: critical role of resilience and depression. Am J Psychiatry 170(2):188–196, 2013 23223917

Meeks TW, Jeste DV: Neurobiology of wisdom: a literature overview. Arch Gen Psychiatry 66(4):355–365, 2009 19349305

Merriam-Webster: Medical Dictionary. 2003. Available at: http://www.merriamwebster.com/medlineplus/Psychiatry. Accessed August 21, 2014.

National Prevention Council: National Prevention Strategy: America's plan for better health and wellness. June 2011. Available at: http://www.surgeongeneral.gov/initiatives/prevention/strategy/report.pdf. Accessed August 21, 2014.

Seligman MEP: The president's address. Am Psychol 54:559–562, 1999

Sergeant S, Mongrain M: Are positive psychology exercises helpful for people with depressive personality styles? J Posit Psychol 6:260–272, 2011

Stein DJ: Positive mental health: a note of caution. World Psychiatry 11(2):107–109, 2012 22654942

Vaillant GE: Positive emotions, spirituality and the practice of psychiatry. Mens Sana Monogr 6(1):48–62, 2008 22013350

World Health Organization: WHO definition of Health. 1946. Available at: http://www.who.int/about/definition/en/print.html. Accessed August 21, 2014.

推薦図書

Carr A: Positive mental health: a research agenda. World Psychiatry 11(2):100, 2012 22654935

Dreger S, Buck C, Bolte G: Material, psychosocial and sociodemographic determinants are associated with positive mental health in Europe: a crosssectional study. BMJ Open 4(5):e005095, 2014 24871540

Fava GA: The clinical role of psychological well-being. World Psychiatry 11(2):102–103, 2012 22654937

Jeste DV, Savla GN, Thompson WK, et al: Association between older age and more successful aging: critical role of resilience and depression. Am J Psychiatry 170(2):188–196, 2013 23223917

Keyes CLM (ed): Mental Well-Being: International Contributions to the Study of Positive Mental Health. New York, Springer, 2013

Palmer BW, Martin AS, Depp C, et al: Wellness within illness: happiness in schizophrenia. Schizophr Res 159(1):151–156, 2014 25153363

Vahia IV, Depp CA, Palmer BW, et al: Correlates of spirituality in older women. Aging Ment Health 15(1):97–102, 2011 20924814

第 1 部
ポジティブな心理社会的要因

第2章

ポジティブな心理的特性

A'verria Sirkin Martin, Ph.D.

Alexandrea L. Harmell, M.S.

Brent T. Mausbach, Ph.D.

　楽観性，叡智，熟達，知覚された自己効力感，コーピング，創造性，誠実性，スピリチュアリティおよび宗教性などポジティブな心理的特性（Positive Psychology Traits ; PPT）が，よりよい身体的・精神的健康のアウトカムと関連していることは，多くの文献によって強く支持されつつある（注意：本書のいくつかの章では，**ポジティブ心理的要因**または PPSFs という用語を使用しているが，この用語は，PPTにポジティブな社会的もしくは環境的な要因を加えたものを指している）。いくつかの縦断的研究が，PPT レベルの高い人はより健康的な生活を送っていると指摘している（Vahia et al., 2011a）。さらに，非常に多くの研究が，PPT と死亡率の低さとの関連性を強調している（Depp et al., 2003, Vahia et al., 2011a）。個人，集団，組織において最適なあり方を生み出す状況および過程に焦点を当てるポジティブ心理学ムーブメントの興隆によって発展してきた PPT は（Gable & Haidt, 2005），規範的な移行の時期と逆境に直面したときの健康的なアウトカムおよびより良いあり方を決定づける特性に焦点を当てている。ポジティブ心理学者と精神科医を含む社会科学者たちは，人が慢性疾患や精神疾患のような結果を形作る能力を持つようになるのかについて，長く関心を寄せてきた。したがって，社会科学者たちは，個人が自分自身および他者の発達に関して，個人が達成しうる最高のものを発見しようと動機づけられている（Baltes & Staudinger, 2000）。

　本章では，8つの PPT：楽観性，叡智，熟達，自己効力感，コーピング，創造性，誠実性，およびスピリチュアリティと宗教性について論じる。それらの定義，個々の PPT と健康に関する研究を紹介し，各 PPT の臨床的意味と可能な介入について

34 | 第1部 ポジティブな心理社会的要因

論じる。我々の目的は，これらの特性を個々に概観することである。文献では多くのPPTが取り上げられているが，我々がこの8つのPPTを選んだ理由は，①文献に取り上げられる頻度が高いこと，②ポジティブ精神医学にとって重要であること，③本書の他の章では詳しく取り上げられていないこと，である。

楽観性（Optimism）

楽観性とは何か

　大まかに定義づけると，楽観性とは個人が好ましい結果が起こることを期待する程度を表している。楽観性および楽観性の健康に対する広範囲な影響に関する研究は，主としてこの構成体にある個人差が臨床的に意味のある知見を含んでいるという認識に基づいて盛んに行われている。しかし，怒濤の関心にもかかわらず，楽観性を操作可能にする試みは困難をきわめている。たとえば，人は特定の領域（配偶者や友人との関係性など）に対して，他の領域（経済的な成功）よりも楽観的な見通しを示すことがあり得る。さらに，人の楽観性の感覚は時間の経過と共に変化しやすい。こうしたことから，この構成体の安定性に対してはしばしば疑問が投げかけられてきた。多くの研究者と臨床医の間では，楽観性を長期的な時間のなかで幾分変動し，特定の状況のもとで部分的に影響を受ける相対的な特性と見なす，という一般的な合意ができている。楽観性の遺伝可能性は25％程度と推定されていて（Plowin et al., 1992），他のほとんどの"パーソナリティ特性"よりも低いが，有意ではある。楽観性の定義に関しては，安定性に加えて，この概念が一次元上の悲観性の対局にあるものか，二つの独立した次元に分かれるものかという問題がある。構成体の厳密な安定性や方向性の問題とは関係なく，楽観性の重要性，および心理的，身体的なウェルビーイングとの強い関連性を示唆する研究は増え続けている。

楽観性と健康との関連性

　自記式の質問紙によって測定される楽観性の高さが，身体的健康と心理的健康の双方に対して保護的でポジティブな役割を果たしていることを示す研究が蓄積しつつある。楽観性に関する83の論文のメタアナリシスからは，心臓血管系のアウトカム，生理的指標（免疫機能を含む），悪性腫瘍のアウトカム，妊娠に関連したアウトカム，身体症状，疼痛，および死亡率を含む身体的なアウトカムと楽観性との間の有意な関連性が報告されている（Rasmussen et al., 2009）。50歳以上のアメリカ人6,044人からなる全米のサンプルを用いた研究では，楽観性の評価が3点から

18 点に上昇した場合に，心筋梗塞のリスクが 9% 減少することが明らかになった（Kim et al., 2011）。これらの知見が厳密にどういうメカニズムによるものかは未だ解明されていない。しかしながら，より高い楽観性を示す人は，人生のストレッサーに対してより反応性が低く，その結果，生じた問題に対する生理的な反応も低いため，最終的には長期にわたる身体の摩耗が少ないと言えるかもしれない。

　楽観性の研究では，身体的健康に対する有益さと同様，心理的健康に対する有益さについても報告されている。Giltay ら（2016）の研究によると，15 年以上の追跡調査の結果，楽観性の低さは，老年男性の累積的な抑うつ症状の重要かつ独立した予測因子であることが見出された。この知見は，高い楽観性と低い抑うつ傾向の関連性を示すエビデンスとも一致している。抑うつの特徴には，過度に悲観的な思考および否定的でくよくよした思考スタイルが含まれていることから，高いレベルの楽観性を示す人は，ポジティブなサインに注目すると共に，ネガティブなサインを除去するのだと考えられる。このような選択的なフィルタリングシステムが，最終的に人の気分を高揚させているのかもしれない。

臨床に対する示唆と介入

　人の楽観性のレベルにはいくつかの基礎となる要因が影響している可能性がある。たとえば，逆境に遭遇することが楽観性に与える影響の程度はまだ明らかになっていない。多くのストレスフルな出来事を経験することが，楽観性の低下をもたらすのではないかという推測は理にかなっている。反対に，逆境にうまく対処し，打ち勝つのが難しいと思われるような問題を克服する能力を持つことによって，将来の出来事に対する楽観性が上昇するかもしれない。興味深いことに，楽観性についての多くの論文が，人が経験するポジティブあるいはネガティブな出来事の数や質よりも，それらの出来事をどう解釈するかの方が重要であるという点に焦点を当て始めている。たとえば，高レベルの楽観性を示す人は，原因帰属のスタイルおよび人生のなかで経験した出来事の説明のしかたが，楽観性の低い人たちと比べると，特徴的に異なっているのである。楽観性のレベルの高い人は，成功した出来事に対して内的で安定的な要因（このポジティブな結果は自分の能力が高いからだ）に帰属させるのに対して，楽観性のレベルの低い人は，逆の傾向を示し，成功した出来事に対してより外的で不安定な要因に帰属させる傾向がある（このポジティブな結果は幸運によってもたらされた）。逆のパターンは失敗した出来事に対しても見られ，楽観性の高い人は，失敗をより外的で一時的な原因に，楽観性の低い人は，より内的で安定的な要因に帰属させる。楽観性は，人の態度やコーピングスタイルと

いった他のメカニズムによっても影響を受けているかもしれない。楽観性の高い人は，物事に対処するとき，状況を好ましいものにするために最大の努力をする傾向にあることが示唆されている。一方，楽観性の低い人は，自分がどの程度努力しているかには関係なく，よくない結果になるだろうと信じているため，置かれた状況を避けたり，早く諦めたりする傾向がある。

　楽観性は一般的には特性とみなされているが，人の楽観性を高める介入手法も確かにある。楽観性は，悲観的な信念を論駁したり，ネガティブな刺激からより中立的あるいは肯定的な刺激に関心の焦点をずらすことで身につけることができるだろう。さらに，自分自身や世界に対する否定的な見方を変えることを目指す認知−行動的手法は，介入プログラムとして効果的であることが実証される可能性がある。ストレスに対するより効果的な対処を可能にするツール（たとえば，リラクセーションと呼吸のエクササイズ，認知的再評価など）を提供することも，効果があるだろう。楽観性を高めることだけに特化した研究はまだ少ない。高い楽観性に関連していると思われる身体的心理的な有益さを考えると，この領域における今後の研究が，人がより充実して健康な人生を送るのに役立つことは確かである。

叡智（Wisdom）

叡智とはなにか

　歴史的な文脈では，叡智は哲学や宗教に深く根ざしている。哲学的には，叡智は思慮に満ちた知恵の応用であると理解され，一方，世界の宗教は叡智を徳の一つと見なしている。古代文明における叡智の厳密な定義は異なっているものの（ギリシャでは叡智は理性と定義され，古代インドや中国の思想家は感情のバランスを強調している），思慮深い意思決定，コンパッション，愛他性，洞察など，いくつかの部分では重なっている。叡智とは数多くの部分から構成される多面的な概念である。現存する叡智の定義を確立した者はこれまで誰もいないが，部分的にはさまざまなものが引用されている。それらは，コンパッション，共感，愛他性などの向社会的態度と行動，社会的意思決定と人生に対する一般的な知識，感情的調整，自省と自己理解，異なる価値観に対する耐性，不確実性とあいまいな状況を認識したり効果的に対処すること，こころの広さ，スピリチュアリティ，およびユーモアのセンスなどである。これらの下位構成要素の相互作用は，自己（高いウェルビーイング）と他者（よりよい人間関係を築き，より善なるものに集中すること）の両方にとって利用する価値があるものと認められている。Baltes と Staudinger（2000）が雄

弁に述べているように，叡智は「人生の意味と行為に関する知識と判断，および個人的ウェルビーイングと集合的なウェルビーイングを伴う，卓越に向かう調和のとれた人間の発達を含んでいる」（p 122）。このような下位の構成要素間の重複によって，叡智は複雑な PPT として検証しなくてはならなくなっている。

　叡智に対する関心は，歴史的には哲学や宗教学の分野で寄せられることが多かった。しかし，過去 40 年間は，叡智に関する実証的研究が，人間発達，心理学，精神医学，サクセスフルエイジング，および個人の成長の分野において目ざましい進歩を遂げてきた。その複雑さのために，叡智を測定することは今もって困難な挑戦である。現在では，許容できる（つまり妥当かつ信頼できる）叡智の尺度が数多くある。Bangen ら（2013）は叡智の測定具をレビューして，9 つの適切な尺度を見出した。これらの尺度は，面接を基礎としたもの，自記式の質問紙，あるいは，両方を組み合わせたものである。堅固な強さを示している尺度には，ベルリン叡智パラダイム研究で使われた尺度のほか，Three-Dimensional Wisdom Scale，Wisdom Development Scale，および Self-Assessed Wisdom Scale（SAWS）がある。

　これまでの研究によれば，叡智は個人のなかにあって，ある程度安定的な特性であることが示されている。しかし，同時に経験や学習によって形作ることができるものでもある。たとえば，ベルリン叡智パラダイム研究（N=125）の報告では，成人の叡智に関連したパフォーマンスは知能（流動的知能，結晶的知能など），パーソナリティと知能のインターフェイス（たとえば，創造性，認知スタイル，社会的知能など），パーソナリティ特性（たとえば，個人的成長，経験に対する開放性），および人生経験（たとえば，一般的な人生経験，職業的な経験）によって予測できる。人生経験の蓄積によって，叡智が年齢と共に高まり，年齢に伴った叡智が人間に進化的な利益をもたらすと仮定されてきた。しかし，この一般的な信念とは異なり，叡智と年齢との関連は実証研究で常に支持されてきたわけではない。叡智と他のPPT の間には，明らかな重複が認められると指摘されてきており，それには，これまで述べてきた下位構成要素を共有しているレジリエンスと社会的認知がある。しかし，叡智には独自性があり，これらの他の特性にはない多次元性を内包している。

叡智と健康との関連

　叡智が高齢者の生活の質を高めるだけではなく，身体的健康と関連があるというエビデンスがある。高齢者にとって，叡智は，健康状態が低下する局面に耐え，繁栄を続けるための個人の能力を高める可能性がある。高齢者が繁殖力を失うことと叡智が対応しているように，若い人の場合，叡智は身体的な健康の優位性を提供し

ているかもしれない。加えて，叡智は，人を個人的にも社会的にもうまく機能させることに役立っている。この個人的な機能の向上は内省と自己理解の向上，および不確実性にうまく対応する能力によって維持されるのだろう。さらに付け加えると，社会的機能の向上は，コンパッション，共感，利他性を含む高い向社会的態度および行動のレベルと直接関係している。

叡智は個人の年齢に伴うウェルビーイングと関連しているという初期のエビデンスがあるものの，叡智がどのように種々の身体的・精神的な疾病と直接的に関連しているのかは不明確である。ある種の障害（たとえば前頭側頭葉変性症，自閉スペクトラム症，反社会的パーソナリティ障害など）は，コンパッションや共感性の欠如を含んでいるので，叡智の生理学的な基礎を説明するのに役立つだろう。このような神経生理学的な背景の知見は，叡智の向上を目指すリハビリテーション介入プログラムの開発にとって有用だろう。

臨床に対する示唆と介入

叡智は個人と対人関係の両方に機能している。社会的な協力関係が叡智に関連したパフォーマンスを向上させることが，研究によって示唆されている。ある問題について回答する前に重要な他者と討論を行った被験者，または自分で選んだ人と会話を行った被験者は，叡智のパフォーマンス課題において全体としてよい成績を収めた（Baltes & Staudinger, 2000）。この結果は，叡智の発達および将来の介入場面における相互的人間関係の重要性を示唆しているかもしれない。叡智に関連した下位構成要素（たとえば，向社会的態度，不確実性に対する効果的な対応，感情調整）を向上させることによって，叡智の全体的なレベルを向上させ，個人的・集合的な人間発達を最適化することができる。叡智の下位構成要素と共に相互的人間関係に焦点を当てることによって，学校の生徒たちがボランティアの老人たちからメンターをされるといった世代にまたがるコミュニティをベースにした統合プログラムが，社会に利益をもたらし，同時に叡智を向上させる支援にもなる可能性がある。

叡智は薬物治療によって向上させることはできないが，介入によって向上させ得ると信じられている。しかし，我々の知る限り，叡智を直接ターゲットにした介入は一つしかない。Berlin Wisdom Project の研究に基づく**叡智セラピー（wisdom therapy）**である。この介入は，困難なライフイベントに対処する個人の能力を多面的な観点から向上させる可能性がある。介入の目標は，不確実性の受容と柔軟な思考といった叡智のいくつかの下位構成要素を高めることで，全体的な叡智を向上させることにある。これ以外では，脳の実行機能と認知的柔軟性を向上させるため

の認知的リハビリテーション技法も，叡智に対する影響を持つかもしれない。子ども時代から成人後期にいたるまでの叡智の発達は，生涯にわたる脳機能の向上にとって非常に重要な要素である。今後の叡智の研究は，変容のメカニズムとその可能性の高い介入開始ポイントを十分に解明するべきだろう。

熟達（Personal Mastery）

熟達とは何か

　熟達はかなり注目されている PPT の一つである。熟達は，人生の出来事は自分で統制できている，という感覚の傾向を表わしており，自己効力感，ローカス・オブ・コントロール（Locus of Control ; LOC），楽観性など他の PPT とある程度重なっている。自己効力感は，（たとえば数学の問題を解くことへの自己効力感のように）特定の状況下で対処する際に必要とされる行動を実行できると知覚された自分の能力を強調している点で，熟達とは区別される。特定の行動を実現する自信を表す自己効力感に対して，熟達は個人のコーピング資源に対する全般的な期待を表している。同様に，かなり関連してはいるが，LOC は，人生の出来事が自分の統制のもとにあるか，または運による状況といった外的要因に左右されるかという個人的な知覚に関する概念である。初期の LOC の概念では，個人は内的または外的に統制の知覚を行っているという仮定のもと，強制選択式の質問紙による測定法を用いていた。熟達の程度の低い人のことを運や外的な力に左右されていると信じている人と仮定するわけではないので，この点において熟達は LOC とは区別される。最近になって，内的−外的統制は独立した次元であり，人は二つの尺度上にそれぞれ分布し得ると見なされるようになった。この点において，熟達は内的統制にかなり近いと言える。最後に，高い熟達と高い楽観性はいずれもポジティブな期待を持つ程度を反映しているが，熟達は望む結果を達成する上で，個人として効力的であるという期待をより強く反映している。熟達の高い人は，自分の将来と人生の出来事の両方にコントロール感を持っている。これに対して熟達の低い人は，出来事に対して無力感や無能感を持つようになる。有名な Lazarus と Folkman のストレスにおけるトランスアクショナル・モデルによれば，外的環境のストレスと内的な資源の相互作用が健康上のアウトカムに影響を及ぼす。したがって，ストレスのレベルではなく，それに対して自分がどの程度うまく対処できるかについての個人の信念が，罹患率となって表れる。熟達は，トランスアクショナル・モデルに明確に示された数少ない内的要因であり，それゆえ個人の健康をある程度軌道修正し得る可能性を

持っていると言える。

熟達と健康との関係

　全体として，高いレベルの熟達はストレスの有害な影響を減衰または低下させることが明らかになっている。熟達の効果が（健康上の）アウトカムに与える影響について，広範囲の異なる集団を対象とした 32 の研究のシステマティックレビューがある。このレビューの著者たちは，熟達と心臓血管系の健康，および疾病・死亡リスク低下の関連性を報告している。他のレビュー論文では，認知症の家族の介護に関する複数の論文が引用されている。それらの論文によると，認知症の介護に携わる人における高いレベルの熟達は，ストレッサーに対するノルエピネフリンの反応性の低下，および（免疫システムの機能向上と関連がある）β2アドレナリン受容体の感受性の向上との関連性を報告している。このレビュー論文の著者らは，統制に対する強い信念（高い熟達レベルなど）が，ストレスに対する生理反応の低減を助け，認知症の介護者集団の健康にとってレジリエンス要因として働いたのだろうと結論づけている。

臨床的意義と介入

　熟達は健康に対して多くの二次的な利益をもたらしているようである。この相関は，自分のことを問題に対処する能力があると考えている人は，問題を統制する力があるとも考えている，という事実と関連がありそうである。人生の出来事に対して統制の感覚を持っていることの意味を軽視できないのは，それが気分などの心理的プロセスだけではなく，急性および慢性のストレスに対する生理的反応にも重大な影響を与える可能性があるからである。熟達レベルの高い人は，自分の健康を統制可能なものと見る傾向があり，結果としてよく運動し，健康的な食事をし，ヘルスケアのサービスをよく利用し，治療上のマネジメントもよく行う可能性がある。熟達レベルの低い人は，自分の健康は統制の範囲外にあると感じて，こういった先を見越したポジティブな健康行動に関与しようとしない可能性がある。

　ストレスの予期しないネガティブな結果に対して持つ，熟達のバッファとしての役割が明らかになったことで，熟達の向上を目的とした介入の重要性が非常に高まった。しかし，現在までのところ，介入はごく限られたものである。それは，熟達は果たして変えることのできる――つまり力動的で絶えず変化するような――構成概念なのか，という問いが残っているためである。評価を変え（ポジティブなセルフトーク），楽しい活動を増やすといった認知行動的介入は，統制の感覚を高め

るというエビデンスが示されている。しかし，これらの結果が熟達の長期に持続する変化をもたらし，その結果，健康上の利益があると一般化できるかどうかはまだ明らかになっていない。介護者集団に対して，介護上の責任によって生じるストレスフルな出来事にうまく対処する方法を学んで実践してみる，といったスキルベースの介入は，探索してみる価値があるかもしれない。また，HIV陽性と診断された人の熟達と対処スキルを目的とした介入は，ストレッサーそのものを直接ターゲットにするよりも重要かもしれない。熟達やコーピングスキルの向上は，コーピング効果のトレーニング，認知行動的なストレスマネジメント，直接的な精神療法によって達成できるだろう。今後の熟達の介入研究は，どのような患者集団のどのような状況下で高いレベルの熟達が最も役立つのかを明らかにするために，多くの異なる集団に対して実施することが推奨される。

自己効力感（Perceived Self-Efficacy）

自己効力感とは何か？

　自己効力感は熟達と関連の強いポジティブ心理的構成要素だが，より特定的で決定的な意味を持っている。ストレッサーと関連した，自己効力感は，人生の困難を克服し，自分の行動によって結果に影響を与えるような，特定のコーピング方略を実現化する能力に対する自信を表している。このように，自己効力感は二つの過程——一つはコーピングによって結果が統制可能かどうかの評価，もう一つはストレッサーに対処するために必要なコーピング方略を実行できる力を自分が備えているかどうかの推定——を含んでいる。自己効力感の信念は，人が自分を高めるような考え方をするのか，自分を弱めるような考え方をするのかに影響すると考えられている。しかも，自己効力感は，問題が対処可能に見えるか，抵抗不能に見えるかに影響を与える可能性もある。コーピング自己効力感は，自己効力感の特殊な形であり，困難に対処するために必要な特定のコーピング行動（たとえば不快な思考を止める，ソーシャルサポートを探索する）を自分がどの程度実行できると信じているかを表している。文献を見渡したところ，コーピング自己効力感は，自己効力感のなかで最もよく研究されているようである。

自己効力感と健康

　最近のエビデンスによって，自己効力感には心理的および生理的な利点があることが示されている。たとえば，コーピング自己効力感は介護者のストレスと循環器

系疾患のリスク要因である炎症性サイトカインインターロイキン−6（IL-6）との関係に対して保護的な効果を有し，安静時血圧の低下と累積的な健康リスクの明らかな減少を示すことがわかった。さらに，アルツハイマー病患者の介護者では，自己効力感と身体的および精神的症状の間に負の相関が報告されている。つまり，自己効力感が高い介護者は，抑うつや身体的症状の訴えが少ないのである。

臨床的意義と介入

　自己効力感とポジティブな健康のアウトカムとの関連性のメカニズムは認知的，情動的，および行動的なプロセスに自己効力感が強く関与することから生じている。たとえば，自己効力感の高い人は，ストレスフルな経験をしたときに，そこから何かを学び取るべきと考えて行動を起こすのに対して，自己効力感の低い人は，過去の失敗に思いを巡らし，落ち込み，建設的な行動を起こす能力に対する自信を失うかもしれない。建設的な行動を取らないことの直接的および間接的な結果は，さらに長く続く否定的認知に繋がり，将来建設的な行動を取る能力に対する自信をも失わせる。その結果，自己効力感の高低は，永続的なサイクルを作り出し，ストレッサーに直面したときの効力感を低めたり高めたりする。したがって，臨床医と研究者は，心理的および身体的併存疾患のリスクの最も高い人を特定するために，自己効力感についてのアセスメントを活用することができるかもしれない。

　自己効力感を高めるためのいくつかのアプローチが報告されている。ほとんどの介入は，ポジティブな評価を対象にして，特定のコーピング方略を教えている。ある認知症介護者の研究では，ランダム化された方法を用いて，自己効力感を高めると介護の状況がよりよくなることを見出している。別の研究では，高い自己効力感が虚血性心不全の患者の冠状動脈バイパス移植手術後の身体機能を向上させることが明らかになった。これらの知見は，自己効力感が，治療的介入の対象になり得る柔軟な構成要素であるという考えを支持するものである。さらに，これらの介入研究によって，自己効力感の向上は単に行動変容をもたらすだけではなく，最終的にポジティブな健康のアウトカムをもたらす価値ある目標となり得ることが示された。以下の事例は，自己効力感が臨床的なアセスメントと治療にどう関連するかを示している。

臨床例

　70歳代後半のエリザベスは，アルツハイマー病を患う夫の介護をしている。彼女は夫の着替え，入浴，食事，服薬の責任を負っている。夫の症状はどんどん悪化しており，彼女は

介護者としての役割にますます時間を取られるようになっている。夫の介護に加えて，エリザベスは，自分自身の病気——高血圧，高コレステロール，一型糖尿病，潰瘍性大腸炎——も抱えていた。エリザベスは自身と夫の経済生活を一人で支え，どうしても必要なとき以外は娘の援助を頼まなかった。エリザベスが負っている多くの課題を考えると，日常の課題に立ち向かう自信のレベルと，これらの課題に対応する彼女の能力に対する信念を測定することが重要である。

自己効力感の測定

高いレベルの自己効力感は介護者をストレスのネガティブな影響から守る効果があることがわかっているので，自己効力感の測定は重要である。その上，自己効力感が上昇すると，安静時血圧を低下させ，累積的な健康リスクを減少させる可能性もある。

自己効力感は，いくつかの自記式質問紙で測定できる。たとえば，General Perceived Self-Efficacy Scale（Schwarzer & Jerusalem, 1995）は 10 項目から構成された 4 段階のリカート尺度で評定される。この尺度のスコアの高さは，さまざまな有害な状況に対応する自信の強さを表しており，以下のような項目が含まれている。

・十分に努力すれば，難しい問題でも常に対処できる。
・自分の立てた計画に従い，目標を達成するのはたやすいことだ。
・自分の対応能力を信じているので，困難にぶつかっても冷静でいられる。
・何らかの問題に直面しても，常に複数の解決策を見つけることができる。

自記式の自己効力感質問紙の実施に加えて，臨床家が効果的な問題解決技法を用いて個別面接をすることを強く薦める。臨床家はまず，解決する必要のある問題を考えるように患者に指示する。次に患者は，さまざまな解決法をブレーンストーミングする。そして臨床家は，効果に最も自信の持てる（自己効力感）解決法を決めるよう患者に伝える。そうすることで臨床家は，臨床的介入を行うとき，この解決行動を最優先することができる。

自己効力感を高める

アセスメントに基づいて，臨床家は以下のことができる。

44 | 第1部　ポジティブな心理社会的要因

・患者が効果を上げることができる，と最も自信のある領域を目標にし，同時に患者があまり自信のない他の領域を強化していく。
・特定の課題もしくは問題を解決することに特化した教育とコーピング方略を提供する。
・トレーナーまたは患者と似た人にそのスキルを使わせてみる（社会的モデリング）。
・解決法を患者とロールプレイして，やり取りを整理する。

行動

　患者の特定のストレッサーに対する心理教育は，どのような治療計画においても，非常に重要である。エリザベスのケースの場合，臨床家は，彼女の夫の健康に関する情報だけでなく，彼女自身の健康問題をどう管理するかのコツを提供するべきである。介入は，患者にポジティブな評価を教える（たとえば，患者の焦点を過去の失敗から過去の成功に向け直す手助けをする）ことだけでなく，エリザベスの抱える問題に対して複数の解決法を考えたり，特定のストレッサーに対するコーピング方略を立てたりといった個別のコーピングを教えることも目指すべきである。たとえば，もしエリザベスにとって毎日夫の入浴を介助するのが大変なのであれば，一日置きに入浴させることで介助の負担を減らし，この問題に対する彼女の自信を高めることができる。

問題焦点型コーピング（Problem-Focused Coping）

コーピングとは何か？

　これまでの節で述べてきたように，コーピングは自己効力感と非常に近い関係にある。厳密には，コーピングは個人にとってストレスフルだと感じられる状況に対して，対処しようとする（認知的もしくは行動的な）試みであると定義される。さまざまなコーピング方略は，その方略が結果に与える影響の可能性に基づいて検討されるべきである。これらのストラテジーは，多くの文献で取りあげられている二種類のコーピングに分けられる：それは感情焦点型と問題焦点型である。感情焦点型コーピングは内的プロセスであり，個人は自分の感情的ストレスと内的な要求に対処する。感情焦点型コーピングの方略には，距離を置く，自己統制，逃避・回避，および肯定的な再評価が含まれる。問題焦点型コーピングは，ストレッサーを外的にコントロールし，個人を取り巻く環境における葛藤を低減しようとする。問題焦

点型コーピングの方略には，ストレッサーの外的要因への対処，責任を受け入れる，計画的な問題解決，有用なサポートの探索，などが含まれる。コーピングでよく用いられるもう一つの分類法は，接近型コーピングと回避型コーピングである。接近型コーピングには，積極的コーピング，楽観性，コーピング自己効力感，情報収集，ガイダンスとサポート，肯定的再評価，および問題解決が含まれる。一方，回避型コーピングには，受動的コーピング，希望的観測，否定，行動的および心理的撤退，無力感，自己批判，アルコールおよび薬物摂取，危機の矮小化，距離を置くこと・気をそらすこと，が含まれる。

コーピングと健康

　病気と直接戦っている人は，積極的で有用な接近型コーピングに心理的および身体的利益があると報告している。問題焦点型コーピングは，安定した感情状態，代謝コントロール，および慢性疾患患者のよりよい適応状態と関連があるといわれている。問題に直接焦点を当てることは，問題を個人の外に出して克服可能にすることで，問題の内在化を低減させるようだ。同様に，慢性疾患の患者では，接近型コーピングはよりよい適応と，回避型コーピングは低い適応と関連している（Duangdao & Roesch, 2008；Roesch et al., 2005）。たとえば，計画を立てること，情報とサポートを探索すること，楽観的でいること，習得された自己統制，そして定期健診をきちんと受けることなど，積極的コーピング方略を取る人は，抑うつや不安が低く，血糖値のコントロールがよいと報告されている。慢性疾患患者のサンプルでは，感情焦点型コーピングは，健康への養生とアウトカムに対する低い適応とアドヒアランスに関連している。こうしたことから，生活のストレッサーに対して能動的かつ効果的にコーピングすることは，身体的および精神的な健康を維持するための基本であると言える。

臨床的意義と介入

　問題焦点型および接近型コーピングを増やすことは，より健康的なアウトカムと関連していると思われる。したがって，介入は，積極的コーピング手法を増やして適応的コーピングを取れるようにして，不適応的コーピングを減らすことを目指すべきである。いくつかのコーピングスキルの訓練プログラムは，個人を変化の仲介者として成長させるといったバンデューラの自己効力感の概念に基づいたものである。これらの訓練プログラムは，コミュニケーション，葛藤の解決，社会的問題解決，そして認知－行動的変容のモジュールから構成されている。コーピングスキル

46 | 第1部　ポジティブな心理社会的要因

訓練プログラムの目標は，自己管理を向上させる建設的な行動を増やすことであり，結果として生活の質全体および治療に対するアドヒアランスを高め，合併症の可能性を低下させることである。本書の「自己効力感」の節に示されている介入方略は，積極的コーピングを向上させる上でも適切な方法と見ることができる。

創造性（Creativity）

創造性とは何か

　創造性は過去数十年，アメリカ心理学の最前線にあり，この10年の間に心理学的観点からの創造性に関する論文が10,000本以上書かれた。これらの文献の幅広さのゆえに，創造性の厳密な定義については，まだ論争中である。一般的に創造性は，有用なもしくは価値のあるユニークで新しい芸術，アイディアあるいは洞察を生み出す人の能力であると考えることができる。文献では，二つのタイプの創造性が最もよく取りあげられている。それは，"ビッグC"創造性，すなわち生得的で顕著な創造的能力と，"リトルc"創造性，すなわち後天的で機能的性質を持つ日常的な創造性，である。創造性は思考の柔軟性を高めるものであり，それには状況を評価し問題解決策を創り出す能力などが含まれる。

創造性と健康

　創造性は，日常生活での適応およびウェルビーイングの向上と関連している。芸術——ダンス，文章表現，音楽，演劇，そして絵画芸術——は，身体的健康，認知的健康，精神的健康，および生活の質を向上させることが指摘されている。たとえば，参加型芸術活動によるウェルネス研究の最近のレビューのなかで，Noiceら（2014）は，ダンスに参加している老人たちは，平衡感覚と歩行のバランスが非常に良く，安静時脈拍が安定していて，認知能力も高かった。同様に，文章表現課題を行っている人たちは，時間と共に抑うつが軽減し，処理速度が向上し，自己概念が高まった。

　現在，創造性とメンタルヘルスの病理（たとえば，統合失調症，精神病）との関係が現在議論されている。創造的思考は気分に対して過敏であるというエビデンスがあるが，その関係性の方向についての意見は一致していない。創造的思考と気分の関係についてのメタアナリシスのなかで，Davis（2009）は，ニュートラルおよびネガティブな気分と比較すると，ポジティブな気分が創造的なパフォーマンスを向上させることを見出した。しかも，気分の帰属，気分の強さ，そして創造的な課題の性質が全体的な創造性に影響しているようである，としている。

臨床的意義と介入

　ポジティブな気分を促進すると，創造性を高め，独創性，柔軟性，流暢さを向上させ，健康を改善する可能性がある。多くのアプローチはこれまで，効果的なインセンティブの提供，必要な専門知識・技能の特定と獲得，雰囲気と風土の最適化，集団の相互作用の効果的な構成，および創造性を高める訓練などの方法で創造性を促進してきた。創造性トレーニングはよく好まれる手法で，ビジネス，教育，および医療といった多様な場で用いられている。創造性トレーニングはプログラムによって多様であり，172の技法または教授法が存在することが分かっている。Scottら（2004）は，70の創造性トレーニングプログラムのメタアナリシスの結果から，創造性トレーニングが多様な思考，問題解決，パフォーマンス，そしてよりポジティブな態度と行動を向上させる上で役立っていることを見出した。とくに，認知的アプローチを取りいれたプログラムは，ポジティブな結果と最も関連が強かった。

　創造性に対するもう一つの領域は，芸術活動への積極的な参加である。芸術活動により多く参加することで，健康のすべての領域を向上させることができる。芸術活動による介入の一つの例では，抑うつ状態にある高齢者に対して8週間の社交ダンスの個人レッスンに参加するようランダムに割り当てたところ，待機リストの対照群と比べて介入群では自己効力感が上昇し，無力感が低下した。芸術活動への参加は自然に動機づけを高め，集団での芸術活動によってソーシャルサポートが提供され，参加意欲を刺激する。Scottらはダンス，文章表現，音楽，演劇，および絵画芸術について議論しているが，デッサンと描画，異なるタイプの筆記，そして写真のような他の多くの芸術活動手法もまた個人のウェルビーイングにとって有益な可能性がある。

臨床例

　アイビーは50代半ばの女性で，最近，大うつ病性障害と診断された。アセスメントでは，彼女は孤独を感じ，親しい人間関係に乏しく，否定的な自己概念を持っていると報告された。その上，彼女はほとんど家にいてごく限られた人間関係しか持っていない。

　アイビーの治療を担当したメンタルヘルスの専門家は，アイビーの抑うつを悪化させている孤独感のレベルに衝撃を受けた。臨床家は，彼女が決断を下すことができず，可能性のある解決策を見つけられないことにも気づいた。臨床家はアイビーの創造性を，創造的思考と創造的活動への参加の2つのレベルでアセスメントすることにした。

創造性のアセスメント

　創造性は，臨床面接で測定することができる。面接には，患者が状況を把握し，問題に対する解決法を考え出す能力があるかどうかに特化した質問が含まれる。臨床家は，患者が独自性のある新奇なアイディアを考え出すことができるかを知りたいと考える。それに加えて，臨床家は，患者が芸術などの創造的活動への参加度を評価することができる。以下に質問例を示す。

・あなたが問題に直面したとき，どの程度簡単に解決法を見つけられますか？
・状況を把握し，解決法を生み出すために，いつもどのような手順を取りますか？
・あなたが今，ある問題に直面していると仮定すると，どのようにその問題に対処しますか？
・芸術に関する何らかの活動（たとえば，文章，ダンス，絵画，写真）に参加していますか？
・あなたのパーソナリティを補完していると感じる芸術活動はありますか？

創造性を向上させる

　臨床的観点によるエビデンスは，ポジティブな気分を醸成することが，創造性を高め，オリジナリティ，柔軟性，流暢性を向上させ，健康を増進させることを示している。したがって，どのような創造性トレーニングを始める前にも，まず患者の気分を上げることに焦点を当てることが重要である。新しいアイディアを産み出したり，問題の解決法を見つけたり，柔軟な思考を生み出したりする手法を盛り込んだ認知－行動療法は，創造的思考を高める一つの方略となるだろう。別の方法として，患者が芸術活動（たとえば，文章表現，ダンス，絵画，写真）に参加する時間を増やしても良いかもしれない。さまざまな参加型の芸術活動に対する個々の患者の関心を評価して，しっかりとした考えに基づいて参加するように奨励することは，患者の創造性レベルを高め，結果として全体的な健康に影響を及ぼす可能性がある。

活動

　アイビーは，どんな問題に対しても，それを特定することが困難で，問題に対する解決策を考えることにも消極的だった。しかも彼女は，いかなる創造的活動にも参加していなかったが，絵を描くことが大好きであると言っていた。このフィードバックに基づいて，臨床家は非適応的な思考とアイディアの創生に焦点を当てたブリーフ認知行動療法の治療計画を立てた。さらに，アイビーと臨床家は，彼女の人

生に絵画を組み込む方法について考え，彼女が絵画教室に通って，社会的な疎外感のレベルを低減してほしいと考えている。

誠実性（Conscientiousness）

誠実性とは何か？

　誠実性はパーソナリティに関連した連続的な構成要素で，勤勉さ，規則の遵守，秩序，計画性，責任感，課題および目標志向性といった性格傾向の個人差を表している。それに加えて，誠実性は，衝動コントロールのために社会的規範に従い，満足を遅延させる能力を表すものでもある（Bogg & Roberts, 2004 ; Roberts et al., 2014）。全体として誠実性は，性格特性のビッグファイブ分類法——外向性，調和性，誠実性，情緒的安定性，経験に対する開放性——が導入されて，独立した構成要素であると認識されるようになった（Bogg & Roberts, 2004）。この観点に立つと，ビッグファイブ次元の誠実性は，辛抱強さ，秩序，自己統制，責任感，伝統主義，そして美徳を表す相互に関連しあった6つの特性または側面の一群であると定義できる。誠実性は，人生の多くの領域に直接関わっていることが明らかにされていて，ポジティブエイジングの領域でも生涯にわたる健康（たとえば，身体的健康，認知的健康，精神的健康）の決定的な予測指標となることが明らかになっている。さらに，誠実性は仕事の成果，収入，職業上の達成，リーダーシップにおいても役割を果たしており，長年にわたる結婚生活の安定性を予測する。

　誠実性を測定する最も一般的な方法は自記式の測定法であるが，これらの自記式方法は友人や家族による観察者評定の結果によって補強することができる。さらに，実験をもとに作られた尺度もしくはインプリシット法のようなバイアスの影響を受けにくい"客観的な"尺度を用いる研究者もいる。誠実性は，特定の行動，気分，思考の程度を表す，より大きな自記式のパーソナリティ尺度の下位尺度を用いて測定される。これらに限定されるわけではないが，多様な包括的パーソナリティ特性の尺度には，16 Personality Factor Questionnaire, Adjective Checklist, Big Five Inventory, Minnesota Multiphasic Personality Inventory（MMPI），Multidimensional Personality Questionnaire（MPQ），Neo Personality Inventory（NEO-PI）（Bogg & Roberts, 2004）などがある。誠実性の客観的な測定法としては，絵画ストーリーエクササイズ（picture story exercise）やThematic Apperception Test（TAT）などの投影法検査や，特定の行動を直接測定する，実験室でコンピュータを用いて行う標準化された実験的検査（たとえば，衝動的意思決定，不注

50 | 第1部　ポジティブな心理社会的要因

意，そして脱抑制）がある。

誠実性と健康の関係

　誠実性は，仕事と結婚などの社会環境要因との関係，および健康関連行動との関連を通して健康のアウトカムに影響を及ぼすようである。高い誠実性と関連していることが多い社会環境要因には，離婚（負の関連）と子どもの数（正の関連）がある。社会経済的地位，家族，宗教といった社会環境要因もまた誠実性のレベルと直接関連があるかもしれない。Bogg と Boberts（2004）は，米国における死亡率に関与する健康関連行動（喫煙，食生活と活動パターン，アルコールの過剰摂取，暴力，ハイリスクな性行動，危険運転，自殺，薬物使用）との関連で，誠実性に関係する特性——秩序，自己統制，責任感，勤勉さ，伝統主義，美徳——のメタアナリシスを行った。194 の研究が統合され，データが抽出され，誠実性に関係する 6 つの特性がそれぞれハイリスクな健康関連行動を有意に予測することがわかった。最も高い予測性があったのが，薬物使用との関連（$r = -0.28$）であった。自殺，不健康な食生活，ハイリスクなセックス，喫煙，アルコールの過剰摂取，危険運転，および暴力の領域における相関は -0.12 から -0.25 の間であった。6 つの誠実性関連特性のなかでは，自己統制と伝統性が最も一貫して健康行動を予測し，責任感と美徳もほとんどの健康関連領域で関連がみられた。勤勉性と秩序は健康関連領域との関連が最も低かった。全体としてこの研究によって，誠実性と主な健康関連行動との間の重大な関連性が確証された。

　誠実性はまた，臨床的治療介入を実施する際にも重要である。なぜなら誠実性は，予約時間に来院する，および処方された通りに服薬する，など患者の全体的なアドヒアランスに影響するからである。たとえば，誠実性のレベルの低い透析患者は，構造的で管理された介入が有益だろうし，一方，高いレベルの誠実性を示す患者は，個人的なコントロールの感覚を維持できるような構造的でない介入の方が有益かもしれない（Chapman et al., 2014）。効果的で個人に合わせた臨床的治療介入をすすめるためには，個人の誠実性のレベルを考慮する価値があるだろう。

臨床的示唆と介入

　古典的な考え方では，誠実性のようなパーソナリティ特性は固定的なものであると示唆していたが，過去 10 年間の研究によって，パーソナリティは以前に思われていたよりも柔軟であることが示されてきた（Chapman et al., 2014）。精神療法は，誠実性のレベルを向上させる介入の入口として提案される。精神療法は，パー

ソナリティ過程の修正を通してパーソナリティの変容に影響を与える。誠実性のレベルを上昇させるために，セラピーは誠実性に関連した特定のパーソナリティプロセス（たとえば，自己統制，秩序，責任感）に狙いを定めるべきである。それによって，患者はこれらの特定のプロセスの機能の基準点あるいはデフォルトのモードを変えるように努力することができる。誠実性のレベルを高めるための介入を計画するとき，臨床家は背後にある構成体あるいは因果の連鎖を，介入のターゲットとして考慮しなければならない。たとえば，誠実性測定レベルを上昇させるためには，臨床家あるいは介入者はセルフモニタリングおよび自己制御を向上させるメカニズムに焦点を合わせるべきである（Chapman et al., 2014）。このパーソナリティ変革のボトムアップモデルは，誠実性の全体的な機能を変容させる体験を提供する（Chapman et al., 2014）。最終的には，セラピーは個人のニーズに基づいて個別化される必要がある。したがって，セラピーの有効性は，セラピーを受けた量の影響を受ける可能性がある。

多くの研究が，精神療法の結果，誠実性が高まったと報告している。たとえば，プライマリケア医による1年にわたるマインドフルネス介入によって，誠実性が高まり（$d = 0.29$），その変化が3カ月後のフォローアップ時も維持されていたと報告されている（Krasner et al., 2009）。別の研究では，トラウマ体験のある女性の誠実性が，16週間のジェネリックセラピーまたはインターパーソナルセラピーの後に向上したことが報告された（Chapman et al., 2014 参照）。

家族単位のセラピーもまた，個人の誠実性のレベルを上昇させる上で有効かもしれない。たとえば，誠実性のレベルの高い配偶者は，誠実性のレベルの低い個人の健康リスクを低下させる可能性があるが，それは家族間伝達によって経験される間接的効果を示している。このような相関は，友人関係や近隣の環境でも明らかに認められる。たとえば，喫煙のようなハイリスク行動はしばしば，家族外の社会的ネットワークを通して伝達される。集団の態度を変容させることは，結果として個人をより適応的な傾向へと向かわせることになり，誠実性を上昇させる可能性がある。ある研究では，自殺に対する認識が，そのシステム内の影響力のあるメンバーを変化させることで高まった（Chapman et al., 2014）。このタイプの社会的ネットワーク介入は，ほとんどの社会的環境において適用可能で，たとえば，職場での自己主導性を向上させるため，あるいは退職者のコミュニティにおいて身体的な目標設定を上昇させるためにも用いることができるだろう。

スピリチュアリティおよび宗教性
(Spirituality and Religiosity)

スピリチュアリティおよび宗教性とは何か？

　スピリチュアリティおよび宗教性は，多層的な構成体であり，その観点，背後にある過程，実証的研究のなかでの測定具の違いのために，定義することが困難である。現在のところ，スピリチュアリティおよび宗教性の概念的な定義は，人の主観的経験から体系だった公の組織によるものまで幅広くある。宗教は多くの人の人生にとって重要なものであり，成人の96％が神を信じており，72％が宗教は人生のなかで最も重要な影響を与えていると報告している（Ano & Vascocelles, 2005）。宗教の定義は時代と共に変化して，イデオロギーの固定化したシステムを示すようになっていて，もはや力動的で実存的な個人の人生の旅との密接な関係はなくなっている。スピリチュアリティは通常，身体，精神，または人生の社会的次元を超えた存在との超越的な関係性を表す。さらに，スピリチュアリティはしばしば，目的および意味を探索する実存的な旅と関連づけられる（Sawatzky et al., 2005）。スピリチュアリティを，宗教性の個人的または主観的な経験であると考えている人もいる。

　過去20年の間に，スピリチュアリティおよび宗教性の分極化の傾向が進み，スピリチュアリティは個人的，主観的，情動的超越的表出であると考えられ，宗教はより道具的，権威的で非表出的なものと考えられるようになっている（Koenig et al., 2012）。しかしながら，Hill と Pargament（2003）による別の見解では，スピリチュアリティおよび宗教性は両者とも聖なるもの（たとえば，神，超越性，究極の現実）に焦点を当てているため相互依存的な構成体を表しており，この点において他の現象とは区別されるべきと示唆している。この観点に立てば，スピリチュアリティおよび宗教性の研究者にとって最も困難な挑戦の一つは，この文脈のなかで「聖なるもの」の意味を定義し，客観的に測定する試みである。健康の研究においてこれらの構成体を測定するために最も広く使用されている二つの尺度は，Multidimensional Measurement of Religiousness/Spirituality（MMRS; Fetzer, 2003）と Brief Multidimensional Measurement of Religiousness/Spirituality（BMMRS; Piedmont et al., 2006）である。MMRSのなかで測定される宗教性とスピリチュアリティの鍵となる領域は，日常のスピリチュアルな経験，意味，価値，信念，赦し，私的な宗教的行為，宗教およびスピリチュアルなコーピング，宗教的サポート，宗教性およびスピリチュアルな歴史，コミットメント，組織的な宗教性，そして宗教的な好み

である。これに対して BMMRS は短縮された 38 項目版で，MMRS の各領域のなかから選択された項目を用いて，スピリチュアリティおよび宗教性を広汎に測定している。

スピリチュアリティおよび宗教性および健康の関連

多くの文献がスピリチュアリティおよび宗教性は健康に対して有益な効果があると示唆している（Hackney & Sanders, 2003；Hill & Pargament, 2003；Sawatzky et al., 2005）。この関連性は多次元的で，生物学的，心理的，および社会健康的に影響しているように見える。スピリチュアリティおよび宗教性は，抑うつの割合の低さ，より高い QOL，長寿の増加，積極的な健康行動による低い死亡率，疾病からの早い回復，より高い自尊心，より良い認知機能を含む，多くのポジティブな健康のアウトカムとリンクしてきた（Powell et al., 2003：Vahia et al., 2011b）。Seeman ら（2003）は文献レビューのなかで，より強いスピリチュアリティおよび宗教性は，よりよい血中脂質プロファイル，より低い血圧，よりよい免疫機能などさまざまな健康上のアウトカムと関連があるというエビデンスを報告している。

メタアナリシスは，スピリチュアリティと，ウェルビーイングおよび人生満足感を含む知覚された生活の質との間の有意な正の関連を報告している（Sawatzky et al., 2005）。さらに，宗教は心理的苦悩の低減，人生満足度の上昇，自己実現の上昇との間に関連があった（Hackney & Sanders, 2003）。この関係は，スピリチュアリティおよび宗教性の健康に対する保護的なメカニズムによるものかもしれないし，病気と機能障害の影響を受けている人に対する作用を和らげることによるものかもしれない。

臨床的示唆と介入

ヘルスケア産業において，スピリチュアリティおよび宗教性が健康のアウトカムに深い影響力を持つことに対する認識が高まっている。スピリチュアリティおよび宗教性は，人生のストレスフルな出来事に対して，共有された共同体と内的な強みを通して上手に対処する能力を高めるように見える。Vahia ら（2011b）は，最強レベルのスピリチュアリティを示した個人は，レジリエンスのレベルが高いことを見出した。この知見は，スピリチュアリティおよび宗教性には，ネガティブなライフイベントおよび標準的な人生の過渡期におけるコーピングにおいて保護的な性質があることを明確にしている。ポジティブな宗教的コーピング方略（たとえば，赦し，サポートの探索，宗教的集中，スピリチュアルな繋がり）は，ストレスフルなライ

54 | 第1部 ポジティブな心理社会的要因

フイベントを経験している人々におけるポジティブな心理的適応（たとえば，受容，情動的なウェルビーイング，幸福感，意味，レジリエンス）と以前から関連づけられてきた。これとは対照的に，ネガティブな宗教的コーピング方略（たとえば，スピリチュアルな断絶，対人関係における宗教的不満，神への直接のとりなしの嘆願）は，しばしばネガティブな健康アウトカムと関連している（Ano & Vasconcelles, 2005）。現在では，患者自身のスピリチュアリティおよび宗教性の特徴のうち，益になるものを高め，害をもたらす可能性のあるものを抑えるように導くことによって，スピリチュアリティおよび宗教性をセラピーの実践のなかに統合することに焦点を当てる試みが増えている。個人的献身のようなスピリチュアリティおよび宗教性の様相に焦点を当てることは，臨床の目標が何であるかに関わらず，ポジティブな結果をもたらす可能性がある（Hackney & Sanders, 2003）。さらに，瞑想およびリラクセーションのような心身への介入を加えることは，患者集団の生理的および機能的健康を増進するかもしれない（Seeman et al., 2003）。

要約

我々はポジティブ精神医学に関連するいくつかのPPT——楽観性，叡知，熟達，自己効力感，コーピング，創造性，誠実性，スピリチュアリティおよび宗教性——について概観した。本章では，これらのPPTと身体的および精神的健康のアウトカムとの相互的な関係に注目した。ここで取り上げた介入を利用し，これらのPPTをターゲットにすることによって，個人レベルおよび全体レベルでのウェルビーイングおよび人生満足感を高めることができる。個々のPPTと関連する研究には素晴らしい進展があったが，その背景にあるメカニズムおよび臨床的介入の特定のねらいを理解するために，更なる研究が必要とされている。

臨床上のキーポイント

- 楽観性は，悲観的な信念をどう論駁し，よりネガティブな刺激からより中立的あるいはポジティブな刺激にどう焦点を移すかを教えることによって高めることができる可能性がある。さらに，ストレスに対してより効果的に対処できるようになるツール（たとえば，リラクセーション，呼吸のエクササイズ，認知的再評価）を提供することも，同様に有益だろう。
- 叡智は，高齢者におけるよりよい身体的健康および生活の質と関連してい

る。家族，友人および他人との交流関係を促進すれば，その交流を通じて叡智のレベルを高めることができる可能性がある。

・全体として，高いレベルの個人的熟達（人生における状況は自分のコントロール下にあると感じる傾向など）は，ストレスの有害な影響のいくつかを減衰あるいは減少させることがわかった。個人的熟達は，評価の変容（ポジティブなセルフトーク）および，楽しい活動を増やすことを含む認知─行動的介入によって向上することが示された。

・低い，あるいは高い自己効力感信念のアセスメントは，心身併存疾患のリスクにさらされている個人を特定する方法として使用することができる。さらに，自己効力感は柔軟な構成体であり，ポジティブな評価および特定の問題焦点型コーピング方略を教えることによってセラピーによる介入のターゲットとして実施することが可能である。

・創造性は身体的，精神的，認知的な健康とポジティブに関連している。参加型芸術による介入を通して創造性をターゲットにすることが可能である。ダンス，表出的執筆，演劇などの芸術活動への参加促進は，加齢の有害な効果を低減し，自己概念を向上させる可能性がある。

参考文献

Ano GG, Vasconcelles EB: Religious coping and psychological adjustment to stress: a meta-analysis. J Clin Psychol 61(4):461–480, 2005 15503316

Baltes PB, Staudinger UM: Wisdom: a metaheuristic (pragmatic) to orchestrate mind and virtue toward excellence. Am Psychol 55(1):122–136, 2000 11392856

Bangen KJ, Meeks TW, Jeste DV: Defining and assessing wisdom: a review of the literature. Am J Geriatr Psychiatry 21(12):1254–1266, 2013 23597933

Barnason S, Zimmerman L, Nieveen J, et al: Impact of a home communication intervention for coronary artery bypass graft patients with ischemic heart failure on selfefficacy, coronary disease risk factor modification, and functioning. Heart Lung 32(3):147–158, 2003 12827099

Bogg T, Roberts BW: Conscientiousness and health-related behaviors: a meta-analysis of the leading behavioral contributors to mortality. Psychol Bull 130(6):887–919, 2004 15535742

Chapman BP, Hampson S, Clarkin J: Personality-informed interventions for healthy aging: conclusions from a National Institute on Aging work group. Dev Psychol 50(5):1426–1441, 2014 23978300

Coon DW, Thompson L, Steffen A, et al: Anger and depression management: psychoeducational skill training interventions for women caregivers of a relative with dementia. Gerontologist 43(5):678–689, 2003 14570964

Davis MA: Understanding the relationship between mood and creativity: a meta-analysis. Organ Behav Hum Decis Process 108:25–38, 2009

Depp CA, Martin AS, Jeste DV: Successful aging: implications for psychiatry. Focus 11:3–14, 2013

Duangdao KM, Roesch SC: Coping with diabetes in adulthood: a meta-analysis. J Behav Med 31(4):291–300, 2008 18493847

Fetzer I: Multidimensional measurement of Religiousness/Spirituality for Use in Health Research: A Report of the Fetzer Institute/National Institute on Aging Working Group. Kalamazoo, MI, John E Fetzer Institute, 2003

Fortinsky RH, Kercher K, Burant CJ: Measurement and correlates of family caregiver selfefficacy for managing dementia. Aging Ment Health 6(2):153–160, 2002 12028884

Gable SL, Haidt J: What (and why) is Positive Psychology? Rev Gen Psychol 9:103–110, 2005

Giltay EJ, Zitman FG, Kromhout D: Dispositional optimism and the risk of depressive symptoms during 15 years of follow-up: the Zutphen Elderly Study. J Affect Disord 91(1):45–52, 2006 16443281

Hackney CH, Sanders GS: Religiosity and mental health: a meta-analysis of recent studies. J Sci Study Relig 42:43–55, 2003

Haboush A, Floyd M, Caron J, et al: Ballroom dance lessons for geriatric depression: an exploratory study. The Arts in Psychotherapy 33(2):89–97, 2006

Harmell AL, Chattillion EA, Roepke SK, Mausbach BT: A review of the psychobiology of dementia caregiving: a focus on resilience factors. Current Psychiatry Reports 13(3):219–224, 2011 21312008

Hill PC, Pargament KI: Advances in the conceptualization and measurement of religion and spirituality: implications for physical and mental health research. Am Psychol 58(1):64–74, 2003 12674819

Jeste DV, Harris JC: Wisdom—a neuroscience perspective. JAMA 304(14):1602–1603, 2010 20940386

Kim ES, Park N, Peterson C: Dispositional optimism protects older adults from stroke: the Health and Retirement Study. Stroke 42(10):2855–2859, 2011 21778446

Koenig HG, King DE, Carson VB: Handbook of Religion and Health, 2nd Edition. New York, Oxford University Press, 2012

Krasner MS, Epstein RM, Beckman H, et al: Association of an educational program in mindful communication with burnout, empathy, and attitudes among primary care physicians. JAMA 302(12):1284–1293, 2009 19773563

Lazarus RS, Folkman S: Stress, Appraisal, and Coping. New York, Springer, 1984

Mausbach BT, von Känel R, Roepke SK, et al: Self-efficacy buffers the relationship between dementia caregiving stress and circulating concentrations of the proinflammatory cytokine interleukin-6. Am J Geriatr Psychiatry 19(1):64–71, 2011 20808097

Meeks TW, Jeste DV: Neurobiology of wisdom: a literature overview. Arch Gen Psychiatry 66(4):355–365, 2009 19349305

Noice T, Noice H, Kramer AF: Participatory arts for older adults: a review of benefits and challenges. Gerontologist 54(5):741–753, 2014 24336875

Piedmont RL, Mapa AT, Williams JE: A factor analysis of the Fetzer/NIA Brief Multidimensional Measure of Religiousness/Spirituality (MMRS). Research in the Social Scientific Study of Religion 17:177, 2006

Plomin R, Scheier MF, Bergeman CS, et al: Optimism, pessimism and mental health: a twin/adoption analysis. Pers Individ Dif 13:921–930, 1992

Powell LH, Shahabi L, Thoresen CE: Religion and spirituality: linkages to physical health. Am Psychol 58(1):36–52, 2003 12674817

Rasmussen HN, Scheier MF, Greenhouse JB: Optimism and physical health: a metaanalytic review. Ann Behav Med 37(3):239–256, 2009 19711142

Roberts BW, Lejuez C, Krueger RF, et al: What is conscientiousness and how can it be assessed? Dev Psychol 50(5):1315–1330, 2014 23276130

Roepke SK, Grant I: Toward a more complete understanding of the effects of personal mastery on cardiometabolic health. Health Psychol 30(5):615–632, 2011 21534674

Roesch SC, Adams L, Hines A, et al: Coping with prostate cancer: a meta-analytic review. J Behav Med 28(3):281–293, 2005 16015462

Sawatzky R, Ratner PA, Chiu L: A meta-analysis of the relationship between spirituality and quality of life. Soc Indic Res 72:153–188, 2005

Schwarzer R, Jerusalem M: Generalized self-efficacy scale. Measures in health psychology: a user's portfolio. Causal and Control Beliefs 1:35–37, 1995

Scott G, Leritz LE, Mumford MD: The effectiveness of creativity training: a quantitative review. Creat Res J 16:361–388, 2004

Seeman TE, Dubin LF, Seeman M: Religiosity/spirituality and health: a critical review of the evidence for biological pathways. Am Psychol 58(1):53–63, 2003 12674818

Vahia IV, Chattillion E, Kavirajan H, Depp CA: Psychological protective factors across the lifespan: implications for psychiatry. Psychiatr Clin North Am 34(1):231–248, 2011a 21333850

Vahia IV, Depp CA, Palmer BW, et al: Correlates of spirituality in older women. Aging Ment Health 15(1):97–102, 2011b 20924814

推薦相互参照

楽観性に関しては，第 13 章（ポジティブ精神医学の生物学）で，自己効力感に関しては，第 11 章（予防的介入）で，コーピングに関しては，第 3 章（レジリエンスと心的外傷後成長）で，スピリチュアリティに関しては，第 10 章（補完的および代替的，統合的な医学的介入）と第 13 章（ポジティブ精神医学の生物学）で論じられている。

推薦文献

Depp CA, Martin AS, Jeste DV: Successful aging: implications for psychiatry. Focus 11:3–14, 2013

Harmell AL, Chattillion EA, Roepke SK, Mausbach BT: A review of the psychobiology of dementia caregiving: a focus on resilience factors. Curr Psychiatry Rep 13(3):219–224, 2011 21312008

Jeste DV, Palmer BW: A call for a new positive psychiatry of ageing. Br J Psychiatry 202:81–83, 2013 23377203

Snyder CR, Lopez SJ (eds): Handbook of Positive Psychology. New York, Oxford University Press, 2002

Stein Institute for Research on Aging Web site. Available at: aging@ucsd.edu.

Vahia IV, Chattillion E, Kavirajan H, Depp CA: Psychological protective factors across the lifespan: implications for psychiatry. Psychiatr Clin North Am 34(1):231–248, 2011 21333850

第3章

レジリエンスと心的外傷後成長

神さま。私をあなたの平和の道具として用いてください。

憎しみのあるところに愛の種を蒔き，

傷つけられたところに赦しの種を蒔き，

疑いのあるところに信頼の種を蒔き，

諦めのあるところに希望の種を蒔き，

悲しみのあるところに喜びの種を蒔くものとしてください。

主よ。慰めを求めるものではなく，慰めを与えるものとしてください。

「聖フランシスコの平和の祈り」（Father Esther Becquerel による，1912）

George E. Vaillant, M.D.

　人間の人生には，二種類の非連続性がある。第一の非連続性は悲劇的なものであり，未来を約束されていた若者が突然に身体的機能不全になったり，愛する母親がすでに衰弱したたった一人の子どもを白血病で失ったりすることである。この第一種の非連続性についてはすでに知られていること以上に学ぶべきことはほとんどない。私たちはみんな，ハンプティ・ダンプティの歌のように，取り返しのつかないことが起きるかもしれないこと，そして，それを元に戻す方法がないことを知っている。第二の非連続性からは，私たちが学ぶべきものがある。トラウマを経験した退役軍人も愛されて創造的な成功をおさめることができ，それまでの生涯にまったくチャンスのなかった子どもたちも非常に良い心身状態に実際になることができる。一度壊れてしまった「ハンプティ・ダンプティ」が10年あるいは40年後には元に戻ることから多くのことを学ぶことができる。

　不利な状況とトラウマから回復することの中核にあるのが，レジリエンスという概念である。レジリエンスは，より意味がとりやすいがあまり馴染んでもらえない「非脆弱性」という用語よりも好まれている。「非脆弱性」という言葉では，レジリエントな若者が結果的に生き残り回復することがまったく伝わらないのである。実

際に，子ども発達の偉大な縦断研究の一つ（Werner & Smith, 1982）の知的な生みの母である Emmy Werner は，修理されたハンプティ・ダンプティを「脆弱だが頑強」と呼んできた。レジリエンスを上回って共感を呼ぶ別の言葉が**心的外傷後成長（posttraumatic growth）**である。この言葉は心の錬金術を意味しており，この本の内容により関連している。心的外傷後成長の概念は，ポジティブ心理学の原理の延長線にあり，－5 を 0 に戻すためではなく，－5 を＋5 に回復するために努めることである。

　残念ながら，人間の苦悩を癒すという素晴らしい探求において，精神科医と心理学者のどちらも，このようなポジティブな変容（transformation）を可能にすることにはほとんど興味を持ってこなかった。実際に，精神医学と心理学のどちらの領域でも，伝統的な興味の焦点は病理を治療する方向に向けられてきたのであり，正常さを支えるという方向には向けられてこなかったのである。しかし，この 15 年間に，精神科医とは対照的に，心理学者は，健全な理論と実証研究に基づいた**ポジティブ心理学**を発展させることに大変な労力を払ってきた。その最終目標は，ポジティブな精神的健康を実現することであり，単に，精神的な疾病状態を軽減することではない（Seligman, 2002）。ポジティブ心理学のきわめて重要な考え方は実証的エビデンスを重視するという点にある。そのめざすところは，Abraham Maslow の「人間性」と，Esalen の「自己変容」，Norman Vincent Peale の「ポジティブ志向の力」のようなぼんやりした世界を，エビデンスに基づいたポジティブな変容に置き換えることにある。この章で紹介するエビデンスに基づいた内容の多くは，ポジティブ心理学者によるものと，ハーバード成人発達研究（Vaillant, 2002）によるものである。これから紹介する研究は，ハーバード大学医学部の卒業生集団，ボストン中心部のスラム出身という不利な立場の青年集団，Lewis Terman によるカリフォルニアの恵まれた女性集団の研究という三つの 70 年の追跡調査を集約したものに基づいている。

レジリエンスとポジティブな変容

　レジリエンスとポジティブな変容を実現する方法には，大きく三分類がある。第一は，個人が適切な他者からの援助を引き出すという方法で，社会，医療，コミュニティからの支援を手に入れることである（第 4 章「ポジティブ社会精神医学」参照）。第二は，良くない環境のなかでベストを尽くすという意図的に用いられる意識的方略によるもので（Lazarus & Folkman, 1984），臨床領域での認知行動療法か

第 3 章　レジリエンスと心的外傷後成長　│　61

表 3-1　レジリエンスの潜在的な諸要因・源泉

レジリエンスの外的・認知的要因
　社会的サポート
　　支援的な共同体・コミュニティ
　　幼児期の暖かい環境
　社会生物学的な運の良さ
　　（社会的遺伝的な）リスク要因がないこと
　　歴史的時期やタイミング，歴史の流れ
　　社会的魅力
　　知的能力
　認知的（意識的）戦略
　　帰属スタイル
　　認知療法
ポジティブ心理学的特性：内的側面
　独立した特性
　　幼少期の気質
　　情動知能
　　生涯を通じた正常な発達を辿ること（0 歳から 80 歳）
　　年齢に応じた選択的記憶
　ポジティブ心理療法によって促進される個別の特性
　　ポジティブ情動
　　共感的で非自発的コーピング

ら海軍の艦艇損傷コントロールのリハーサルまで活用範囲が幅広い。第三の分類は，主観的苦痛を低下させるように内的現実と外的現実を歪めたり修正する非自発的な心的メカニズムである。ケア提供者にとって，レジリエンスのための最も決定的な内的な源泉は，ポジティブ情動と非自発的な心的コーピングメカニズムである。これらのレジリエンスとポジティブな変容の内的および外的な源泉（要因）について表 3-1 にまとめた。

用語の定義

　言葉の意味や使われ方の問題のために，ポジティブ心理学的な特性がどのような現象に関連するかを明確に記述したり議論することは簡単ではない。レジリエンスという言葉もさまざまな意味で使われており，ほんの少しの重なりがあるに過ぎないことがある。しかし，ポジティブ心理学またポジティブ精神医学の文脈のなかで

は，この言葉は，「折れないで曲がる」力であり，さらに，「一度曲がっても元に戻る」力でもあるという二つの意味を持つ。この文脈の観点から，WernerとSmith,(1982) は，レジリエンスを「人間という有機体が持つ正しい方向を向くという傾向」という短く有益な定義をしている。この意味のレジリエンスは，**ホメオスタシス**という生理学概念と似たところがある。一方，単に「元に戻る」という以上の現象がポジティブな変容であり，この意味をより表現する言葉が「**心的外傷後成長**」とされてきた。喩えて言えば，靴を失くしてしまったことで，足の裏が固くなり魚の目ができなくなるということである。

レジリエンスの源泉

　知性や運動能力といった他の構成概念と同じように，レジリエンスも多次元的な概念である。知的であったり運動に優れていたりすることにいろいろな手段があるように，レジリエントであるためにもいろいろな方法がある。表3-1には，よく挙げられているレジリエンスをもたらす14の要因を示した。もっとも，これらの要因の作用は相互に完全に独立したものではない。この章の焦点は，表3-1に示したうちの最後の二つの要因にある。すなわち，ポジティブ情動（Vaillant, 2008）と非自発的コーピングメカニズムである（Vaillant, 1993）。（ここで私が**メカニズム**というメタファーを使うのは意味的便宜のためと理解していただきたい。**スタイル**や**特性**という言葉も同じように用いることができるかもしれない。言語上の意味としては，脳も心もメカニズム＝機械仕掛けではない）。

　研究者のなかには，レジリエンスを，単に，リスク要因が相対的に少なく防御要因が相対的に多いという収支表とみなしている人たちもいる（Werner & Smith, 1982）。そのモデルでは，環境的な問題を多く持っていると（たとえば，新生児合併症，アルコール依存の母親，および質の悪い学校），だれもよい結果を得ることがないことになる。しかしRutter（1986）も述べているように，劣悪な環境要因が，パーソナリティの「構造」に必ず長期にわたる損傷を与える実証的な根拠はほとんどない。私自身の研究（Vaillant, 2012）も，Rutterの知見を確認しており，その結果は，人生を間違った方向に追い込む力ではなく，人生を正しい方向に進める力こそが，その将来を作っていくことを示している。確かに，アルコール依存症および重症の遺伝性精神疾患は，正しい方向に向かう力を上回る可能性もある。知能に恵まれ，暖かい家庭で育ち，ハーバードで教育を受け，素晴らしい健康状態であった男性を想像してほしい。それにもかかわらず，彼は生涯の大部分を一人暮しで過

ごし，ある時はフロリダのキー・ウェスト島のホームレスであった。彼は，妻子と不仲になり，ステーションワゴンの後部で犬と寝ていたのである。どうしてそうなったのだろう。彼は，生涯を通じて傷つきやすいと感じ，アルコール依存および双極性障害をしだいに発症したために，レジリエントではなく人生に押しつぶされるようになっていったのである。

レジリエンスは，時には，まるでルーベ・ゴールドバーグの漫画やドクター・スースの絵本，あるいはカオス理論によって作られた，悪い偶然の仕掛けの結果のように見える。そこでは，良いことが悪い結果をもたらし，間違ったことが良い成果につながる。蹄鉄を打つ釘がなかったために戦争が起きず，飛行機が飛ばなかったために命拾いをすることもある。また，幸運を経験することがその人の人生を悪くしてしまうこともあるのである。しかし，ルイ・パスツールの有名な「幸運は準備している人をひいきにする」という言い方をまねて，レジリエンスや心的外傷後成長が生み出されることを考えると，「幸運は対人的な温かさと成熟した自我をひいきする」のであり，この章の流れのなかで表現すれば，幸運は，ポジティブ情動と非自発的コーピングメカニズムをひいきにするのである。

この章では，私は，Masten と Garmezy（1985）がまとめたように，ストレスへの抵抗性の防御要因の三つの大きな分類を初期に欠いていた人たちを考えていきたい。三つの分類とは，①自尊感情とポジティブな向社会性，②家族の凝集性，③社会的スキルを支える外的な支援システムの利用可能性，である。しかし，これらに欠けた人たちも，後に成功し愛され生産的になった。どうしてそうなったのだろう。Rutter が言うように，レジリエンスはリスク要因と防御要因の単なる足し算ではないからである。レジリエンスは，表3-1 にまとめられた内的な特性を反映しているのである。

1）レジリエンスの外的・認知的特性

表3-1 には，レジリエンスに関連する 8 つの外的および認知的源泉（要因）も示されている。したがって，レジリエンスを，これらの適切で自発的なコーピング方略を用いる能力と考えることもできる。この観点では，レジリエンスは，知性，臨機応変性，計画性，社会的サポートや教育の応用以上のものではないことになる。しかしながら，ハーバード成人発達研究で示されたのは，ほとんど教育を受けていないスラムの男性のなかに，平均 IQ が 150 あるハーバード卒のエリートよりも成果をあげている人たちがいることである。このスラムの男性たちは，いったいどこからレジリエンスを得たのだろう。

64 | 第1部　ポジティブな心理社会的要因

　このような例外を説明するために，認知心理学者は，レジリエンスにおける帰属スタイルの重要性を指摘してきた。この文脈では，帰属とは，自分に降りかかった良い出来事や悪い出来事について，個人が自分の責任と外的な責任とをどのように見積もるかということである（**ローカス・オブ・コントロール**の概念も似たようなものである）。数学の試験でAを取ったとき，その人物は，良い成績を何かの間違いだと感じるだろうか。さらに極端に，そのAを生涯に二度と起こらない一度限りのことだと感じるだろうか。それとも，数学でAを取れたのは自分に力があるからと考えて，国語でも同じようによい点が取れるだろうと信じ，自分は今後も数学では結構よい点を取れるだろうと信じるだろうか。糖尿病を抱える人のレジリエントな帰属スタイルは，「私は糖尿病という名前の病気（全般的ではなく限定した問題）を持つ正常な人間であり，毎日インシュリンを自己接種して（コントロール可能性）治療をする力（責任能力）を持っている」と**考える**ことだろう。レジリエントでない脆弱な帰属スタイルであれば，「私は，希望のない糖尿病患者で（全般的な欠陥），癒やすことができない苦悩を抱えていて（無力感），将来インポテンスになり視力を失うことになるだろう（絶望感）」と考えることになる。

2）レジリエンスの内的焦点のポジティブな特性

　ポジティブ心理学は，単に多くのリスク要因のなかで生き残るということではなく，ポジティブな変容およびウェルビーイングを実現することに，より関心を持っている。脆弱な孤児が避難キャンプで生き延びるということだけでは十分ではないのであり，その子どもたちが，走ったり笑ったりすることを学び，喜びを感じる必要があるのだ。実際に，トラウマとなる出来事に出会った人々のごく一部が長期にわたる精神医学的障害につながるに過ぎないのである。もっとも，Linley & Joseph（2004）は，トラウマを経験した集団での心的外傷後成長の出現率は，やや少なめ（30%〜40%）からかなり多く（60%〜80%）まで幅があると推定している。

　レジリエンスにおいて，**中核的な心理的特性**（Inward-focused psychological traits：小児期の気質，情動知能，典型的な発達段階を辿ること，ポジティブな情動，非自発的コーピングメカニズム）が重要であることは，次に示すハーバード成人発達研究の参加者のバッチ（この研究のなかで最も不利な家族のもとで成長した）の例によって示される。バッチのIQはわずか60だったが，このハンディキャップを克服するためには，自分の禁欲的態度（自己抑制，勤勉，もしくは熱心），**適応的な非自発的コーピングメカニズム**，恨みではなく感謝を感じる**ポジティブ情動**を用いるバッチの特別な能力がとくに有効だったのである。

3）臨床例

バッチに与えられた人生には，ほとんどレジリエンスの外的要因はなかった。バッチの両親は生涯を通じて生活保護を受けており，「とんでもなくひどい」3 階建ての木造アパートに住んでいた。母親の父は文字の読み書きができず，近所の人たちはその一族全員を知的障害者とみなしていた。母親自身もアルコール乱用と乱暴，殴打の被害を受けていた。警察の報告書では，彼女の家は不潔な床の汚い家と記録されている。バッチの父親もまたアルコール依存であり歩くことが困難なひどい障害を持っていた。彼には，少なくとも一回の自殺未遂があり，子どもへのネグレクトと養育放棄のために何度も法廷喚問を受けていた。彼は家にいるときには，バッチと同じベッドを使っていた。

バッチは 6 歳から 10 歳の間に三度の頭蓋骨骨折を受けている。精神科医は彼の身体的外見を「乱雑で不潔な身なりで猫背」と描き，彼は「明らかに非常に愚鈍」で発話障害があると記録した。17 歳のとき，彼はまだ 7 年生であり，8 歳の読み能力しかなかった。身体的健康状態では，バッチには口蓋裂があり，左目が泳いでおり，くる病であった。18 歳までに，彼はすべての歯を喪失した。バッチはまったく運動能力を示せなかった。この障害のために，アメリカ陸軍に入隊できたものの営巣に一カ月間隔離されていただけだった。陸軍における彼の精神医学的分類は「精神薄弱」であった。

この恐怖のパンドラの箱に入ったものを何とかするために，バッチは「希望」が見当たらないなかで，あるときには**グリット**と呼ばれ，あるときには**忍耐力**と呼ばれることがある，**自己抑制**（American Psychiatric Association 1994）という非自発的適応メカニズムを見つけたのである。彼が 14 歳のとき，「ゆっくり歩くことに満足しているかなり落ち着いた人間」であるという，人生を救うバッチの価値を，精神科医は十分に理解することができなかった。何度も失敗するという負の強化にもかかわらず，彼は 18 歳まで学校で頑張り抜いた（**希望**というポジティブな情動）。おそらくこのこともまた書き留める価値があるが，この期間中，読む能力の進歩はなく，学校では 4 学年遅れており，特別学級に入れられていたが，それにもかかわらず，彼は図書館から精密なジグソーパズルを借り出し労力をかけてそれを作り上げていた。

25 歳で結婚（**親密性**の発達課題）するまでの間をみると，10 代にバッチが現実に達成したことは教会とボーイズクラブに通っていたことだけで，成人してからは運送会社で毎日働いていたことだった。そこから 35 年の間，彼はクリーブランドの同じ運送会社で働き続けた（**経歴の形成**という発達課題）。彼は荷物置き場の廃棄物担当というやや給料のよい仕事を割り当てられていることに誇りを持ち喜んでいた（**ポジティブ情動**）。彼は子ども時代をずっと生活保護で過ごしてきたが，50 歳になるころに，1 時間あたりほぼ 40 ドル（2007 年相当）を稼いでいることに誇りを持っていた。冬には家族をフロリダに，夏にはメイン州

にキャンプに連れていくことができた。自分が育ったみすぼらしい家と比べると，やはりみすぼらしいアパートだったが，よく手入れされた住居を修理してきれいに塗装したことに誇りを持っていた。47 歳のときには，同じ会社に 25 年間務めただけではなく，親しい友人との関係も続いていた（**ポジティブ情動**）。一番古い友人は少年時代にさかのぼり，彼はその友人の子どもの代父（godfather）となった。自分が父親から受けたかった保護を埋め合せるべく，彼はボーイスカウトのボランティアとして熱心に働いた（**利他性**という非自発的コーピングスタイル）。彼の息子の一人はボーイスカウトで名誉あるイーグルスカウトに選ばれ，これは彼のさらなる誇りとなった。バッチは夜に働いていたので，息子たちが学校に行っている間に睡眠をとり，家に帰ってきたときには一緒に遊ぶことができた（**次世代育成**という発達課題）。50 歳になってインタビューを受けたとき，彼は息子たちにちゃんと宿題が終わったかを注意していた。彼は，子どもたちを学校に通わせるために授業料を払い，息子たちは高校を卒業して技術職に就いた。

　バッチが 50 歳のときに，子どものときの知能テストを知らないインタビュアーは，彼について以下のようにまとめている。バッチとその妻はきわめて率直にこの研究に興味を持ち，彼らの質問は，成人発達を研究することの機微と意義を非常についたものであった。同様に，二人ともあまり説明しなくても質問の意図を把握することができ，できる限り正直に回答した（**情動知能**）。バッチは，非常に生産的で熱心であり，子ども時代を生き残ってきた。学校からも，運からも，実質的な支援を受けずに，世界と人々への好奇心と人間的な反応を持続してきた。自分自身を尊厳をもって自己紹介でき，どこでも大変な苦労をしてきたにもかかわらず，自分の教育や話し方について言い訳はしなかった（**情動知能**）。彼とその妻は，その家族や地域社会に惜しみなく手を差し伸べることができ，そのことを喜んでいるようだった。

　バッチは，バラ色の眼鏡をかけていたわけでも，否認をしていたのでもない。その代わりに，堅実に抑制をマスターして（**非自発的コーピング**），単に人生の逆境のなかでも希望の光を見失わなかっただけである。年齢を重ねると，バッチのコーピングスタイルには，昔のことを実際よりも少し良いものとして思い出すこと（**選択的記憶**）も含まれるようになったが，このことは彼の感謝心（**ポジティブ情動**）にも貢献することになった。彼は，働かなければならなかったことやお金をすべて母親に渡さなければいけなかったことを忘れたわけではなかったが，ときには子ども時代に戻りたいと思うこともあると話した。学校の勉強が非常に大変だったことや，特別の会話クラスに出席させられたことも思い出したが，学校は毎日そこで学ぶところであり好きだったと振り返った。バッチは，自分の嫌な気持ちはだれにも話さないようにしてきた。そして，日がたつにつれて，イライラを発散することもなくなった。バッチは，自分が始めたことをやめることは決してなかった。

バッチの妻は，夫よりも，明らかに知的で優れており，彼は彼女が世話をしてくれているという事実を嫌がるどころか感謝していた。妻について，彼は「彼女はすばらしい女性で，彼女以上の人には出会ったことがない」，そして，「彼女は私の世話をしてくれ，私がしてほしいと言ったことは何でもしてくれる」と述べている。彼は，また親族とも親しい関係にあった。バッチは，その親族の長老になったのである（**意味の維持者**という発達課題）。研究のインタビュー中に，妹がボストンから長距離電話をかけてきて，その弟のために援助を頼んできた。彼は，同級生ほどは知能テストができなかったかもしれないが，相対的にやや知的レベルの低い親族のうちにあって，いつもさまざまな難問を解決する有能な人間だった。

話が逸れるが，表 3-1 には含まれていない，精神分析の言い方で「愛される能力」と呼ばれるあまり一般的ではない概念があるが，バッチは，その最も重要な内的心理特性のモデルだった。

ポジティブ情動

歴史的発展

人間の経験における情動の重要さは昔から認識されていたが，そこでは，情動は価値があるものではなく弱点と考えられることが多かった。理性が重視される啓蒙時代になると，ますます情動は完全に無視することが最もふさわしいものと，考えられるようになった。啓蒙時代以降，情動——特にポジティブ情動——は，研究者にとって正当に評価することが難しいものとなった。科学的心理学の基礎を作り，長期に影響力のあった 19 世紀の二つの教科書で，Wilhelm Wundt と William James は，ややつまらないものという扱いで，情動に一章だけを割り当てている。現代物理学が量子力学を発見した時期に，生物学は人間の情動生活についてはほとんど何も知識がなかったのである。1933 年には，ミズーリ大学の心理学部の創始者であり，マックス・プランクの理論物理学の元研修生の Max Meyer（1933）は次のように予言していた。「すでに記述するべきすべてについて科学用語があるのに，情動などという不必要な用語を科学に導入する必要があるのだろうか。……1950 年には，アメリカの心理学者は，意志や情動といった言葉を昔の興味と考えて笑っていることだろう（p.300）」。Meyer の予想通り，原子爆弾の発明の 10 年後に，きわめて優秀で最も合理的な心理学者の Burrhus F. Skinner（1953）は次のように軽蔑的に宣言している。「"情動"は，私たちが行動に帰属することが多い架空の原因の良い例である（p.160）」。

19世紀の終わりには，無意識からくる情動のゆがみが精神病理につながるという，Sigmund Freud の考え方によって，情動は再び医療の注目対象となった。しかし，そこから100年の間，その焦点はネガティブ情動だけに限定されていた。たとえば，21世紀の Comprehensive Textbook of Psychiatry（Sadock et al., 2005）を見てみると，うつや不安という用語には何千もの索引，**恐怖，恥，怒り，憎悪，や罪悪感**にも何百という索引がつけられているが，**希望**には5つ，**喜び**は1つの索引だけで，**畏敬，愛，慈悲，赦し，信仰，や感謝**という言葉は索引に存在していない。

2）大脳皮質ポジティブ情動　対　辺縁系ポジティブ情動

20項目の Positive and Negative Affect Schedule（PANAS）は，ポジティブ情動の科学的測定方法として現在も最もよく用いられている。次に示すように，PANAS で用いられている用語はきわめて認知的なもの（辺縁系的ではなく皮質的）である。

活気のある，	注意を惹かれた，	驚かされた
落ち着いた，	歓喜した，	元気づけられる
しあわせな，	喜んだ，	興奮した
誇りのある，	熱心な，	自信のある
生き生きした，	興味のある，	集中した
目覚めた，	エネルギーに満ちた	

上のリストは，啓蒙時代の知的わく組に拘束されておらず，したがって，辺縁系の現実に自由に踏み込むことができた人物によって作られたものとは明らかに対照的である。以下の「精神の果実」のリストは，一世紀の福音書記者によってまとめられたものである（**ガラテア人への手紙**5章22-23節）。

愛，	善意，	喜び
信仰，	平和，	親切
柔和，	希望，	満足

また，次のリストは，「しあわせの秘密」と呼ばれるもので，非常に利発な8歳の少女がお葬式から家に帰る途中にまとめたものである。

愛,	分け合うこと,	親切
助ける,	こころ,	友だち
一緒にする,	感じる,	許す
与える,	描く	

（お母さんに尋ねられて，少女は，**描く**とは「他の人の心のなかで何が起こっているのか」と答えた。つまり，共感性であった）

　人間の情動についての啓蒙時代以降の私たちの最近の理解がどのような傾向にあるかの例として，1940年に出版された20巻もの**オックスフォード英語辞書**には，（上の8歳児の語彙にもないが）共感性という言葉が見当たらないこと，そして，小児自閉症という現象は，ジョン・ホプキンスの小児精神科医のLeo Kannerが彼自身の子どもに発見した1943年までは気づかれていなかったことを思い起こしたい。今日，共感性の先天的な欠落と愛着困難は，人口のおおよそ1％とされる小児自閉症に存在しており，有能な小児科医ならだれでも識別することができる。

　1945～50年になって，精神分析家で生態学者でもあったJohn Bowlbyがはじめて，孤児が食べ物と同じようにスキンシップも必要としていることを医師たちに確信させ，人間は，欲望や空腹が満たされること（強化）ではなく，接触やアイコンタクト，そして愛着を通じて愛情を学習することを精神科医たちに知らしめた。事実，性的な意味を持たない愛情（つまり愛着）は，Harry Harlowによるリスザルの実証的発見が行われた1950年代後半になるまでは，心理学者にとって現実味のある生物学的現実とはならなかったのである。

ポジティブ情動とネガティブ情動の適応的役割

　愛，希望，喜び，赦し，慈愛，信仰（皮質的な宗教イデオロギーではなく，辺縁系の基本的信頼という意味の），畏敬，および感謝は，この章で強調してきた最も重要なポジティブな情動である。私は，ここでは，これら以外の4つのポジティブな情動（興奮，安堵，陽気，および達成感）を省いた。なぜなら，これらの情動では，私たちが砂漠の島に一人でいても感じることができるからである。まったく対照的に，ここで選んだ8つのポジティブ情動には対人的つながりが含まれている。これらどれも自分自身に関するものではない。そして，すべてが，臨床家の治療的なレパートリーの一部であるべきものである。臨床家は，これらを「聞く」こと，共感すること，そしてそれらを強化することを学ぶ必要がある。

70 | 第1部　ポジティブな心理社会的要因

　恐怖，悲嘆，欲望，および怒りのようなネガティブ情動もまた生まれつきのものであり，非常に重要なものである。ネガティブ情動はしばしば生き残るためにきわめて重要であるが，それはその瞬間に限られる。ポジティブ情動はより広がりを持つもので，私たちが成長する助けとなる（Fredrickson, 2001）。ポジティブ情動は，寛容さを広げ，道徳的規準を拡張し，創造性を高める。そして，生き延びていくことに貢献する。ネガティブ情動が注意を狭めて木を見て森を見ない状態を引き起こすのに対して，特に喜びのようなポジティブな情動はより柔軟で創造的，かつ効率的な思考パターンを引き出すことが，厳密な実験研究によって確かめられている（Isen et al., 1991）。

　自律神経系に対するポジティブ情動の効果は，ハーバード大学医学部教授のHerbert Benson（1996）が普及させた瞑想によるリラクセーションの効果と共通している。ネガティブ情動の「闘うか−逃げるか」反応が交感神経系を介して代謝と心臓血管機能の覚醒を引き起こすのとは対照的に，ポジティブ情動は副交感神経系を介して基礎代謝，血圧，心拍，呼吸数，および筋緊張を低下させる。

　苦痛がポジティブ情動へと変換することを説明するために，高まるポジティブ情動が持つ力の実証的な例を次に考えてみよう。現在もウェブ上で実施されている24種類のポジティブな品性の“強み”の調査のなかで，二人の著名な心理学者Christopher Peterson と Martin Seligman が2001年9月11日のテロリストの攻撃が与えた影響について報告している。彼らは，9月11日の世界貿易センター爆破後2カ月間のウェブ回答490名の自己報告による品性の強みと，その事件前の2カ月間のウェブ回答529名の品性の強みを比較した（Peterson & Seligman, 2003）。その結果，慎重さ，好奇心，勇気，自己制御，知恵などの認知的強みの特徴は大きく変化しなかったが，本来より情動的な特徴を持つ6つの強みはすべてが強まり，しかも大きく変化していた。その6つの強みとは，感謝，希望，親切，愛，精神性，そしてチームワークである。

ポジティブ情動に対する歴史的抵抗

　精神医学は，ネガティブ情動には関心を持っていたが，ポジティブ情動を受け入れることは，心理学以上に困難であった。学術論文や著作では，ポジティブ情動を用いることは「政治的に正しくない（politically incorrect）」こととされてきた。たとえば，精神力動的な訓練を受けたカウンセラーは，アルコホーリクス・アノニマス（AA）の11段階の祈り「信仰，希望，愛」（この章の初めに示した聖フラン

シスコの平和の祈り），AA の感動的なスローガン「感謝の心を育てる」と「自分ができるまでマネをする」などは，AA がポジティブ情動を用いることが精神療法よりも効果的だという科学的エビデンスがあると考えるまで，カウンセラーにとって唾棄すべきものとされてきた（Vaillant, 2005）。

　Freud は医療の全体像のなかに情動を信用できるものとして定着させたが，愛情を知的に表現して**リビドー**と呼んで性的欲望と混同した。そして，その著作集 24巻のなかでは「喜び」についてまったく触れていない。また，恋愛感情を遠ざけるために，精神分析はいまだにアイコンタクトなしで実施されることが多い。3 つのポジティブな感情（満足，興奮，および喜び）を**快楽 pleasure** と一括りにしてしまうことで，Freud は，私たちが情動について納得できる理論を作り上げる力を弱体化してしまったのである。Freud への手紙のなかで，小説家の Romain Rolland は，喜びに結びついた「世界のうちにある感覚（海洋感）」は神への認知的な信念ではなく，主要な情動だと示唆している（Jones, 1995, p. 87）。プリンストン大学の優秀な心理学者 Sylvan Tomkins（1962）は，力動的心理学全体，とりわけ Freud は，「恐怖と怒りの感情の複雑な影響と，セックスと空腹という視床下部の欲動に，自分自身を限定する」傾向にあったことを指摘した（p. 396）。Tomkins は，心理学者に，また，私たち全員に，我々が愛と喜びを理解し，それがどうなるのかを理解しない限り，人間存在を理解することができないことを思い起こさせる必要があった。Tomkins は，喜びはしばしば，はじめは苦痛を生み出し続いて苦痛を軽減した人たちと私たちを結びつけると示唆している。確かに，別れることに苦痛がなければ，再会する喜びはない。不満足の苦痛がなければ，赦すことの喜びもない。したがって，希望，愛，赦し，そして思いやりは，すべて苦しみにつながっているからこそ，喜びなのである。人生には時にひどい事が起きるものだが，ポジティブな情動はそのことを**否認する**わけではない。Tomkins はさらに，Freud 学派の理論に「母と子の間の初期の交流が発達で圧倒的に作用することを隠す（実際はピューリタン的と言える）価値判断である。……これにより，人間という存在の永続的にポジティブで普遍的な価値を私たちは見逃してしまう。それは，依存性それ自体へのピューリタン的な偏見であり，また，自立が完全な相互関係を通じて成し遂げられるという関係性に対する無神経さを示している。」という内容が含まれていると示唆している（Tomkins, 1962, p. 421）。

　とりまとめると，少なくとも研究者にとって，愛と喜びは厄介な課題である。一方では，これらは，私たちが弱い存在であり，コントロールできていないことを感じさせる。他方，フロイト（Freud）とマルクスとは，二人とも，愛と喜びという

スピリチュアルで人間的な共同体に備わる心を温める過程が共同体を形成する主要な源泉であること，愛と喜びは親密さを維持するが，快楽は喜びと同じではないということを理解することができなかった。たとえば，喜びはセックスの代用品になることはないが，セックスは喜びの代用品にされることが非常に多い。より重要なことだが，関係性のなかでだけ私たちはふざけあうことができる点で，喜びと快楽は違っている。私たちは，自分が選べばいつでも自慰行為ができる。

社会的構成概念と対人関係構成概念の相互作用

　コーチ，カウンセラー，および臨床家の仕事は，ポジティブ情動をポリアンナ否認（ポジティブな側面だけに注目して現実から逃れること）として却下するのではなく，患者が悲嘆と怒りを経験し包み込めるように手助けするのと同じように，患者が愛と喜びを経験し"包み込む containing"難しさに取り組んでいるときに，患者を"抱きかかえる hold"ことである。言い換えれば，社会的サポートがレジリエンスにとって重要である場合，その効果は複雑に関連し合っている。第一に，社会的サポートが存在しているだけではなく，存在していることが認識され内在化されなくてはならない。社会的経験は，自分に何が起こったのか，というだけではなく，起こったことに対して自分が何をするかでもある。フットボールの優れたランニングバックのスキルが，利用可能なブロッカーを見つけることであるように，レジリエンスの能力の一つは，その人の対人環境のなかでポジティブ情動を見つけてそれを活性化することにある。しかもレジリエンスは，多くの場合，失望した人たちのなかに，良い家族メンバー，教師，もしくは隣人を見出すだけではなく，その人たちと結びつく能力である。そうした結びつきは相互性を含んでいる。ハワイのカウアイ島の貧しい脆弱な子どもたちがどのように立派な成人になるのかという追跡研究から，Emmy Werner が強調したのは，周囲からポジティブな対応をよく引き起こすことができ，割り付けられた養父母にそのことを示すことができる"かわいく面倒をみたい"と思わせる子どもであることの重要性である（Werner & Smith, 1982）。そのような幸運は気質の一致，ないしは Thomas と Chess（1984）が"相性の良さ"と呼んだものに近い。しかし，悲劇的に描かれる女優のマリリン・モンローの人生のように，かわいく面倒をみたいと思わせるだけでは十分ではない。与えられた愛情を自分のものにできなくてはならないからである。

　ミシガン大学そしてノースカロライナ大学で，Barbara Fredrickson と彼女の共同研究者は，ポジティブ情動，およびそれが迷走神経（副交感神経）の状態と対人

関係に及ぼす影響が，生物学的健康と精神的健康のどちらにも決定的な役割を果たしていることを示す重要な研究を行った。自分たち自身の研究と他の研究を引用して，彼女らは，「情動的で中立的である対照条件の人たちと比べると，無作為にポジティブ情動を経験するように割り付けられた人たちは，積極的な社会参加，社会的関与，……自己開示，対人信頼および思いやりをより強く示す」ことを明らかにした（Kok et al., 2013, p. 1124）。

ハーバード成人発達研究では，仲間の選択の幸運さが，男性のレジリエンスの決定的要因となったことが多かった。それは，その時点まで愛情を求めて成功した経験があまりなくても，彼らが「それを代謝した」（つまり，愛情を自分自身のものにできた）場合にだけである。針金とテリー布から作られた無生物の母親とともに育ったサルの追跡研究から Harry Harlow が示したように，社会的サポートなしでは成熟することはできない。また，自閉症と統合失調症の研究が示すように，提供されている愛を自分のものとすることがなければ，成熟することはできない。私は，利用可能な社会的支援のなかから，何が良くて自分を養うものなのかを見つける能力は，認知的帰属と楽観的評価スタイルの辺縁系反応だろうと推測している。もちろん，社会的サポートを自分のものとするプロセスは，はるかに微妙である。臨床家は人々に**考え方**を教えることができる。コップ半分がカラなのではなく，コップ半分も水が入っていることを，つまり，ポジティブな帰属を持つように教えることができる。しかし，人々に，溢れ出た愛情を脅威ではなく贈り物として取り扱う力を教えるのは，もっと難しい作業なのである。

愛されるという経験を，危険としてでなく，また権利としてでもなく，贈り物と考え扱うためには，現在自分を愛してくれている人物を確かめて受け止めることができ，また，過去に自分を愛してくれた人たちを思い出すことができるように支援することが必要なのである。ロックフェラーもしくはロスチャイルドの信託基金のことを，やっかいなお荷物と思う人がいるのと同じように，人によっては愛情によってパニックになることがある。

確かに，愛情，希望，および信仰もしくは信頼は，密接に絡み合っている。どのようにすれば，離婚や試験の失敗のさなかにいる子どもが，また，難民キャンプで弱っている子どもが，以前はより良い状況だったことを思い出すことができるだろう。また，どのようにすれば，これらの子どもたちが，"この状況もやがて終わるはずだ"という信念を持ち続けることができるだろう。希望と信仰（宗教的イデオロギーではなく基本的信頼）は，結局のところ，非常に簡単な言葉だが，これらこそがレジリエンスの必須の側面をカバーしているのである。神話のなかでパンドラ

74 | 第1部 ポジティブな心理社会的要因

が箱を開けた日から，希望が，レジリエンスの依って立つ精神的な慰めとなっているのは，単なる偶然の出来事ではない。ポジティブ情動を引き出し支援することは，どのような精神療法においても主要な役割を果たしている。

非自発的コーピングメカニズム

　手に負えないストレスに直面したとき，人間は，押しつぶされるのを避けるために 3 種類のまったく違った方法を用いてコーピングすることができる。すなわち，①その問題の解決を自発的で意識的に行うことができるように，前もって練習した認知的なコーピング方略を適用すること（たとえば，出血している腕に止血帯を巻く），② 支援を受けるために社会的サポートを利用すること（たとえば，救急処置室に行く），そして，③非自発的生物学的メカニズムを適用すること（たとえば，血が自分で凝固する），である。非自発的心的メカニズムは，非自発的な身体反応と同じように，ストレスを軽減するために，脳が内的・外的な現実を変化させることに対応している。このプロセスは，別の言葉で言えば，**ホメオスタシス**といえる。ただし，ホメオスタシスという言葉では，心的外傷後成長のすべての成果を示しているわけではない。たとえば，マザー・テレサは，悲惨な幼年期や自身の信仰への内的疑念の苦しみがあったことで，心的外傷後成長を利他的に活用し，単なるボランティアを超えて他者を支援することによって，ノーベル賞を受賞するに至った。

　このような非自発的な行動は，それを見た人には，病理的だとか，そこまでではなくてもとか，奇妙だと思われるかもしれない（ビーチで一日を過ごしているほとんどの人の頭のなかには，ハンセン病患者と付き合うという考えはないだろう）。しかし，このような非自発的行動が，しばしば創造的で，健康的で，安らぎに満ち，共感的で，人の命を救うものとなるのである。ただし，それは個人の苦痛を和らげはするが，非自発的な心的メカニズムのある種のものでは自己免疫疾患に似ていて，通常非適応的である。それには，依存症者の強迫的解離（compulsive dissociation），パラノイアで頑固な人の投影，および支援を拒否し怒って不満を訴えている人の身体化がある。これに対し，内的現実と外的現実を歪める可能性がある他の非自発的な心的メカニズムは，共感的で適応的である。交響曲第 9 番に，シラーの「歓喜の歌」を入れた，うつ状態のベートーベンの昇華，バッチの抑制と禁欲主義，そして，みじめな少年期に流行した漫画のユーモア（たとえば，マリリン・モンローとチャールズ・チャップリン），外傷性の過去を持つ男性であったエイブラハム・リンカーンとネルソン・マンデラは，ユーモアを使って世界を変えていっ

第3章　レジリエンスと心的外傷後成長 | 75

た。彼らは，驚くべき外傷性成長の例である。

1) 適応的 vs 非適応的な非自発的メカニズム

　私は，三つの異なる70年間にわたる人生の追跡研究を用いてきた。その三つとは，Lewis Terman の才能ある女性研究（Holahan & Sears, 1995），Glueck の非行のないスラム男性研究（Glueck & Glueck, 1968），および，ハーバード成人発達研究（Vaillant, 1977）の大学出身の男性である。これらのデータから，適応的で共感的な非自発的メカニズムを，非適応的で自己陶酔のメカニズムから区分しようとしたのである。先行研究で一致した定義を使用して，私は，まず理論から選択し，その後に実証的な研究をもとに選択することで（Vaillant, 1977），三つすべてのコホート集団で適応的であることが示された5種類のメカニズムを選び出した。それは，ユーモア，利他主義，昇華，予期，および，抑制である。昔ながらの精神力動用語の**適応的防衛**およびその同義語の**健全な否認**と**ポジティブ幻想**には二つの言外の意味がある。第一は，変容（鉛を金に換えること）であり，第二は，平凡（悪い状況での最良を実現する）である。このような心理的癒し反応が，奇跡的に見えるのか，それとも単に繕っただけの仕事に見えるのかは，その視点によって違ってくる。たとえば，最適な創傷治癒は，血液を凝固させる線維芽細胞の移動と（多すぎることも少なすぎることもない）血清中の血小板，トロンボプラスチン，因子VII，その他の成分の絶妙な非自発的協演の特別な結果なのだろうか，それとも傷跡を残すだけの生存メカニズムに**すぎない**ものなのだろうか。これらの適応的もしくは健全なメカニズムでは，思考と感情，主観と客観，良心と現実を心の中に維持しつつ，意識していなくても，同時に精神的葛藤を緩和させる協演状態を含んでいる。

　非自発的コーピングメカニズムは，情動，思考，もしくは行動のモードに影響を与え，また，無意識的である。このメカニズムは，心的危険もしくは葛藤，内的もしくは外的環境の予想外の変化，もしくは認知的不協和の知覚に対する反応として生じる（American Psychiatric Association, 1994）。これらは，和らげないと抑うつもしくは不安を引き起こす可能性がある。そこで，そのメカニズムによって，**主体**（自己），**客体**（他者），**思考**もしくは情動のいずれか，あるいはすべての知覚を変容させることができ，現実，情動と欲望，良心，そして人々との関係の急激な変化への気づきと反応とを弱める。これらは，愛する人の死など，生活における急激な変化があったときに，情動を耐えられる限度内に保ったり，思春期に高まる性意識と攻撃性という生物学的動機の突然の高まりを逸らしたり否認したりすることができる。また，すぐには統合できない自己イメージの変化を獲得するための時間を

与えることができる。このような変化の例としては，思春期，やむを得ない切断手術，昇進などもあげられる。さらにこのメカニズムは，避けられない良心の危機（たとえば，特別養護老人ホームに親を入れるといった）を和らげることもできる。最後に，防衛とは，生きているか亡くなっているかにかかわらず，自分と重要な人物との未解決の葛藤を弱めることができる。

　生理的ホメオスタシスと同じように，非自発的コーピングメカニズムは，通常，意識外で展開する。催眠と同様に，このメカニズムを使用することは，認知機能の他の側面を損なうものとなり得る。

　数十年の縦断的観察を通じて得られた行動的な事例によって，ハーバード成人発達研究では，精神分析の研究では実施できてこなかった，科学的防御装置である適応的な非自発的メカニズムと非適応的なメカニズムを対比させた信頼性の高い評価法を実施することができた。縦断的に調査したスラムの男性や，ターマンの女性，ハーバード大卒男性の非自発的コーピングメカニズムを比較することで（Vaillant, 1993），いくつかの驚くべき結論が得られた。まず，コーピングメカニズムの相対的な適応性は，社会階級，知能指数，性別，もしくは教育の結果ではなかった。たとえば，最も適応的なコーピングメカニズムを示していた70名のスラム街の男性は，最悪のコーピングメカニズムの73名の男性の集団と，ほぼ同じ程度で，低い社会階級分類の生活保護家庭の出身だった。それが，中年になると，最も適応的なコーピングメカニズムの男性では，わずか1%だけがその分類にとどまっていたのに対して，最悪の防衛の男性集団では21%がそのままの分類にとどまっていた。つまり，適応的コーピングメカニズムを用いることは，貧困から脱出するのに何かしら役に立つものだったのである。

2）意識的 vs 無意識的コーピング

　非自発的心的メカニズムは，"意識" vs "無意識"，巧妙 vs 奇妙，コーピング vs "防衛的"行動といった全体的な問題を提起する。Freud は，"防衛"とラベルすることになった現象を最初に見つけたときに，彼自身は，目的を持っているように見え，解釈の対象にもなる行動が無意識に行われていることに疑問を感じていた。この論争は続いていくのだろうが，次の例によってその論点が少し明確になればと思う。

　ハーバード成人発達研究に私が参加して30年後に，参加者の一人の内科医が，自分の地下室で細胞培養するという自分の趣味について生き生きとまた熱心に話してきた。さらに興味と熱意を示しながら，彼は培養組織の細胞の一つは，彼の母親の足の病変から取って来たものだと私に語った。医師であれば彼の趣味を何とも思

わないかもしれないが，部外者には，地下室で自分の母親の足の病変を育てているのは奇妙に見えるだろう。（おそらく恐怖というネガティブ情動を変容することで）部屋に笑いが広がる前に，私は彼の趣味について読者にもう少し説明しなくてはならない。彼の話の最後に，もっとも重要な真実として，その内科医は自分の母親が3週間前に亡くなったばかりだと打ち明けたのである。以前の縦断研究データから彼の母親への愛着が非常に強かったことを知っていた私は，彼に自分の悲嘆へのコーピング方法を尋ねた。彼の意識的説明では，利他主義を活用しているということだった。彼は自分の時間を父を慰めるために過ごしているというのである。しかし，外に現れた行動としては，彼は，通常，実際の人間に向けられるような熱意を持って組織を培養するようになり，そして，最愛の人の最近の死については，通常の培養組織に向けられるような淡白さで説明していた。言い換えれば，成長した子どもの本当の愛情は，彼の亡き母親から置き換えられて培養組織に再愛着していて，それは置き換えのコーピングメカニズムの例といえる。そして私が彼の奇妙な趣味を聞かされた25年後には，彼はそのことをまったく覚えていなかったのである。

　非自発的コーピングメカニズムは，現実を単に無視したり抑圧したりすることとはかけ離れたものである。それらは，統合された力動的な心理過程を反映している。組織の損傷への非自発的な反応（赤み，熱，痛み，および腫れ）という類似した生理的反応と同様に，それらは，欠損した状態もしくは学習された意図的適応というよりも，健康的で，しばしば高度に調和したストレス反応を反映している。このように，非自発的コーピングメカニズムは，ポリオの生物学的麻痺もしくはフットボールのハーフバックが意図的に行うフェイクの動作のどちらよりも，オポッサムが非自発的にしかし巧妙に死んだふりをする振る舞いと共通点があると言える。

3）病理 vs 適応としての非自発的コーピングメカニズム

　Sigmund Freud の**アブヴェーア**つまり「防衛」の当初の概念における暗黙の前提は，ストレスに対する患者の特定の無意識の反応が精神病理を作りあげるというものである。しかしながら，今では医師が咳を病気とは分類せず，呼吸器閉塞に対応するための適応的な非自発的メカニズムとしているように，臨床家は，非自発的適応メカニズムを否認と解釈するべきものとしてではなく，ときには促進するべき健康的な反応と考えることを学ぶ必要がある。第九交響曲に喜びの歌を入れるというベートーベンの衝動的かかわりは，おそらく世界のすべての認知療法よりも彼にとって優れた効果を果たしたのである。

　非自発的コーピングメカニズムは，葛藤を否定したりガス抜きをしたりするため

に，そしてストレスを“抑制”あるいは最小化するのに効果的であるが，このメカニズムは，その使用者の精神医学的診断の重症度によって大きく異なり，情動と同じように，自己中心から他者への共感まで連続的な広がりを持っている。否定的な情動のすべてが自己に関するものであり，肯定的な情動がすべて他者に関するものであるように，ほとんどの適応的なメカニズム（ユーモア，昇華，抑制，予期，利他主義）は比較的無私であり，不安や抑うつを軽減するのに同じように有効だとしても，ほとんどの不適応的なメカニズム（投影，空想，解離，受動的攻撃性，心気症，および行動化）は自己愛的で他人をイライラさせるものとなる。

4）概念の限界

　適応的な非自発的コーピングメカニズムという概念には，現実的な課題があることを述べておく必要がある。このメカニズムに関する定義は，大まかで，重複しており，曖昧である。また，いろいろな人がそれぞれの呼び方をしている。Gordon Allport が，30,000 のラベルを発見したパーソナリティ特性の研究のように，コーピングメカニズム（あるいは“防衛”もしくは“ポジティブ幻想”もしくは“ハーディネス”とも呼べるだろう）の研究も，安定した命名法を欠いているのである。Beutel（1988）による総説には，防衛に関して 17 の精神分析指向のカタログ作成者で用いられている 37 種類のラベルがあげられている。もっと悪いことに，Beutel のリストにある 37 種類の防衛のうち一定の意見の一致が得られているのは，わずか 5 種類だけだった。1986 年には，サンフランシスコ市の 50 マイル以内に，6 つの競合する重複のない命名法が，非自発的コーピングメカニズムのために用いられていた。それぞれの命名法が，高名なストレス研究者によって用いられていたのである。

　また，非自発的コーピングメカニズムは，ネガティブ情動のように，危機によって駆動された動的過程として定式化することができる。他方，コーピングメカニズムは，ポジティブ情動のように，安定した性格特性とみることもできる。雪は，一生に一度の“危機”なのだろうか，それとも冬の安定した特性なのだろうか。明らかに，雪は多くの場合，どちらか一方であるが，もう一方であることもあり，どちらでもあることもある。コーピングメカニズムは，時には，状況に特化したものであり，時には一般的なものでもある。多くの場合，（投影を使用する）パラノイアの人たちは自己中心的で不快であるが，第二次大戦の英国空襲作戦時には，すばらしい飛行機監視人となったこともあるのである。

　コーピングメカニズムは，その始まりから実験心理学の問題として提起されてき

た。これは，第一に，臨床家は，ポジティブ情動を受け入れるのと同じくらい，適応的な非自発的コーピングメカニズムを受け入れるのに困難を感じるからである。このどちらも，臨床家が支配下に置いておきたいという願望を台なしにするからである。

　第二に，脳の疾患の症状と無意識のコーピングプロセスの間に明確な線引きをして区別することはできない。たとえば，ときには，ある人の強迫症状は，選択的セロトニン再取り込み阻害薬によって軽減される遺伝的要因によっている。ときには，強迫観念は，知性化，置き換え，および反動形成を介して葛藤を解決するための努力でもある。そしてときには，その両方である。さらに，非自発的コーピングと結びついた行動は，葛藤以外の原因からも生じる可能性がある。たとえば，利他的行動は，意識的な感謝と共感の結果として生じることもあれば，葛藤の結果として生じることもある。

5) 非自発的コーピングメカニズムについての追加のコメント

　この40年間に，いくつかの実証的研究から，Freud の防衛メカニズムを，（たとえば，投影［パラノイア］から置き換え［恐怖症］，昇華［芸術］，というように）精神病理学の相対的な分類体系に位置づける可能性が示されてきた。また，防衛メカニズムを人格発達の連続体に沿って位置づける可能性も示唆されてきた（Vaillant, 1977）。たとえば，数十年の経過をへて，性的虐待を受けた子どものコーピングスタイルが，**行動化**（反抗的で無規律な性行動に陥る）から**反動形成**（セックスは悪で独身を良しとする修道院に入る），さらには**利他性**（成熟した中年修道女として，妊娠した十代の母親のカウンセリングを実践する）へと成熟する可能性があるのである。

　日常生活でよく見かけるのは，思春期，未熟な成人，そしてパーソナリティ障害を持つ人たちにみられる比較的非適応的な非自発的行動である。それは責任を外部に押し付け，支援を拒否する結果につながることがある。そのようなコーピングスタイルは自己愛的である。そして，一時的な状態ではなく特性とされることが多く，精神的健康と負の相関関係にある。それは人間関係における感情的な要素を著しく歪める。投影，癇癪，そして支援を拒否して不平を訴えるなどの非自発的スタイルを用いることは，それを用いる人間よりも，周囲の人に直接的な苦悩をもたらす。

　このような非適応的なコーピングメカニズムは，言語的解釈にはほとんど反応しない。それらは，多くの場合，支持的な仲間の集団による直面化によって，改められる可能性がある。このような非適応的なスタイルはまた，心理的なホメオスタシ

80 | 第1部　ポジティブな心理社会的要因

スを改善することによって，たとえば共感的な社会的サポートによってその人の脆
弱性や孤立感を弱めたり，休息と食事によって疲れや空腹を和らげたり，飲酒をや
めたりすることで，改められる可能性もある。

　最も一般的で中間的なコーピングスタイルは，"神経症的"あるいは"日常の精
神病理"と呼ばれることがあり，それには**抑圧**（意識的情動に関連する考えを削除
する，たとえば，歯科の予約を忘れる），**知性化**（意識的な考えから情動を除去す
る，たとえば，医師が患者の腹部を情動を伴わずに切開する），および**置き換え**（よ
り中立的な対象物に情動を移し替える）などのメカニズムが含まれる。適応的では
ない防衛と対照的に，"神経症"の防衛は，臨床的には恐怖症，強迫行動，強迫観念，
身体化，および記憶喪失として顕在化する。このような防衛を用いる人たちは心理
的な支援を求めていることが多く，このような行動は言語的解釈によって変化させ
やすい。また，このようなスタイルは，通常，周囲にいる人たちよりも，自分自身
により強い苦悩をもたらす。

　共感的で適応的な成熟した非自発的コーピングスタイルでも，強い情動，良心，
関係性，および現実のストレスに対する気づきと情動反応の両方を歪曲し変化させ
ることはあるが，これらの課題を粛々とかつ柔軟に実行する。たとえば，傍観者に
とっては，実際には，孤独で怒れるうつ状態のベートーベンがシラーの"喜びの歌"
を音楽に取り入れること（すなわち，昇華）は，極端な否認の反映とみることもで
きるが，この行為は，経済的成功につながり，内的な満足をもたらし，おそらくこ
の作曲家の生命を救ったのである。

　適応的もしくは成熟した防衛（**利他性，昇華，抑圧，ユーモア，予期**）は，精神
的に健康な人たちに共通して見られるもので，思春期から中年に個人が成熟するに
したがって，より顕著になる（Vaillant, 1977）。ポジティブ心理学の概念を用いて
言えば，健康が，主観的幸福感，心理社会的成熟，職業的成功，裕福さと人間関係
の安定性，あるいは精神病理の不在によって評価されるときには必ず，成熟した防
衛と精神的健康は関連している（Vaillant, 1993）。脳に損傷を持つ個人（たとえば，
アルコール依存，統合失調症の再発，多発性硬化症）は，適応的な防衛ではなく，
より多くの非適応的メカニズム，とくに投影を用いる。

例示

　ポジティブ心理学の枠で考えると，観察者には，非適応的な防衛が不道徳と見え
るように，適応的な防衛は単なる道徳のように見える。投影による偏見と行動化に

第3章　レジリエンスと心的外傷後成長 | 81

よる癇癪は, 他の人には罪のように見える。対照的に, 行うべきことを行うこと (利他性) や, "役に立たないものから素晴らしいものを作り出すこと" (昇華), 将来に向けて計画すること (予期), 物事をあまり深刻に取りすぎない能力 (ユーモア), そして感情の表現を控えめにすること (抑制) は, ポジティブ心理学が関わっていくべき内容そのものである。そこで, これらの非自発的だが適応的なメカニズムの例を一つひとつ紹介する。

利他性

　まず, **利他性**の例を紹介しよう。私の妻は, 妊娠5カ月の時に, ハーバード成人発達研究のスラム街のサンプルのなかの一組のカップルにインタビューをした。この研究では, 研究協力の報酬を支払っていなかった。このカップルの人生の最大の苦悩は, Rh血液型の不適合のために6人の子どもを亡くしたことであった。私の妻が帰ろうとしたとき, 悲嘆と羨望を感じていると思われた子どものいないこの女性が, とても素晴らしい手製の赤ん坊用のセーターを私の妻にくれた。その瞬間, その部屋にいるすべての人の人生に豊かさが与えられた。

昇華

臨床例

　ハーバード成人発達研究の参加者のベン・ブライトは, ベートーベンと同様に, 昇華の典型例である。彼の母親の弟は2年間刑務所で過ごしたことがあり, 彼の父は窃盗とアルコール乱用の両方のために逮捕された経歴があった。幼い時期をベンは暖房のないアパートで育ち, 9年生を繰り返すことになった。25歳のときには, 彼はタブロイド紙と漫画だけを読んでおり, インタビューの面接者によれば, 足し算も掛け算もできなかった。31歳のときには, 最低賃金よりわずかに上のトラック運転手の助手として働いていた。

　ポジティブな側面について言えば, ベンは全員が非常に近くに住んでいる3世代家族に属していた。ベンの母親は非常によい家政婦であり, 中年になった父親は勤勉で飲酒せず厳格な人間になっていた。7人の子どものうちで, ベンは母親のお気に入りだった。14歳のベンについて, 彼女は「彼はまったく遊んでいません。彼は学校に行き, 学校の後で働いています。夏休みの期間には一日中働いています。」と述べている。おそらく少しカルヴァン的な勤勉さがあり, しかしIQが79であることで, 彼はかなり頑張らなくてはならなかった。インタビュアーが, ベンの説明に使用した形容詞は, 「外向的, 冒険的, 情緒的に安定し, 注意深く, 現実的で, 攻撃的」だった。ベンは, 彼の両親をポジティブな光のなかで見て, 「きっ

ちりと優しく」という規律を身につけた（Vaillant, 1993）。

　若い頃には，警察官になることがベンの夢であったが，彼は試験に合格することができなかった。そのかわり，彼はサンノゼ市のレクリエーション部門で働き始め，非常に早くにスーパーバイザーに昇進した。当時，ベンは，「非常に精悍な外見の男性，筋肉質の良い体形で，年齢よりもかなり若く見え，とても率直で正直に話し，アイコンタクトも良く，活力レベルが高く，彼の気持ちについても気軽に質問に回答する。」「彼は，スポーツをしたり，子どもたちと働いたりすることがとても楽しいと話した。彼には，落ち着きがあり，自信と率直さがある。」とインタビュアーには見えた。

　公園の仕事では，ベンは時々怒ることがあったが，手を出すような喧嘩になることはなかった。ベンは，自分の攻撃衝動を昇華したのである。彼は自分の怒りを，問題を起こすためではなく，問題を解決するために用いた。インタビュアーは，彼の戦いのほとんどは「自分の施設やスタッフを彼が守ろうとすることから来るようだ」と記録している。スラムの生活では，他人の抵抗は強引に克服されなければならないこともあったが，それは価値ある結果のためであった。彼は，熱心なコーチに競技場のエチケットを守らせるために自己主張を使っていたが，お金がなかった時には，怠惰な都市福祉のお役人から，彼の息子の口唇裂の修復手術費を獲得するためにも用いられた。家族内の対立は，ダイニングルームの食卓を囲む，チームのような「知的な」家族の全体集会によって，対立をなくし根に持つことがないように解決された。

　60歳になるまでに，ベンは何度も昇進し，(2010年のドルで) 年間10万ドルを受け取っていた。その学習困難のために，彼はまだ妻に自分の書類を作成してもらう必要があったが，彼はインタビュアーに，「みんな，私がおおざっぱで正直だから私を好きなんだ」と自慢した。また，興味深いことに，ベンの二人の息子は警官になった。

　昇華の別の例は，ハーバード成人発達研究に参加した大学の教授たちの研究のものである。ハーバード大学の成績や知的適性テストからみると，スタンフォード大学やハーバード大学での華麗な教育のキャリアを持つ教授の集団は，平凡な大学で楽しくもなく教えている同じ研究の対照集団以上に才能に恵まれているというわけではなかった。むしろ，大学のコホートのあまり成功していない教授たちは，強迫的に置き換えや隔離を用いているために，認知的な学問的興味への感情と情熱を失ってしまっていることが非常に多かった。対照的に，成功した教授集団は，教育と出版だけでなく，生活のあらゆる側面で，考えが情動の色彩に彩られていることに満足していた（Vaillant, 1977）。彼らは全員，**昇華**の得点が高かった。

予期

予期は，心を和らげる"リスト"を作る感情の認知的隔離および知性化の使用とは，重要な点で異なっている。予期は，認知的計画づくりという単なる観念的仕事以上のものを含んでいる。予期には，将来についての思考と情動の両方が含まれる。たとえば，チャールズ・リンドバーグやチャック・イェーガーの伝説的な飛行を考えてみよう。彼らは，1回に少しずつ毒を摂取したミトリダートと同じように不安を扱うことによって，素晴らしい飛行経験を冷静に生き残っていったのである。危険を過小評価することは致命的だった。しかし，危険を誇張して考えることは情動的に無力になってしまう。そこでスカーレット・オハラ流の「明日考えることにする」という哲学とは対照的に，この二人の飛行士は，事前にいろいろ考え，リストを作り，準備したのである。そして，彼らは，できるだけの準備はしたときちんと考えることで，リラックスすることができた。抑制や利他性と同じように，予期も，処方する内容は実に簡単だが，実行するのは非常に困難である。

ユーモア

ユーモアが人生を楽にすることは誰もが知っている。Freud は次のように述べている（Freud, 1905/1960）。「ユーモアは，防衛プロセスの最高のものとみなすことができる」が，それはユーモアが，「抑圧が行っているように苦痛な感情に耐えているという観念的内容を意識的注意から取り除くことを拒絶し，防衛の自動的働きを乗り越えていくからである（p. 233）」。ユーモアを使うと，本人が不快に感じず，他人にも不愉快な影響を与えないで，情動を表現することができる。ユーモアは，予期や抑制と同じように，意識されるべき賢明なコーピング方略であるが，また定義上は，いつも人を驚かせるものである。他の成熟した防衛と同様に，ユーモアには，トランプで家を組み立てるような繊細さを必要とし，タイミングがすべてである。急速眼球運動（レム）睡眠中の夢の安全性と同様に，ユーモアの安全性は，脱力反応によって決まる。人はすべてを見てたくさん感じているが，行動はしない。非自発的コーピングは全般にそうだが，ユーモアも説明することは困難である。ユーモアは実在するものだが，虹のように，掴もうとするといつもすり抜けていく。

非自発的コーピング概念への専門家の抵抗

はじめてハーバード成人発達研究に関わるようになったとき，私はストレスに対して適応的なコーピングを習得することは，男性の長寿に一定の役割を持って

いると確信した。すなわち，適応的なコーピングを用いている50歳の男性は，他の人よりもいつもずっと良い“気持ち”でいた。今，ハーバード調査対象の男性は90歳になり，私は適応的防衛が，現実そのものを変えるのではなく現実の知覚だけを変容することを発見した。つまり，適応的な防衛は，30年後の社会的サポートと主観的な身体的障害の欠如を劇的に予測したが，独立した医師の評価では，適応的で共感的なコーピング防衛は，（客観的な）身体的健康を予測していなかった（Vaillant, 2012）。

1970年代のはじめにすでに精神分析によって広められた非自発的な防衛（コーピング）メカニズムは，実証的な精神病理学者にはあまりにも形而上学的なものと見られていた。私を含めて何人かの精神分析家が，DSM-Ⅲの実証性を重視する編集者から挑戦を受けたが，我々が彼らの定義に同意できなかったために，防衛メカニズムは，DSM-Ⅲ（American Psychiatric Association, 1980）から除外された。何年かして，学際的な交渉の結果として，非自発的なコーピングメカニズムは，DSM-Ⅲ-R（American Psychiatric Association, 1987）の用語解説に含まれることになり，さらに何年後かに，精神分析家を含む社会科学者が一致した定義に至ったことで，防衛は，DSM-IV のオプショナルな軸として，臨床的スキーマに含まれることになった。

だが，議論はそれでは終わらなかった。非自発的コーピングメカニズムは，DSM-5（American Psychiatric Association, 2013）で再び削除されたのである。DSM-5 のタスクフォースに助言するように招かれた一臨床医の言葉によれば，「私は，“防衛メカニズム”の軸を，すでに DSM-IV にある現象学的基準の次元に追加することを提案した。……それはパーソナリティ障害についての別の見方でもあった。……私の提案へのタスクフォースからの返答は，高圧的で慇懃無礼なものだった。」（Berkson, 2009）

Freud の防衛と DSM-IV のコーピングメカニズムは，Skinner が情動を“フィクション”として捨て去ることができるという態度を取り続けたのと同じように，フィクションと見なされるべきなのだろうか。あるいは，ベートーベンの創造的な否認，ブッチの非自発的なグリット，そして“地下室で自分の母親を培養した医師”のコーピング行動を真剣に取り上げるべきなのだろうか。陪審員はまだ最終判断を下してはいない。

もともと私は，バークレーの Norma Haan（1977）の仕事の上に，防衛の操作的に定義し，その予測的妥当性を示そうとしてきた（Vaillant, 1977, 1993）。それ以降，非自発的コーピングメカニズムを研究するための実験的研究法は改善されて

きた（Cramer, 1991 ; Horowitz, 1988 ; Perry et al., 2009; Vaillant, 1992）。しかし，Phoebe Cramer（1991）が，防衛反応を整理し定量化した研究の総説で示唆しているように，防衛について，心理測定量の信頼性の伝統的基準を満たすアセスメント法はまだ開発されていない。それでも，天文学者たちが，他の惑星の軌道の規則的な歪みの観察から，望遠鏡によって視覚的に確認するより何年も前に，海王星の存在を実証に基づいて確信していたことを心に留めておきたい。いかに巧妙に再命名もしくは評価をしたとしても，非自発的コーピングは，物理学の過程の概念（たとえば，前進運動と速度）と同様，心的過程に関する価値判断を反映している。速度，前進運動，および防衛の三つはすべて，観察者の観点によるものであり，質量もしくは機能的磁気共鳴イメージング（fMRI）の画像のような静的性質ではなく，むしろ過程を含むものである。そして，人間が自分の人生を時間と空間から理解したいときに，過程の概念は価値のある判断なのである。

おわりに

　葛藤のない状況では，当然，予期，利他主義，および抑制という推定された“メカニズム”は，かなり意識的で自発的なもののように見える。しかし，非常に感情的に高まった状況では，これらのメカニズムの非自発的な活用は変容的と見ることができる。ロベン島で警備員にユーモアたっぷりの態度を取ったネルソン・マンデラのような，もしくは意図的にストイックな態度を取ったバッチのような態度を試してみよう。このような変容的行動は，良い助言と自助的な認知戦略の結果というよりも，微妙な精神的バランスを取る行為として成熟とともに現れてくることが多い。しかし，そうした適応的な“否認”を解釈したり邪魔したりせずに，それを許可し，それどころか育成したりすることは，良いセラピスト，友人，もしくは親にとってきわめて重要なことなのである。これ以外の人間でも，単に正しい認知的助言をするのではなく，脆弱性のある人が安全のなかで何か新しいことを試す機会を提供することによって支援することができる。非適応的コーピングメカニズムを思い切って適応的なものに置き換えられるように“抱えること holding”は，ミュージカルのレミゼラブルのなかでジャベール警部が，憤慨してセーヌ川に飛び込んで自殺するよりも，自分の人生を救ってくれたジャン・バルジャンに感謝するという弱さに耐えるようにすることに近いのである。

要約

16世紀の床屋出身の外科医 Ambroise Paré の有名な言葉に「私は傷に包帯をし，神が癒したもう」がある。たしかに，当時の創傷治癒では，通常の外からの治療行為はむしろ悪化させるものであった。第二次世界大戦中の，おそらく最も重要な外科医学上の発見は，体液の電解質バランスを維持し，それによって創傷治癒のための自己治癒力を促進するというものだった。本章で，私は，ポジティブなウェルビーイング（Werner & Smith, 1982）への道を開く "人間という有機体の自己立ち直り傾向" を説明してきた。やや極端かもしれないが，エビデンスに基づく実例として，私たちの，アルコール依存の再発を防ぐことのアルコール・アノニマス活動の有効性と，集団療法，精神薬理学的治療，および精神療法の効果の比較を紹介する。1日に何百ドルも費用がかかるカリフォルニア州の保養所のエサレンでは，ニューエイジの専門家が「セルフヘルプ」を指導している。しかし，このセルフヘルプがアルコール依存の再発を防止するという根拠はない。同様に，初期の熱狂にもかかわらず，長期的には，ジスルフィラム，アカンプロセート，およびLSD〈AA（アルコール・アノニマス）の創始者の Bill W. によるが〉のような "魔法の弾丸" にも，再発を防止し続けるというエビデンスはない。悲しみと怒りというネガティブ情動の場所に誇りを与え，アルコール依存者の否認を打ち破るために "自我防衛" を解釈する力動的精神療法にも，同様に再発防止効果はなかった。認知行動療法では "適正なマネジメント moderation management" という見果てぬ夢を達成する努力をしてきたが，長期的なフォローアップでは，再発防止のための効果は AA よりも低いことが，認知行動療法の最も熟練した実践家によるエビデンスに基づいた科学が示している（Miller et al., 1992）。

これと対照的に，再発防止と心的外傷後成長を促進するための AA の有効性には，実証的な根拠がある。AA では，（平均19年の）安定した寛解状態のアルコール依存者が "感謝の態度" をもって20回以上 AA の会合に出席していたが，対照の集団は生涯にわたって再発を繰り返していた（Vaillant, 2005）。AA は，アルコール依存者の "自己立ち直り傾向" を強調する。AA が抑制を許容していることを考えてみよう。それは，人気はあるが，長期的には再発を促進する適切なマネジメントにむけた願いではなく，禁酒なのである（Vaillant, 1995）。（本章のはじめに示した）AA の11番目のステップの祈りのポジティブ情動，および AA の12番目のステップの "まだアルコール依存で苦しんでいること" によって引き起こされる感謝，愛，そして喜びについて考えてみてほしい。fMRI による研究によって，オピオイドと

第3章　レジリエンスと心的外傷後成長 | 87

同じように，喜びと愛とは側坐核を賦活することが示されている。力動的精神療法とは対照的に，AA は，そのメンバーに解釈なしで好きなだけ利他性を発揮することを許容する。その集会でいつも見られる生き生きとした自発的なユーモアについて考えてほしい。外部の人間は，それを，心の中で"否認"と叫ぶかもしれない。セラピスト，家族，そして患者は全員が，統合医療，精神薬物療法，そして認知療法と精神力動的精神療法の外的な治癒力に価値を置き続ける必要があるだろう。同時に，彼らはまた，クライアント，親族，そして自分自身の内的な自己治癒力を育てていかなくてはならないのである。

臨床上のキーポイント

- レジリエンスの重要な内的源泉は，ポジティブ情動と非自発的心理的コーピングメカニズムである。端的に言えば，ポジティブ情動の基盤は，愛を与え愛を受け取る能力である。そして一言にまとめると，非自発的コーピングの基盤は，心の治癒力，もしくは比喩的に表現すれば，つまらないものから素晴らしい成果を得る非自発的な心的能力である。

- 40 年を費やした発達研究を振り返って，私は，間違った方向に向かわせるものではなく，正しい方向に向かわせるものこそが，私たちの未来を形作るものだと実感している。この結論は，レジリエンスに関する Michael Rutter 卿自身の仕事の結論と一致している（Rutter, 1986）。

- コーチ，カウンセラー，および臨床家の仕事は，ポリアンナの否認だとして，ポジティブ情動を捨て去ることではなく，患者が悲嘆と憤りを経験し包み込んでいるときに支援するのと同じように，患者が，愛情，信頼，感謝，そして喜びを経験し抱えるという脆弱性と取り組んでいる間，患者を"抱きかかえる"ことなのである。

- 難解な精神分析の論文以外では馴染みのない考えであるが，愛される能力は，すべての内的心理的特性の中で最も重要なものである。この特性のためにブッチは，愛を見つけるのに 25 年かかったとしても，典型的な子どもになったのである。

- 内科医が，咳やくしゃみをもはや病理的なものと分類せず，呼吸器系の障害物にコーピングするための適応的で非自発的メカニズムとするように，臨床家も，非自発的適応メカニズムが，解釈されるべき否認ではなく，促進され

88 | 第1部 ポジティブな心理社会的要因

るべき健康的反応であると考えることを学ぶべきである。

参考文献

American Psychiatric Association: Diagnostic and Statistical Manual of Mental Disorders, 3rd Edition. Washington, DC, American Psychiatric Association, 1980

American Psychiatric Association: Diagnostic and Statistical Manual of Mental Disorders, 3rd Edition, Revised. Washington, DC, American Psychiatric Association, 1987

American Psychiatric Association: Diagnostic and Statistical Manual of Mental Disorders, 4th Edition. Washington, DC, American Psychiatric Association, 1994

American Psychiatric Association: Diagnostic and Statistical Manual of Mental Disorders, 5th Edition. Arlington, VA, American Psychiatric Association, 2013

Benson H: Timeless Healing. New York, Scribners, 1996

Berkson RP: DSM-V: Mind made up? Psychiatric Times, July 16, 2009

Beutel M: Bewaltigungsprozesse Bei Chronischen Erkrankungen. Weinheim, Germany, VCH Edition Medizin, 1988

Cramer P: The Development of Defense Mechanisms. New York, Springer-Verlag, 1991

Fredrickson BL: The role of positive emotions in positive psychology: the broaden-and build theory of positive emotions. Am Psychol 56 (3) :218-226, 2001 11315248

Freud S: Jokes and their relation to the unconscious (1905) , in The Standard Edition of the Complete Psychological Works of Sigmund Freud, Vol 8. Translated and edited by Strachey J. London, Hogarth Press, 1960, pp 9-236

Glueck S, Glueck E: Delinquents and Non-Delinquents in Perspective. Cambridge, MA, Harvard University Press, 1968

Haan N: Coping and Defending. New York, Academic Press, 1977

Holahan CK, Sears RR: The Gifted Group in Later Maturity. Stanford, CA, Stanford University Press, 1995

Horowitz MJ: Introduction to Psychodynamics: A New Synthesis. New York, Basic Books, 1988

Isen AM, Rosenzweig AS, Young MJ: The influence of positive affect on clinical problem solving. Med Decis Making 11 (3) :221-227, 1991 1881279

Jones JM: Affects as Process. London, Analytic Press, 1995

Kok BE, Coffey KA, Cohn MA, et al: How positive emotions build physical health: perceived positive social connections account for the upward spiral between positive emotions and vagal tone. Psychol Sci 24 (7) :1123-1132, 2013 23649562

Lazarus RS, Folkman S: Stress, Appraisal, and Coping. New York, Springer, 1984

Linley PA, Joseph S: Positive change following trauma and adversity: a review. J Trauma Stress 17 (1) :11-21, 2004 15027788

Masten AS, Garmezy N: Risk, vulnerability and protective factors in developmental psychopathology, in Advances in Clinical Child Psychology, Vol 8. Edited by Lahey BB, Kasdin AE. New York, Plenum, 1985, pp 1-52

Meyer MF: The whale among the fishes: the theory of emotions. Psychol Rev 40:292-300, 1933

Miller WR, Leckman AL, Delaney HD, Tinkcom M: Long-term follow-up of behavioral self-control training. J Stud Alcohol 53（3）:249-261, 1992 1583904

Perry JC, Beck SM, Constantinides P, Foley JE: Studying change in defensive functioning in psychotherapy, using the Defense Mechanism Rating Scales: four hypotheses, four cases, in Handbook of Evidenced Based Psychodynamic Psychotherapy: Bridging the Gap Between Science and Practice. Edited by Levy RA, Ablon JS. New York, Humana Press, 2009, pp 121-153

Peterson C, Seligman ME: Character strengths before and after September 11. Psychol Sci 14（4）:381-384, 2003 12807415

Rutter M: Meyerian psychobiology, personality development, and the role of life experiences. Am J Psychiatry 143（9）:1077-1087, 1986 3529992

Sadock BJ, Sadock VA, Ruiz P: Comprehensive Textbook of Psychiatry, 8th Edition. Baltimore, MD, Williams & Wilkins, 2005

Seligman MEP: Authentic Happiness: Using the New Positive Psychology to Realize Your Potential for Lasting Fulfillment. New York, Free Press, 2002

Skinner BF: Science and Human Behavior. New York, Free Press, 1953

Thomas A, Chess S: Genesis and evolution of behavioral disorders: from infancy to early adult life. Am J Psychiatry 141（1）:1-9, 1984 6691419

Tomkins SS: Affect Imagery Consciousness, Vol 1: The Positive Affects. New York, Springer, 1962

Vaillant GE: Adaptation to Life. Boston, MA, Little Brown, 1977

Vaillant GE: Ego Mechanisms of Defense: A Guide for Clinicians and Researchers. Washington, DC, American Psychiatric Press, 1992

Vaillant GE: Wisdom of the Ego. Cambridge, MA, Harvard University Press, 1993

Vaillant GE: Natural History of Alcoholism, Revisited. Cambridge, MA, Harvard University Press, 1995

Vaillant GE: Aging Well. Boston, MA, Little Brown, 2002

Vaillant GE: Alcoholics Anonymous: cult or cure? Aust N Z J Psychiatry 39（6）:431-436, 2005 15943643

Vaillant G: Spiritual Evolution: A Scientific Defense of Faith. New York, Doubleday Broadway, 2008

Vaillant GE: Triumphs of Experience: The Men of the Harvard Grant Study. Cambridge, MA, The Belknap Press, 2012

Werner EE, Smith RS: Vulnerable but Invincible. New York, McGraw-Hill, 1982

推薦相互参照

社会的要因に関しては，第4章（ポジティブ社会精神医学），第5章（精神疾患におけるリカバリー），第11章（予防的介入），第12章（ポジティブ精神医学の臨床実践への統合），第16章（ポジティブ精神医学の生命倫理学）で，レジリエンスに関しては，第12章（ポジティブ精神医学の臨床実践への統合）および第13章（ポジティブ精神医学の生物学）で，コーピングは第2章（ポジティブな心理学的特性）で，ポジティブ感情は第9章（支持的療法と精神力動的療法におけるポジティビティ）で論じられている。

第4章

ポジティブ社会精神医学

Dan G. Blazer, M.D., M.P.H., Ph.D.
Warren A. Kinghorn, M.D., Th.D.

幸福と人間の繁栄（human flourishing）はどの程度，個人的な現象ではなくて社会的な現象なのであろうか。健康な個人と健全なコミュニティまたは社会は，どのようにお互いに影響しあっているのだろうか。精神医学と臨床心理学は個人的な精神的健康および精神疾患のそれぞれに対するモデルを中心として編成されているので，このような問いは，社会学や組織行動といった他の社会科学の分野に委ねられることが多い。

ポジティブ心理学は出現してから20年が経ち，成熟したが，上述したのと同じ一般的傾向にしたがっている。ポジティブ心理学運動の初期に，Seligman と Csikszentomihalyi（2000）は，ポジティブ心理学という科学の中核的テーマに，ポジティブな組織（positive institutions）をポジティブな主観的経験（positive subjective experience）およびポジティブな個人的特性（positive individual traits）とともに含めた。Seligman と Csikszentomihalyi（2000）は，「より良い市民意識，すなわち，責任・面倒見のよさ・利他主義・礼節・節度・寛容・勤労意欲へと個人を前進させる」組織に焦点を当てている（p.5）。これは，Seligman が 1998 年にアメリカ心理学会会長として演説し「人間の強みについての新しい科学」を初めて提唱した際に明白であったユートピア願望から自然に生じている。

新千年紀に入って，我々は歴史的な選択を迫られている。経済的・政治的リーダーシップの頂点に一人立つ米国は，米国民そして地球上の他の諸国民の人間的ニーズを無視して物質的な富を増やし続けることができる。そんなコースを辿れば，利己主義，幸運な人と不運な人の疎隔，混乱と絶望に結局つながってしまうであろう。この岐路で心理学はきわめて重要

な役割を果たすことができる。我々は，経験的に健全であると同時に理解ができて魅力的である良い人生のビジョンを明確に述べることができる。我々は，どのような行動が，ウェルビーイング，ポジティブな個人，繁栄するコミュニティ，そして正しい社会につながるのかを世界に示すことができる。(Seligman 1999, p.560)

　ポジティブ心理学が研究分野として進化し成熟する過程で，この分野への貢献者は，繁栄の社会的・制度的文脈にずっと注意を払ってきた。Peterson と Seligman（2004）がまとめた"性格の強みおよび徳性（character strengths and virtues）"のなかの多くは，市民権（"社会的責任，忠誠心，チームワーク"），公正性，リーダーシップの強みなど，明らかに社会的なものであり，これらをまとめると正義という徳性になる。ポジティブ心理学の原理は，教育制度，職場，および軍事文化との関連で研究されており〈概要については Lopez & Snyder（2009）のハンドブックの第53章〜第56章を参照〉，向社会的な感情および行動にかなりの注意が払われている（Mikulincer & Shaver, 2010）。さらに，Seligman は，その有名な著作のなかで，"ポジティブ心理学の長期的使命"は，"2051年までに世界の人々の51％が栄えている（flourishing）ことであるべきだ"と述べている（Seligman, 2011, p.240）。しかしながら，ポジティブ心理学の文献内では，ポジティブな制度に関する研究は，ポジティブな主観的経験とポジティブな個人的特性に関する研究の影で小さくなっている。また，個人的特性が検討されている場合には，主観的なウェルビーイングとの関係によって判断されていることが多い。コミュニティや組織に関する研究は，ポジティブ心理学そのもののなかではなく，ポジティブな組織行動という下位の関連分野で行われていることが多い。
　組織や，栄えているコミュニティや組織を予測する特性と行動にポジティブ心理学が注意を向け続けるのが困難だったのであれば，ポジティブ精神医学においてそのような注意を払うことはもっと難しいことに思われるかもしれない。とくに，精神障害はDSM-5で全体的に「個人個人の認知，情動調節（emotion regulation），もしくは行動における臨床的に有意な障害」であるという特徴づけがなされており（American Psychiatric Association, 2013, p.20），精神医学的な研究と診療は今もなお，主として精神科医と患者の二者間の対面（encounter）を中心に構成されている。精神科医にとっては，精神病理と障害を核としていないポジティブ精神医学を明確に説明すること自体難しい。ポジティブ社会精神医学を明確に説明することはその倍，難しいと思われる。
　しかし，このことは事実であっても，過去，常にそうだったわけではない。精神

医学はこれまで必ずしも現在のような個人主義志向ではなかった。確かに，1950年代から1970年代までは，社会精神医学，すなわちコミュニティの精神的健康，および精神的健康と精神疾患の社会的要因の研究は，精神医学の文献中に認識できる下位領域として存在していた。ある意味で，20世紀半ばの社会精神医学運動は，健全なコミュニティの育成による精神疾患の予防を焦点としており，現代のポジティブ心理学運動のなかで一部の研究者が抱いているユートピア願望と共通するものがある。1970年代のアメリカ精神医学がしだいに医学化していくなか，このユートピア願望はほぼ間違いなく社会精神医学が周辺に押しやられるのに寄与し，我々は，この事実は，今後のポジティブ精神医学にとって重要な教訓を含んでいると考えている。しかしながら，20世紀半ばの社会精神医学が獲得した本質的な洞察は消失しなかった。むしろこれらは，社会的ストレス要因や社会的サポートに関する論文の出現を通じ，個人の精神的健康との関連において考えられるようになった。社会に焦点があるこの研究領域は，社会精神医学の隆盛の後に出現したので，社会精神医学の最盛期のような文化を形成するほどの吸引力はもうなかった。この領域は，もっぱら社会環境および社会的状況が個人に及ぼす影響を探究しつづけようとしたのである。

　この章では，ポジティブ精神医学という新分野内のポジティブな社会的特性（positive social traits）を明確に記述する際に，社会精神医学の歴史がどのようなことを知らせてくれるかを検討する。ポジティブ心理学の重要文献はポジティブ精神医学に知見を提供するはずであるが，我々の意見では，ポジティブ精神医学は，精神医学の研究と実践にポジティブ心理学の主要テーマを当てはめただけのものではない。なんといっても精神医学は，さまざまな心身の疾患に苦しんでいる人のケアという実践から生まれた経緯があり，独自に固有の歴史を築いてきた独立した分野である。19世紀に作られたpsychiatry（精神医学）という用語の語源は，ギリシャ語のpsyche（精神，魂）とiatreia（治癒）である。精神科医がなんらかの治癒や回復を求める人に協力するという考え方は，精神医学の歴史と自己理解のなかに深く織り込まれている。

　ポジティブ心理学が精神的・情動的な苦しみには注目せずに，幸福あるいは繁栄の増進のことだけを考えているのかもしれないということは論理的には考えられるが，ポジティブ精神医学がそうであるとは考えにくい。私見ではあるが，順調ではないけれども健康と意味とウェルネスを深く願う人々とコミュニティをケアする経験から幸福と繁栄への注目が生まれる限り，ポジティブ精神医学は信頼でき有用かつ持続可能である。

94 | 第1部 ポジティブな心理社会的要因

　苦しんでいる人の経験に注目することによって，精神医学の知識が苦しみのない文化とコミュニティを何らかの形で創造するというユートピア願望が残っているポジティブ精神医学を治すことができるし，そうすべきでもある。しかしながら，ポジティブ精神医学はユートピア願望に代えて，社会精神医学とその後継領域で苦労して得た洞察，すなわち個人の健康とコミュニティの健康は深いところで一体化しており相互に関連しているとする見方をとることができる。ポジティブ精神医学は実際，精神医学全体にこのような洞察を再統合する優れた媒体であるかもしれない。以下で，ポジティブ心理学で行われるポジティブな社会的特性の概念化について簡単に考察したのち，社会精神医学の歴史について述べる。最後に，Petersonと Seligman（2004）が提唱したものとは異なるが，社会精神医学の洞察にもアリストテレスにも通じる徳性の概念化を提案してこの章を締めくくる。

ポジティブ心理学と社会精神医学の教訓

　精神医学に関連する社会的特性の研究はすべて，社会環境に埋め込まれている精神障害および精神的苦痛に焦点を当てて数十年の間に行われた研究，特に 1960 年代が最盛期であった社会精神医学運動に注意を払わなければならない。精神医学に関連する社会的特性の研究はすべて，社会的ストレス要因と社会的サポートの研究を意識する必要もある。社会的ストレス要因と社会的サポートは，精神医学的な症状および障害のリスクを変化させたり，症状と障害が個人に対して及ぼす影響を調節したり，他の形態のストレスから個人を守ったりすることが，実証的研究によって明らかになっている。しかしながら，こういう研究は特に「ポジティブ」には見えない。精神科医は，ポジティブ心理学運動における社会的特性についてどのような解明をなし得るであろうか。

　前述したように，臨床心理学と精神医学の対象が何十年間もほとんど精神病理だけであったのに応えて，過去 20 年の間にポジティブ心理学の勢いが大いに増した。しかしながら，精神医学の対象は個人（個人の診断および治療法）であり，ほとんどの場合，ポジティブ心理学の対象も個人である。ポジティブ心理学運動において社会環境に関する理論と研究が不足していることは，専門誌でも大衆紙でも批判を受けている。たとえば Gable と Haidt（2005）は，ポジティブ心理学において，ポジティブな制度とポジティブなコミュニティの発展に役立つ研究に進展がないことを特に批判している。Seligman は，たとえば，ポジティブな個人的感情と徳性が個人の幸福にどう寄与するかについて広範囲の研究を行って成果を上げている。ポ

ジティブ心理学は，家族単位の強さが幸福について恩恵をもたらすことを実証している。しかしながら，たとえば民主主義と自由な探究（free inquiry）は幸福と因果関係があるという，Seligman が繰り返し行っている主張（Diener & Seligman, 2002）についての実証的な裏付けは，はるかに少ない。

民主主義および自由な探究の精神的健康との相関要因について明確な証拠の基盤がないために，ポジティブ心理学は，現代の後期資本主義という文脈では，自由な探究と民主主義が一介の個人の健康およびウェルビーイングに良くない，大きくて有害な環境の力を正統化しているという批判に弱い（逆に，他の何らかの社会政治システムのほうが優れた代替システムであることを示す証拠はない）。しかしながら，自由民主主義と幸福あるいはウェルビーイングが相関することには疑う余地がないとわかっても，何らかの心理学的介入が社会のなかのマクロレベルのダイナミクスを変え得るという証拠はない。そのために，ポジティブ心理学は苦境に立たされている。すなわち，環境を変えることは精神的健康の専門家の手に余ることかもしれない上に，大規模な変化が精神的健康を改善する（Seligman, 2002）ということすらも不明なのである。

ジャーナリストであり社会批判者である Barbara Ehrenreich（2008）は，著書『Bright-Sided』のなかで，著者の目で個人が自分の住む社会環境を征服できると想定しているさまざまな個人的な態度と行動を批判している。逆説的ではあるが，そういう行動・態度の変化の原動力は制度である。たとえば，著者は，信者が（また巨大教会が）神を信頼することの報酬として神が「繁栄する」ことを欲しているのだから，なにかを得ることだけを望めばよいという福音を説く福音主義的キリスト教の巨大教会を批判している。そのような約束は，個人の力の及ばない厳しい経済環境の現実を無視している。それ以前の著作で Ehrenreich（2001）は，報酬の安い仕事で生活するのに苦労した自身の経験を書いている。彼女は，健康メリットがあると想定してポジティブシンキングを重視している患者支援団体の批判もしている。Ehrenreich は乳がん患者であり，このポジティブな態度を象徴するピンクリボンを特に嫌っていた。"ポジティブ心理学" と "幸福の科学（science of happiness）" の新部門の設置について学界批判もしており，特に Seligman を標的としている。さらに，キャリアを高めるためのポジティブな個人主義的アプローチに関する叱咤激励やセミナーによって失業や無昇給という現実をごまかしているとして，大企業を批判している。Ehrenreich の批判がこの章に関連しているのは，失業と適正でない条件での雇用，および有害な社会環境といった社会的現実を主な標的としているところである。この点について彼女は，個人のポジティブな感情を

育もうとはするが，その個人がどのように社会環境を効果的に変えられるのかについてほとんど指針を与えない治療方法を批判している。

　要するに，ポジティブ心理学の批判者の主張によれば，ポジティブ心理学は，社会環境が避けがたく有害でストレスに満ちており，ユートピア的であるよりディストピア的でありうる，その程度を過小評価している。この点でこうした批判の声は，1960年代と1970年代における社会精神医学の批判の声そのままである。今の多くの精神科医は知らないことであるが，60年前，ユートピア願望に今は見えるもの，つまり精神医学の研究と理論に基づいて社会環境を根本から再構築しようとする考え方に無数の精神科医が魅了された。これは，社会の変化を個人のウェルビーイングを高める手段とみなすという，もっとはるかに楽観的な考え方だった。公平を期すために言うと，ユートピアはあり得るという示唆をした者は誰もいなかった。『1945』(Orwell 1948)，『Brave New World』(Huxley, 1932) のようなディストピア主義的な小説は，あらゆる人の記憶にまだ強烈に残っていた。しかしながら，もっとポジティブな社会環境に向けて指針を与える社会精神医学者の関心は，「公民権運動」や「偉大な社会」といった運動を通じて1960年代に広がった，ポジティブな社会の変化をめざすもっと広範囲な動きに先鞭をつけるものだった。そのような関心は，ユートピア的ではないものの，よりよい社会の可能性に関してやはり非常に楽観的であり，1960年代に至った一般的なアメリカの社会的な楽観主義と一致していた。

　この章ではまず，最適な社会環境が精神的健康と幸福を増進するという理論——すなわち現代のポジティブ心理学の中心的主張——に徹頭徹尾根ざした初期の疫学研究をいくつかレビューする。少なくとも一研究が，精神的健康の増進におけるポジティブな社会的特性と，統合的な社会的ネットワークとの間にある理論的相互関係を直接扱っていた。次いで，1970年代に社会精神医学が研究分野として衰退したのち，社会的要因の研究が，社会環境に焦点を当てたものから個人的ストレス要因（ストレスの多い日常の出来事や日々の奮闘など）とサポート（社会的サポートなど）にどのように移ったかを検討する。最後に，本研究を活用して，社会の中にいる個人だけでなく，コミュニティの健康にも焦点を当てる機会がポジティブ精神医学にあることを論じて本章を締めくくる。

戦後の社会精神医学のユートピア願望

　初期のあらゆる疫学研究のなかでは，おそらくスターリング郡研究（Stirling

County Study）が最も理論的に内容が濃かった。この研究の理論的基盤は
『My Name Is Legion』（Leighton, 1959）に提示されており，主な知見は『The
Character of Danger』（Leighton et al., 1963）に記載されている。この動機づけ理
論は，社会的に統合したコミュニティは，特に Leighton が「努める気持ち（striving
sentiments)」として説明したものの育成を強化することによって精神的健康を増
進するというものであった。こういう気持ちはポジティブな社会的特性であると容
易にみなすことができよう。Leighton は気持ち（sentiments）を次のように説明
している。

　　気持ち（sentiments）とは，情動（emotion and feeling）に彩られた優勢な考えであ
　り，生じ，多かれ少なかれ一貫して繰り返し生じ，行為を支配し，何を期待すべきかがわかっ
　ているという感覚をもたらす……　それゆえに，気持ちは，パーソナリティが記述的に特徴
　付けられ，次いで目立つ点の起源と決定要因が探索され分析される枠組みを与える …　人は
　場所と時間 [の感覚] にしっかりとつなぎ留められている。(Leighton et al., 1963, pp.
　26-27)

　Leighton によれば，本質的な努める気持ちは，身体的安全，性表現，愛情の授受，
自発性，社会との関係における志向性，道徳的秩序への包含，価値体系内への包含，
および価値体系の包含であった。こういう気持ちを個人の孤立した性格とは異なる
独特のものにするのは，こういった気持ちが社会環境に「つなぎ留められている」
という点である。すなわち，こういった気持ちは社会環境のなかで肯定的に大きく
成長していくか，不慮のできごとの結果としてへし折られるかのどちらかである。
言い換えれば，この研究は，社会的に統合された環境では，努める気持ちが大いに
活性化しうるという仮説を立てたのである。
　「スターリング郡研究」そのものは，ノヴァスコシア州の比較的大きな都市にお
ける，社会的に統合されているコミュニティ 2 地区，社会的に崩壊したコミュニティ
1 地区，そしてこれら 2 種類が混合した 1 地区において，精神障害（すなわち，よ
り具体的にいえば，精神医学的関心の対象となる行動）の頻度を比較した生態学的
研究であった（Leighton et al., 1963）。社会的崩壊の定義に重点がおかれていたが，
社会的統合の記述は，社会的崩壊指数の逆数を考えることによって容易に導き出せ
る。つまり，崩壊家庭の頻度の低さ，コミュニティ内の結社の強さ，強く有能なリー
ダー，レクリエーションの機会がたっぷりあること，敵意（怒りの爆発）の頻度の
低さ，犯罪・非行の頻度の低さ，効果的なコミュニケーションライン（電話回線や

道路など），最近災害が起こっていないこと，全体として良好な健康状態であること，貧困度の低さ，均質な文化，強力な宗教的制度，移住者が少ないこと，および社会の変化のペースが遅いことである。この場合の研究者らは，崩壊したコミュニティに比べると，統合されているコミュニティでは精神医学的関心の対象になる行動の頻度が低いことを実際に見出した。

　50 年経った今，この社会的融合指数のリストはほとんど「ポリアンナ」ふうに見える。おそらく都市部のコミュニティに対して牧歌的な農村部のコミュニティの方向に偏りがみられるであろう。それは，この研究者らの意図ではなかった。この研究者らは，この研究で述べられている統合と崩壊の対比のために選ばれた，統合されている小さなコミュニティに社会が戻り得るという示唆はしていない。しかしながら，この研究者らは実際，都市部と農村部のコミュニティにおける精神障害の相対頻度を調べようとはした――この区別は当時ですらかなり難しくなりつつあったが――。この研究者らが発見したことは，それぞれの社会環境が独自の特徴を示していることであった。先進国の都市部では複数のコミュニティが重なり合っており，したがってほとんどの個人は同質な社会環境には住んでおらず，家族から職場へ，社会的アウトレット（簡易な社交の場）へ，信仰コミュニティへとほぼ途切れなく動いている。農村部のコミュニティでさえ，この研究が行われた時点でこのような都市の特徴とそっくりの特徴を示し始めていた。このスターリング郡研究は，他の社会精神医学研究者にとってモデルとして役立った。そのような他の研究者らが見出したのは，A. H. と D. Leighton が発展させた特徴は魅力的なところもあるが，制約が厳しすぎるところもあるということであった

　スターリング郡研究は，1950 年代と 1960 年代における，精神的健康と精神疾患の社会的相関要因を探究する多数の研究の一つにすぎなかった。一部の社会精神医学研究者は，密に編まれている社会的組織が精神疾患を予防し，ポジティブな社会的特性を育てているという仮説を立てて，農村部のコミュニティを理想化する傾向があった。そのような仮説を実証的に検証しようとした研究の一つは，Eaton と Weil（1976）が行った，カナダとアメリカ合衆国が重なりあうグレートプレーンズ北部のフッター派（アーミッシュに似たキリスト教の宗派）の研究である。この研究が行われた当時（1955 年），小規模なフッター派コミュニティは並外れて安定しており，非常に効果的に構成員をゆりかごから墓場までサポートしていた。しかし，当初の仮説に反して，精神医学的障害の頻度はフッター派でも他のコミュニティとまったく同じくらい多く，うつ病の頻度はおそらくさらに高かった〈当時は DSM-Ⅲ（American Psychiatric Association, 1980）と構造化診断面接が出現する

前であったので，研究間の比較は非常に難しかった〉。

ユートピア後：社会精神医学の衰退および
社会的ストレスと社会的サポートの研究の増加

　社会精神医学は，1950年代と1960年代の戦後アメリカの楽観的な状況ではとても有望に見えたが，1960年代後半から1970年代のアメリカ精神医学では，その影響と地位は低下した（Blazer, 2005）。まず，社会的条件の改善によって精神障害の一次予防ができるということを実証できなかったことによって社会精神医学は弱体化し，1960年代には反精神医学派（Thomas Szasz など）の標的となり，1970年代にはアメリカ精神医学の焦点が生物学で医学的となったことの餌食になった。社会精神医学史の総説の中で Flaherty と Astrachan（1999）は，この職業で優勢な独白形式でこう書いている。

　　精神医学は，あらゆる社会的な病に解決策を与えるという誇大でユートピア的な約束を拒むことによって，また医学と組み直し，疾病分類の信頼性，病気の治療，および神経科学と分子生物学における病因的病態生理学的研究に集中することによって，医学会の内と外の両方でそのイメージを向上させた。(p. 39)

　しかし，社会精神医学の衰退は，精神医学研究における社会環境への注目の終わりを意味してはいなかった。むしろ，焦点は個人的な社会的ストレス要因と社会的サポートの評価に移った。そういう文献は，社会精神医学のユートピア願望の終わりを示す，これ以前の社会精神医学の文献とは重要な点で異なっていた。第一に，社会的サポートと社会的ストレス要因はいずれも個人中心の概念である。このような要因は，それらが個人の経験に影響を及ぼす範囲で社会的要因を考慮している。第二に，これら，ストレスとサポートの要素は，たいていの場合は個人の力が及ばないものであると考えられていた。社会的ストレス要因と社会的サポートは計測でき，精神障害（およびそのことに関するポジティブな精神的健康）に至る発病経路のリスクまたはメディエイターであると考えることができるが，個人の反応は，多かれ少なかれ硬直的な社会環境に対する適応に役立っている。方法論的な個人主義への，そして社会環境は容易に変化しないという予想へのこうしたコミットメントは，精神医学的介入がマクロレベルで，そしてミクロレベルでさえ社会環境を変える可能性があるという信念に対してこの学会が信頼を失ったあとに自然に現れた。

ユートピア後の文献では，ポジティブな社会的特性は，健康を生み出す社会を可能にする特性から，硬直的な（時には敵対的な）社会環境に適応することを可能にする特性に移行した。

社会ストレス要因に関する研究は，社会経済的地位（SES）が焦点であった初期の研究から現れた。たとえば，Fans と Dunham（1939）が見出したのは，たいていの精神病の初回入院率は，シカゴ中心の資源（リソース）不足の地区で最高だということであった。スターリング郡研究と同様，この研究は生態学的研究であった。個人のSESと精神医学的症状の関連性は，その後の文献でもずっとみられている。たとえば，Loran ら（2003）の知見によれば，SESが低い人は，まず抑うつ状態に陥り，持続的なうつ病になるリスクが2倍あった。しかしながら，1970年代以後，研究者は全体的に，SESを変える体系的な努力を推奨していない。それどころか，文献では，SESは相対的に静的で変えられないものだと仮定されている。SESは主に，個人の資源と臨床的介入から恩恵を得られそうな，不利な状況にある個人を発見することに関して主に重要である。しかし，職業訓練といったこれらの資源の開発は，精神医学的な治療の辺縁部にある。

生活ストレスは，Holmes と Rahe（1967）によるストレスフルなライフイベントの表によってコード化されており，横断的研究と縦断的研究の両方において抑うつ症状およびうつ病のリスクを上昇させることが見出された。Holmes と Rah の研究に続く多くの研究で，精神障害とストレスフルなライフイベントの間の関連が指摘されている（Mazure et al., 1997）。さらに，他の研究者が，配偶者との死別のような特定の人生の出来事だけでなく，多忙な毎日や慢性的な緊張状態といった生活ストレス daily hassle を評価する精巧な手法を開発した（Brown & Harris, 1978 ; Dohrenwend, 2006）。これらの研究の焦点として最も多く扱われているのはうつ病で，生活上のストレスとうつ病の発症，リカバリーもしくは寛解，再燃，および再発とが関連していることを示す研究が積み重ねられてきている。このような文献が出てきたことから，環境への適応に焦点を当ててうつ病を治療しようとする治療法が多数開発されている。たとえば，対人関係療法は，患者が環境の変化，もしくは今続いているストレス要因に適応するのを支援するように設計されている（Weissman et al., 2000）。たとえば，次のような場合に患者を手助けすることができるかもしれない——それは，複雑性喪失反応も含めて喪失反応における適切な喪の作業，役割をめぐる争いによる人間関係の諍いを解決すること，退職に伴う古い役割の喪失への喪の作業と新しい役割の受け入れなどの人生の転機，もしくは社会的スキル不足に起因する社会的孤立を減らすこと，である。認知行動療法も同じよ

うに作用する。対人関係療法や認知行動療法などの現代的な精神療法は，個人の行動が全体的な社会環境を改善するという予測の一切を慎重に避けている。その代わり，こうした精神療法は，個人がその環境に適応して折り合いを付けることに集中する。

　社会的サポート分野の研究にも同様の傾向がある。社会的サポートへの関心は，社会的サポートの評価が地域住民の死亡率の強力な予測因子であるという認識から始まった（Berkman & Syme, 1979 ; Blazer, 1982）。社会的サポートはこれまで，ストレスの多い人生の出来事の緩衝剤とみなされてきている。さらに，研究は基本的に，社会的サポートはストレスの多いできごとの影響に対する緩衝剤だと指摘している（George et al., 1989 ; Landerman et al., 1989）。しかしながら，社会的サポート研究は，それを必要とする個人が利用できる社会的サポートをうまく強化できる介入が実証できていないために行き詰まっている。

　こうした例からはっきりすることは，精神医学の社会に対する関心は1970年代に完全に消滅したのではなく，むしろ（硬直的であると想定されている）社会環境が個人の精神的健康にどのように影響するかという検討に移ったということである。しかしながら，ユートピア後の文献では，個人が社会環境と折り合いをつける能力を高めるだけでなく，より良い方向に社会環境を変化させるポジティブな社会的特性を記述し明確に表現しようとする試みがほとんど失われていた。

　しかし，精神医学ではない社会科学分野で多く行われているが，この一般的な傾向に対する少ないが有望な例外はたしかに存在している。たとえば，Project on Human Development in Chidago Neighborhoods（PHDCN）は，健全なコミュニティの社会的環境特性のマッピングをめざしてシカゴ近郊から選び出された地区を詳細に調査した研究である（Sampson, 2003, 2012）。この研究で研究者らが見出したことは，20世紀半ばの社会精神医学文献にあったように，環境に対して社会的コントロールを実現し共通の善のために集団的な行動に取り組む住民の能力によって心身の健康が促進されることであった。この研究者らは，こうした積極的な行動に必要な隣人どうしの固い結束は，多くの都市部のコミュニティではもはや規範ではなくなっているが，それは友人および社会的サポートのネットワーク組織がその地域で形成されないからであることを見出した。この現実を前提として，この研究者らは "集団的効力感理論（collective efficacy theory）" を提唱し，信頼が働いていることと，住民が個人的なつながりから離れて社会的コントロールに喜んで介入しようという意志を共有しているということの組み合わせに焦点を当てた。この研究者らは特に，近隣住民が結束して行動を起こす力を共通して信じていることの重要性

を強調した。たとえば，ある住民が，子どもがいたずらをしていると思った場合，その住民は，子どもの両親から報復を受ける恐れなく介入することができると感じる必要がある。集団的効力感が高い地域は暴力の発生率が有意に低く，この研究ではそのことが心身の健康の転帰と関連していた。

社会環境の性質は静的であるという前提が一般になされており，PHDCN の研究者らはその前提について考えて，疾患についての従来の考え方が疾患リスクの軽減手段（たとえば禁煙療法）としての個人個人の行動変化に力点を置いてきたと書いている（Sampson, 2003）。しかしながら，喫煙の場合，税制政策，公共の場での喫煙規制，および広告の制限といった環境的アプローチがすべて，喫煙という危険行動の減少に寄与することを彼らは見出している（Singer & Ryff, 2001 を参照）。しかし，この種のマクロレベルのアプローチは精神医学の研究および実践では，原則でなく例外であり続けているということを，我々著者は指摘しておく。こうした研究および実践は主に，後に各種の個人的な治療介入の候補となるだろうと思われる精神障害リスクの高い個人を特定するために社会環境要因に対して行われ続けている

ユートピアを超えて：ポジティブ精神医学における繁栄（flourishing），苦しみ，徳性

この章の冒頭で，ポジティブ心理学の初期の文献にあったポジティブな制度への注目と，この分野の著名な人々の一部が持っていたユートピア願望に言及した。しかしながら，ポジティブ心理学においては，ポジティブな主観的経験とポジティブな個人的特性に強い関心が向けられていたために，このポジティブな制度が注目されてこなかったことを指摘した。次いで，戦後のアメリカの社会精神医学運動で示されたように，精神医学自体が経験したユートピア的な社会思想の歴史に目を向けた。この文献群はポジティブ心理学の半世紀前のものであるが，その中で，健康志向の社会環境の構築を通じて繁栄を促し精神疾患を予防する可能性に関する初期の楽観主義と自信はしだいに弱まっていった。なぜなら，効果的な一次予防介入が判然とせず，精神科医の研究が個人を対象とした医学生物学的パラダイムに向かうようになっていったからである。精神医学の研究者は，社会精神医学の後，社会的ストレスと社会的サポートという個人中心のパラダイムに目を向けた。これは，社会環境の硬直性と，そのような環境内で適応的に対処する個人を支援する必要性を想定するパラダイムである。我々は，現代精神医学の研究構造と研究の組織からは外れてはいるが社会精神医学の軌道をとり続ける，より最近の現代的な研究プロジェ

クトの一例として，PHDCN を採り上げた。ここで，鍵となる問いに進む。ポジティブ精神医学においては，ポジティブな社会的特性をどのように理解すべきなのか？

　我々は，社会精神医学の盛衰を考えると，ポジティブ精神医学は，20 世紀半ばの社会精神医学に広がり，現代のポジティブ心理学文献を特徴づけてもいるユートピア願望を避けるべきであると信じている。そうした願望は，望んでいなかった経験および行動からの治癒を求めている個人にきめ細かく注意を払うことに起源がある精神医学に内在する独自の考え方と矛盾すると，我々は信じている。2 世紀にわたる実践のなかで精神科医は，人間は美しく複雑でレジリエントであるが，故障も多い存在であること，そして社会システムが，それを構成する個人よりも複雑ではないし壊れてもいないということはまれであるということを学んだ。社会的プロセスを加工することによって，個人の心理的ダイナミクス（力動）を脇に置いて近道しようという努力は常に，よくても辛うじて有効であるとしか言えず，あらゆるユートピアが持続不能であることがわかっている。また，繁栄（flourishing）には独自の形と構造があり，ネガティブなことが存在しないとかネガティブなことの反対の面であるとかいうことではない，とポジティブ心理学者は主張している（Duckworth et al., 2005）のはたしかに正しいが，我々は，精神医学は，治癒を求める人の経験に寄り添うとき，繁栄の形を最もよく理解することができると信じている。ポジティブ精神医学は，社会構造と社会的プロセスを考慮するときでさえ，今苦しんでいる個人を含め，個人の経験に常に注意を払わなければならない。

　しかしながら，ユートピア主義を放棄しても，1970 年代以降の精神医学研究がほとんど個人の精神的健康のみを焦点としており，社会環境はせいぜい個人の精神的健康を決定づける多数の要因の一つでしかないとみなしてきた研究のしかたは正当だとは言えない。PHDCN 研究が例示しているとおり，マクロレベルの社会的要因は，今いった個人を焦点とした研究パラダイムの説明能力を凌ぐほど重要である。

　ポジティブ精神医学は，精神科医に，夢想的なユートピア主義と蔓延する個人主義のどちらにも偏らない，個人の繁栄と共同体の繁栄の関係を明らかにする非常に重要な機会を提供すると，我々は信じている。ポジティブ心理学で非常に重要な徳性の概念（Peterson & Seligman, 2004）は，精神医学分野で社会の繁栄と個人の繁栄の関係に関する考えを，そしてそれによってポジティブな社会的特性の性質についての考えを明確にすることに役立つが，それは，徳性がポジティブ心理学で支配的な解釈とは異なる方法で検討される場合に限っての話であるということを提案している。

　徳性は，Peterson と Seligman が，DSM の ポジティブな**分身（alter ego）**と

同様の機能を果たすと思われる"健全性のマニュアル"の作成にとりかかった初期の時代からポジティブ心理学の重要な部分であった。この二人による 2004 年の分類は VIA（Values in Action, 行動価値）Classification of Character Strength として知られており，知恵および知識，勇気，人間性，正義感，節度，超越性の 6 つの徳性のカテゴリーに 24 種類の「性格的強み」が体系的に分類されている（Peterson & Seligman, 2004）。これらの「6 大（big six）」徳性はまず，専門家のコンセンサス会議，さまざまな文化的そして宗教的伝統に及ぶ過去および現在の知恵に関する文献のレビュー，そして"VIA Classification of Character Strength"として知られている 240 項目からなるオンライン質問票から導き出された。Peterson と Seligman は，徳性を包括的に記述したというより，"道徳哲学者および宗教思想家によって重んじられている主要な性質（characteristics）"（p.13）として記述している。この二人の主張によれば，この分類は，個人の繁栄と社会の繁栄にこれらが寄与しているがゆえに**すでに重んじられている**特性（traits）と強みを反映しただけのものである。しかし，Peterson と Seligman の徳性に関する説明は，個人の繁栄とコミュニティの繁栄の本質的な結びつきをまったく示していない。個人がそれを示すことによってコミュニティが恩恵を受けるとしても，ポジティブ心理学の徳性は主として個人の善である。

　しかしながら，さらに昔の，古代哲学者アリストテレス（紀元前 384 〜 322）に結びつく徳性の説明は，ポジティブ心理学で通常なされている徳性の扱い方よりも，個人とコミュニティを本質的に関連させている。アリストテレスの徳性の説明は，個人の繁栄と社会の繁栄の関係について考えるために，前途有望な背景（コンテキスト）を提供する。なぜなら，アリストテレスは，両者は相互に関連した全体の一部であると理解していたからである。アリストテレスにとって"善の中心的学問"は倫理ではなく政治であり，アリストテレスはこれを，繁栄するコミュニティの構築と維持であると理解していた（Aristotle, 1999）。しかしながら，政治的コミュニティがよく機能し自らを維持するためには，各構成員にコミュニティの繁栄に貢献する行動様式を示してもらう必要がある。たとえば，どのようなコミュニティでも，正義に尽くす人，重要なことがらが危機に瀕しているときに恐怖に立ち向かうことができる人（勇気），そしてどのような衝動的な願望の誘惑にも耐えられる人（自己制御）が必ず必要である。アリストテレスの考え方によると，人は時が経つにつれて，コミュニティの繁栄につながるような行動のしかたを学び，そういう行動がどんどん容易になっていくと感じる。アリストテレスは，このようなポジティブな思考と行為がポジティブな習慣になると考え，これをアレテー（aretai, 徳）と呼

んだ。アリストテレスにとって，徳とは繁栄につながるような行動の傾向が具現化したものである。しかしながら，アリストテレスにとって，コミュニティとそのなかにいる個人は共に繁栄する（あるいは弱る）ものである。コミュニティはそのなかにいる個人が栄えるときにのみ栄え，逆もまた同様である。アリストテレスの考え方は，個人の繁栄とコミュニティの繁栄のまったく非競合的な関係，すなわち，おのおのが相手を構築するという関係を内包している（Aristotle, 1999）。

　ポジティブ精神医学は，ポジティブな社会的特性の解明に関して，2千年以上前の人であるアリストテレスから何を学ばなくてはならいのだろうか。我々が提言したいのは，**ニコマコス倫理学**にみられるアリストテレスの徳の理論は，現代のポジティブ心理学で主流となっている VIA 分類より，機能的にも実用的にも優れているということである。なぜなら，アリストテレスは個人の繁栄とコミュニティの繁栄を結びつけて不分不離の全体にすることができるからである。徳性は単にたまたま社会的に重視される性格的特性ではないし，個人だけの繁栄につながる特性でもない。徳性はむしろ，個人と，個人がその一部となっているコミュニティが**ともに**繁栄することにつながる本質的に社会的な特性である。

要約

　我々が言いたいのは，ポジティブ精神医学の出現によって，精神科医が疾患と治療という医学モデルと直接結びついていない知恵の伝統にさらに注意を払うようになり，個人主義とユートピア主義のどちらに陥ることなくポジティブな社会的特性を理解する機会がもたらされているということである。1970年代以後の精神医学の研究と実践の最大の特徴である個人主義を回避するためには，精神科医は，アリストテレスがかつてそうしたように，個人と個人を取り巻く社会環境を非競争的なものとして捉える能力を取り戻す必要がある。このアリストテレス的な説明では，社会的特性は，単に要求の厳しい社会環境で有効な対応をとれるようにする個人的特性ではなく，コミュニティおよび社会にも属するものである。たとえば，公正さと正義へのコミットメントは，コミュニティのなかにいる特定の個人の徳性とは限らず，コミュニティ全体の"特性"でありうるし，市民の正義から生まれそれを実現するものであると考えられる。このように個人とそのコミュニティ，文化，および社会の関係は非競争的なものであると説明することによってのみ，精神医学は，個人のニーズを尊重しながら，社会的要因および社会構造にも適切に注意を払うことができるようになると，我々は信じている。このように説明してくると，社会的

特性は，個人とそのコミュニティの非競合的な繁栄に貢献できる場合にのみポジティブであるとみなされるであろう。

しかしながら，このようにコミュニティと社会の繁栄に目を向けることによって，ポジティブ精神医学が，それまでの社会精神医学とポジティブ心理学のように，結局はその信頼性を損なうことになるユートピア主義の形に陥ることがないように確認しておくこともまた，きわめて大切である。精神医学の豊かな臨床的伝統全体を基盤とするポジティブ精神医学が，治癒を求めて精神科医を受診する特定の個人の特定の状況にきめ細かく注意を払い続ける場合にのみ，この誘惑を退けることができると我々は信じている。アリストテレス自身は科学的あるいは心理的なことがらに関しては理論的推測よりも実証的な観察を好んだが，ここでもこのアリストテレスが指針となり得る。アリストテレスにとって，徳とは常に，生活の中の具体的な個々の現実に根ざしており，個人（そしてコミュニティ）は，繁栄を妨げるものに遭遇しそれを上手に克服するにつれて徳を持つようになっていく。ポジティブ精神医学が，完璧な精神的健康もしくは完璧な繁栄というなんらかの理想を追求してこうした具体的な個々の課題を無視しようとするならば，たちまち持続不可能なユートピア主義に陥るであろう。しかし，個人とコミュニティがこうした個々の状況のなかでどのように繁栄するのかということに決然として取り組むのであれば，ポジティブ精神医学は，確実に "ポジティブ" でありつつ紛れもなく忠実に "精神医学" でもあることができるだろう。

臨床上のキーポイント

- 精神医学は，現在は個人主義的志向であるが，これまで常にそうであったわけではない。事実，1950 年代から 1970 年代まで，社会精神医学（つまり，コミュニティの精神的健康の研究と，精神的健康および精神障害の社会的関連要因の研究）は，精神医学の文献中に認識できる下位領域として存在していた。
- 元気ではなく健康と意味とウェルネスを心の底から望む人たちとコミュニティとに注意を向けるという経験から幸福と繁栄に注目している限り，ポジティブ精神医学は信頼でき有用で持続可能である。
- ポジティブ心理学の批判者は，ポジティブ心理学が，社会環境が避けがたく有害でストレスに満ちていて，ユートピア的というよりはディストピア的でありうる程度を過小評価していると，主張してきた。

- 精神科医は，人が美しく複雑で回復力があるが故障も多い存在であること，そして社会システムが，その構成員である個人よりも複雑でなく壊れていないということが稀にしかないということを学んだ。社会プロセスを加工することによって個人の心理的ダイナミズムを脇に置いて近道しようとする努力は，これまで常に，辛うじて有効と言えるものがせいぜいで，あらゆるユートピアが持続不能であることが明らかにされている。
- 徳は常に，生活の中の具体的な個々の現実に根ざしており，個人（そしてコミュニティ）は，繁栄の妨げになるものに遭遇しそれを上手に克服するにつれて徳を持つようになっていく。

参考文献

American Psychiatric Association: Diagnostic and Statistical Manual of Mental Disorders, 3rd Edition. Washington, DC, American Psychiatric Association, 1980

American Psychiatric Association: Diagnostic and Statistical Manual of Mental Disorders, 5th Edition. Arlington, VA, American Psychiatric Association, 2013

Aristotle: Nicomachean Ethics Translated and With an Introduction by John Ostwald. Upper Saddle River, NJ, Prentice-Hall, 1999

Berkman LF, Syme SL: Social networks, host resistance, and mortality: a nine-year follow-up study of Alameda County residents. Am J Epidemiol 109(2):186–204, 1979 425958

Blazer DG: Social support and mortality in an elderly community population. Am J Epidemiol 115(5):684–694, 1982 7081200

Blazer DG: The Age of Melancholy: Major Depression and Its Social Origins. New York, Routledge, 2005

Brown G, Harris T: Social Origins of Depression: A Study of Psychiatric Disorder in Women. New York, Free Press, 1978

Diener E, Seligman ME: Very happy people. Psychol Sci 13(1):81–84, 2002 11894851

Dohrenwend BP: Inventorying stressful life events as risk factors for psychopathology: toward resolution of the problem of intracategory variability. Psychol Bull 132(3):477–495, 2006 16719570

Duckworth AL, Steen TA, Seligman MEP: Positive psychology in clinical practice. Annu Rev Clin Psychol 1:629–651, 2005 17716102

Eaton J, Weil R: Culture and Mental Disorders. New York, Free Press, 1976

Ehrenreich B: Nickel and Dimed: On (Not) Getting By in America. New York, Metropolitan Books, 2001

Ehrenreich B: Bright-Sided: How the Relentless Promotion of Positive Thinking Has Undermined America. New York, Picador, 2008

Faris R, Dunham H: Mental Disorders in Urban Areas. Chicago, IL, University of Chicago Press, 1939

Flaherty J, Astrachan B: Social psychiatry, in Psychiatry in the New Millennium. Edited by

Weissman S, Sabshin M, Eist H. Washington, DC, American Psychiatric Press, 1999, pp 39–55

Gable SL, Haidt J: What (and why) is Positive Psychology? Rev Gen Psychol 9:103–110, 2005

George LK, Blazer DG, Hughes DC, Fowler N: Social support and the outcome of major depression. Br J Psychiatry 154:478–485, 1989 2590779

Holmes TH, Rahe RH: The Social Readjustment Rating Scale. J Psychosom Res 11(2):213–218, 1967 6059863

Huxley A: Brave New World. New York, HarperCollins Publishers, 1932

Landerman R, George LK, Campbell RT, et al: Alternative models of the stress buffering hypothesis. Am J Community Psychol 17(5):625–642, 1989 2627025

Leighton AH: My Name Is Legion: Foundations for a Theory of Man in Relation to Culture. New York, Basic Books, 1959

Leighton D, Harding JS, Macklin DB, et al: The Character of Danger. New York, Basic Books, 1963

Lopez SJ, Snyder CR: The Oxford Handbook of Positive Psychology, 2nd Edition. New York, Oxford University Press, 2009

Lorant V, Deliège D, Eaton W, et al: Socioeconomic inequalities in depression: a metaanalysis. Am J Epidemiol 157(2):98–112, 2003 12522017

Mazure CM, Quinlan DM, Bowers MB Jr: Recent life stressors and biological markers in newly admitted psychotic patients. Biol Psychiatry 41(8):865–870, 1997 9099413

Mikulincer M, Shaver PR: Prosocial Motives, Emotions, and Behavior: The Better Angels of Our Nature. Washington, DC, American Psychological Association, 2010

Orwell G: Nineteen Eighty-Four. Oxford, UK, Clarendon Press, 1948

Peterson C, Seligman MEP: Character Strengths and Virtues: A Handbook and Classification. New York, Oxford University Press, 2004

Sampson RJ: The neighborhood context of well-being. Perspect Biol Med 46(3, suppl):S53–S64, 2003 14563074

Sampson RJ: Great American City: Chicago and the Enduring Neighborhood Effect. Chicago, IL, University of Chicago Press, 2012

Seligman MEP: The president's address. Am Psychol 54:559–562, 1999

Seligman MEP: Authentic Happiness: Using the New Positive Psychology to Realize Your Potential for Lasting Fulfillment. New York, Free Press, 2002

Seligman MEP: Flourish: A Visionary New Understanding of Happiness and Well- Being. New York, Free Press, 2011

Seligman ME, Csikszentmihalyi M: Positive psychology: an introduction. Am Psychol 55(1):5–14, 2000 11392865

Singer BH, Ryff CD: New Horizons in Health: An Integrative Approach. Washington, DC, National Academy of Sciences, 2001

Weissman MM, Markowitz JC, Klerman GL: Comprehensive Guide to Interpersonal Psychotherapy. New York, Basic Books, 2000

推薦相互参照

社会的要因に関しては，第3章（レジリエンスと心的外傷後成長），第5章（精神疾患におけるリカバリー），第11章（予防的介入），第12章（ポジティブ精神医学の臨床実践への統合），と第16章（ポジティブ精神医学の生命倫理学），で論じられている。

推薦文献

Gable SL, Haidt J: What (and why) is Positive Psychology? Rev Gen Psychol 9:103–110, 2005

Leighton AH: My Name Is Legion: Foundations for a Theory of Man in Relation to Culture. New York, Basic Books, 1959

Peterson C, Seligman MEP: Character Strengths and Virtues: A Handbook and Classification. New York, Oxford University Press, 2004

Sampson RJ: Great American City: Chicago and the Enduring Neighborhood Effect. Chicago, IL, University of Chicago Press, 2012

第 2 部
ポジティブアウトカム

第5章

精神疾患におけるリカバリー

Christine Rufener, Ph.D.
Colin A. Depp, Ph.D.
Maja K. Gawronska, M.A.
Elyn R. Saks, J.D., Ph.D.

　これまでの10年間，さまざまなメンタルヘルスに関連する団体やサービスが「リカバリー指向のケア」という言葉を使っている。リカバリーという言葉に含まれる楽観さが，長い間精神状態の実質的な影響を受けてきた人たちに希望や改善の可能性があることを暗示している。この楽観さこそが，荒廃し難治とされる統合失調症のような疾患に対する歴史的な概念を大きく変遷させた。科学的な，当事者による，そして公的機関の真剣な努力が，リカバリーという言葉を定義し，その必須要素を明らかにするとともに，その可能性を高める実践と介入をより良くするために注がれてきた。リカバリーを「どのように定義するのか」，「誰が定義するのか」，「それは状態なのかプロセスなのか結果なのか」，「それをどのようにサービスにつなげるのが最適なのか」などについては多くの論争が存在する。本書で議論されている他の多くの概念に反して，リカバリーは，病気を抱えた人特有のものであり，ほとんどの場合はメンタルヘルスや物質乱用の状態および治療の分野で使われるという点でいくぶんユニークである。そのため，リカバリーの概念はポジティブ精神医学のなかにおいて広めの文脈で議論することが重要である。本章ではリカバリーが重要視されるようになった歴史，モデルおよび定義の種類，そしてリカバリー指向のケアを例証する法則と実践について紹介する。

リカバリーの歴史

　精神医学の歴史をたどると，現在は深刻な精神疾患を有している人も改善の可能性があるという考える方向にゆっくりと進みつつある。1900年代初頭には，Kraepelinianが統合失調症を「早発性痴呆」と描写したように，早期発症の認知症，つまり荒廃してゆく病状と考えられていた。DSM-Ⅲでは統合失調症の経過を次のようにさらに具体的に表現している：「最もありふれた経過は1回の急性期症状に伴うエピソードごとに増加する欠陥の残遺」（American Psychiatry Association, 1980, P.185）。20世紀後半に認められた精神疾患の長期入院は，潜在的にも顕在的にも悪化していくことが前提とされており，生涯にわたって改善の可能性が先細りしていくことを裏付けていた。

　そのようななか重要な社会的出来事が，現在のリカバリーの風潮を形作る手助けをした。1960年代，そして1970年代に広まった脱施設化のムーブメントは，精神疾患を抱えた人たちが地域のなかでも暮らせるようにし，社会から排除される機会を減らした。最初の脱施設化の動きから，精神疾患を抱えた人たちを対象とする地域基盤のサービスが整っていないのではないかという筋の通った批判が多く寄せられ，この動きが統合失調症などの疾患を抱えている人たちが社会に溶け込む機会となったことは間違いがない。

　同時に，メンタルヘルスに関する権利擁護団体と当事者団体の台頭が，「精神疾患の患者」であること特有の体験をより良いものにするための改革をもたらす新たな声となった。精神疾患を抱える人たちの公民権を訴え，精神疾患に対する偏見を恥とする呼びかけを行うさまざまな団体が生まれ，強制的な入院，身体の拘束，電気痙攣療法などに異を唱えていった。これらの団体は，精神医学との関係性によって違いがあり，精神医学を完全に否定するものから共存しようとするものまでさまざまである。それにもかかわらず，リカバリーが心理的あるいは精神医学的な仕組みの**なか**で行われるもの，あるいはそこから生じるものであっても，**リカバリー**という言葉を使うことは当事者が強力な声を手に入れるにつれて主流になっていった。

　同時に，統合失調症とその他の重篤な精神疾患を抱えた人たちの予後に関する長期研究からは，荒廃に関する長年の仮説に反する結果が出てきている。Vermontで実施された縦断的コホート研究で，Hardingら（1987）は，初発入院後数10年の間にわたって定期的に評価されてきた統合失調症の人のうち，2分の1から3分の2の人々に改善が認められたことを明らかにした。他の縦断的研究では，精神保

健サービスの支援の有無にかかわらず統合失調症患者の50%が長期間続くリカバリーを経験しており、経過のどの時点においても約7人に1人が「リカバリー」の状態にあった（Jaaskelainen et al., 2013）。加齢に関する文献の縦断的データからは、統合失調症の認知的・機能的症状および社会的機能の標準的な経過が、必ずしも悪化していくものだとは結論付けられないこと（Jeste et al., 2003）、および統合失調症を持つ高齢の患者の10%が「持続的な寛解」を経験していること（Auslander & Jeste, 2004）について一致した見解が得られている。加えて、長期間にわたって統合失調症と診断されてきた成人に対して行われた質的インタビューからは、自らの症状およびそれに対するコントロール感が人生の経過とともに改善していくと感じている人がほとんどであることが示された（Sheperd et al., 2012）。このように、統合失調症およびその他の重篤な精神疾患に対する政治的、社会的、および科学的観点は、悪化しつづけるものではなく、なかには劇的な改善を示すように見える人さえいるという考えに収斂していった。

　21世紀初頭に、上記の理論的枠組みの変遷が政策に反映されるようになった。2003年のPresident's New Freedom Commission on Mental Healthの報告書はリカバリーが主要な概念であったが、そのなかで、より改善された当事者志向の精神保健システムのゴールが提案され、リカバリーを促進してレジリエンスを育むことに焦点を当ててゆくことが推奨された。その報告書のなかでは、「リカバリーとは、人々が生活し、働き、学び、そして地域に十分に参加するプロセスのことである。人によっては、リカバリーとは、障害があっても充実した生産的な人生を送る能力のことである。また別の人たちにとっては、リカバリーは症状の軽減もしくは完全な寛解を意味する」と書かれている（Hogan, 2003）。報告書では精神疾患を抱えるすべての人が希望や症状が改善する可能性を与えられるべきであると結論づけている。しかしながら、この改善をどのように定義するかについて合意を得るのは非常に困難である。

現在のリカバリーの定義

　American Heritage Dictionaryによると、リカバリーは「正常な状態に戻ること」と定義されている。この簡潔な定義は、リカバリーの評価が、以前の機能への回復、もしくはリカバリーを必要としなかった人の状態に似た状態への回復の程度をはかることで可能であることを意味している。たとえば、がんのような多くの医学的診断では、寛解は検知可能な疾患が存在しないことを意味するため、この定

義は適切である。同じように，整形外科的な外傷後の機能のリカバリーは，外傷前の動きに戻れるかどうかを意味している。

Bellack（2006）が論じたように，精神疾患のリカバリーに関してはこれらの基準が必ずしも当てはまらない。第一に，研究者や臨床家たちは一般的に，双極性障害もしくは統合失調症などの精神疾患は神経生物学的素因から生じていて，神経生物学的脆弱性を持つかなりの人たちが，今は症状が認められなくても，少なくとも症状が発生する**リスク**を生涯にわたって抱えていることを受け入れるだろう。発病の何年も前から部分的な機能不全が生じているという多くのエビデンスがあることからすると，統合失調症を持つ人にとっては発病前の機能に戻ることが理にかなった目標とはならないのかもしれない。第二に，現在の治療は病気の経過を和らげるものであることは確かであるが，深刻な精神疾患を抱えている人の大多数にとっては，病気を治してくれるものではない。第三に，縦断的研究で得られた多くのエビデンスは，たとえ症状が消えても機能的な障害が持続するということを示している。たとえば，躁病エピソードによる入院の2年後，一度も症状の寛解を経験しなかった当事者はたったの3%だった，一方で62%の人たちは継続的に機能障害の状態にあった（Tohen et al., 2000）。したがって，精神疾患におけるリカバリーは他の疾患とは異なる特徴を有していると言える。

主に統合失調症に焦点を当てて，結果としてのリカバリーを操作的に定義しようとする試みが複数なされている（表5-1）。これらに共通するのは，リカバリーを外的基準とコミュニティへの参加などの客観的な証拠で定義できるとしている点である。さらに，必ずしも症状が完全に消失していなくても，症状の漸減と自主的な社会的活動などへの参加によって示される機能障害の漸減も考慮されている。このように，リカバリーにおいて症状の寛解は望ましいものではあっても必須なものではなく，臨床場面で疾患という視点から治療を行う精神医学（および医療）の伝統的な視点とは異なっている。

上記と並行して，質的な研究，およびメンタルヘルスの問題を抱える人たちによる主観的な説明をもとにリカバリーを定義する試みが発展しつつある。これらの試みのなかでは，リカバリーを，疾患への適応を通して進化する個人的なプロセスであって，それが段階的に起き，個人的かつ社会的な資本が再構築されるにつれて自らの気づきが増え外的サポートへの依存が減少するということによって定義されるものとして表現している。このリカバリーモデルの中核的な特徴は，きわめて個人的でかつ主観的に定義されたプロセスであると捉えられていることである。しかも，症状の軽減はリカバリーを構成する必要要素と考えられておらず，雇用な

表 5-1　リカバリーの定義の例（Selected definitions of recovery）

研究	定義
Liberman and Kopelowicz 2005	リカバリーには以下が含まれる　①簡易精神症状評価尺度（Brief Psychiatric Rating Scale）の**陽性症状と陰性症状尺度**の得点が 4 未満である，②年齢が適正であれば，競争的な仕事に従事しているもしくはそれと同等のことを 2 年間にわたって少なくとも半分の時間やっている，③日々の生活の手段となる活動において直接的な補助を必要としないと定義されるような独立した生活を送っている，そして④少なくとも週に 1 回，家族以外の仲間とふれあう。
Torgalsbøen and Rund 2002	リカバリーには以下が含まれる　①統合失調症の診断基準を満たしていない，②5 年間入院していない，③機能の全体的評価（GAF）のスコアが ≧ 65
Substance Abuse and Mental Health Services Administration 2011	リカバリーとは「個人が健康と心身の快適状態を改善し，自立した人生を送り，個人の最大の可能性に到達できるよう励むことを通した変化の過程」である。
Substance Abuse and Mental Health Services Administration 2004	「メンタルヘルスのリカバリーとは，精神的な障害がある人が自分たちで選んだ地域のなかで最大の可能性に到達するために努力をしながら意味のある人生を送ることを可能にする治療と変化の旅」である。
Anthony 1993	「リカバリーは，病気による制限があっても満足ができて，希望があり，貢献的な人生を送る手段である。リカバリーには，本人が精神疾患の破壊的な影響から超越して成長するにつれて新しい目標，向上心，人生における意味と目的を立てることが関係している」（p.527）

どその他の特定の客観的な機能指標も必要とされていない。最も広まっているリカバリーの定義の一つであり，当事者プロセスモデルと一致するものに Substance Abuse and Mental Health Services Administration（以下：SAMHSA）によって示された次のような定義がある（2011）：“個人が自身の健康と心身の快適状態を改善させ，自己指向的な人生を生き，最大の可能性に到達するために努力する変化の過程”（Substance Abuse and Mental Health Services Administration, 2011）。この定義に包含されているのは，自己決定の要素と自己管理の要素であり，特定の症状については触れられていない。

　症状の寛解から距離を置く上記のような動きは，伝統的な医療モデルからの変化をもたらした。SAMHSA において，リカバリー指向の治療の目標は，個人の QOL をできる限り改善することにある。したがって，人は症状を体験していても意味の

ある満足した人生を送ることができるようになる，一方，逆説的には，症状をまった
く示さなくともリカバリーからはかけ離れた状態にあることもあり得る。リカバリー
指向のケアは個人の“役割と目標”に焦点を当て，治療は個人化されて，その人にとっ
て意味があり満足できる人生へ改善していく過程で内容を変えていく。これらの役
割と目標は扶養者が見つけるものではなく，当事者が自分で決めるものである。

　プロセス指向の定義を測定する際の主な問題は，概念を操作的なものにするのが
難しく主観的であることである。しかしながら，当事者によって定義されたリカバ
リーを測定する自記式の尺度がいくつか開発されている。たとえば，41 項目から
なる自己評価尺度である Recovery Assessment Scale（Corrigan et al., 1999）は，
次の 5 つの要素を含んでいる：①個人の自信と希望，②手助けを求めることをいと
わないこと，③目標および成功志向性，④他者への信頼，⑤症状に左右されないこ
と。項目の例としては“私は成功したいと望む”と“私は再び病気になっても対処
できる”などがある。

　Mental Health Recovery Measure（以下：MHRM ; Ralph & Kiddler 2000;
Young & Ensing, 1999）は自己回答による尺度のもう一つの例である。MHRM は
リカバリーの三相モデル（Young & Ensing, 1999）がベースになっており，以下
の 6 つの側面を網羅している：①“stuckness”を乗り越えること，②自分のエン
パワメント力を発見し伸ばすこと，③学ぶことと自分を再定義すること，④基本
的な機能に戻ること，⑤包括的なウェルビーイングを得られるように努力するこ
と，⑥新しい可能性に到達できるように努力すること（Ralph & Kiddler, 2000）で
ある。別の尺度である Self-Identified Stage of Recovery（以下：SISR ; Andresen
et al., 2003）は心理的リカバリーの段階モデルがベースになっている。SISR は特
に Australian Integrated Mental Health Initiative のために作られており，パート
A と B の 2 つから構成されている。パート A（SISR-A）は 5 つの文章で構成され，
それぞれの文章は 1 つのリカバリーの段階と対応するようになっている：A= モラ
トリアム期，B= 気づき期，C= 準備期，D = 再構築期，E= 成長期。回答者は現
在の自らのリカバリーの様子を最もよく表現している文章を選ぶように指示され
る。パート B（SISR-B）は 4 つのリカバリーの過程と対応する 4 つの項目を含ん
でいる：希望，責任，アイデンティティ，意味，である。それぞれは 1（“まった
くそう思わない”）から 6（“とてもそう思う”）の 6 件法で評価される。Maryland
Assessment of Recovery in People with Serious Mental Illness（以下：MARS ;
Drapalski et al., 2012）は SAMHSA が描いたリカバリーの領域を反映させた 25 項
目で構成されている：自己決定またはエンパワメント，全人的な治療，非直線的な

意思，強さ，責任，そして希望である。この自己回答尺度は，内的整合性も再テスト信頼性も高かった。

　科学的なリカバリーモデルと当事者によるリカバリーモデルの間には大きな違いがある（Leamy et al., 2011 によるレビューを参照）。それは，リカバリーは過程なのか，結果で主観的もしくは客観的に定義される現象なのか，もしくは症状にうまく対処できる能力の改善として定義されるのか，また症状自体の改善で定義されるのかなど，どのような視点を重視するかによって異なるためである。この論争の両方の立場を満足させる特定の定義と評価モデルについての合意は存在しないことが明らかである。しかし，特筆すべき重要な類似点が存在する。当事者による定義も科学的な定義も，サービスシステムへの依存を減らし自分の人生について選択していくという，自立の視点を中心になっていることである。どちらも，人生に対する病気の影響を減らすことの重要性を強調しているし，症状の先にある社会的機能的体験の改善を今まで以上に勧めている。ある側面から見ると，当事者の取り組みは個人が回復する手段を詳しく示しており，研究者によるモデルはリカバリーの効果指標に焦点が当てられている。これらのどちらの立場もリカバリーを理解するために重要な貢献をしていることは間違いない。

リカバリーの原理

　同時に，リカバリーが個人にとって何を意味するかを定義しようと取り組むなかで，SAMHSA のような公的な健康機関を中心に，リカバリー指向のケアが何によって構成されているかを定義することが模索されてきた。SAMHSA とその Community Behavioral Health Partners は，リカバリーの最新の定義を提供するとともに，リカバリー指向のケアを強化する 10 の特徴的な原理を確立している（表 5-2）。そしてこれらの原理を体現する多くの実践が積み重ねられている（Substance Abuse and Mental Health Services Administration, 2011）。これらの原理は，上記のような当事者によるリカバリーの定義へとつながる。

　アメリカ合衆国におけるリカバリーの実践をガイドするために 2011 年に書かれた SAMHSA の重要な報告書において，リカバリー過程における 10 の要素が初めて認められた。：希望，強さ，個別化された治療，全人的治療，ピアサポート，非直線形の概念化，エンパワメント，自立，尊重，そして責任である（表 5-2）（Substance Abuse and Mental Health Services Administration, 2011）。これらの原理は，リカバリー指向に向けて介入やサービスを用いるようにその提供者をガイドするための

表 5-2　物質乱用とメンタルヘルスサービス局におけるリカバリーの原理と
それに関連する実践要素の例

原理	実践例
希望	その人の障害ではなく能力に焦点を当てる。他の人がどのように障害物を乗り越えてきた知るために他者のリカバリー話を分かち合う。
強み基盤	どのアセスメントにおいてもクライエントの強さ，好み，能力について質問する。クライエントに合ったコミュニティとのつながりを考慮する。
個別化	個人的に重視している役割を突き止める。マニュアル化された治療にだけ依存することを回避する。
全体論的な	満たされていないかもしれない基本的欲求を話す：住居，経済，栄養，運動，スピリチュアリティ伝えるサービスを広げるためコミュニティとのつながりを維持する。
ピアサポート	相互サポートのグループを作ることを勧める。給料の発生するピアトレーニングを提供する。
非直線的な	リカバリーの一環としてクライエントが再発を概念化することを援助する。
エンパワメント	治療の方向性については選択肢を提供する。自分たちのケアについて質問をするようクライエントを促す。
自己指向的	サポートシステムや大きなコミュニティの中では自己主張するよう励ます。直接的な治療場面以外で取り組めるホームワークをクライエントに割り当てる。
尊敬	定期的にクライエントにフィードバックを求める。診断によって人々をリファーするのは避ける（例：統合失調症的な～など）。
責任感	クライエントが症状管理できるようにコーピング技術を概説し，再発予防と危機計画を完成させる。生活環境の中で自分のスケジュール管理ができるようにクライエントをサポートする。

　ものであるが，全般的に特定の介入を推奨するものではないという点で処方的な意味を持ってはいない。英国，ニュージーランド，オーストラリアを含む他の国においては，メンタルヘルスサービスと教育を導く原理としてリカバリーモデルを支持する法律が成立している。それぞれの国が独自にリカバリーの定義を明らかにしているが，これらの定義はかなり重複していて，すべてのアプローチの焦点は共通している：それは，メンタルヘルスサービスが，自分が選んだコミュニティに完全に統合されている，満足できて意味のある人生を送れるようにエンパワーするものだという点である。リカバリー指向の実践という視点からすれば，これらの言葉のいくつかはさらに議論が必要である。

希望は，当事者が，最もインパクトの強い症状を有していても，症状の軽減，日常機能の改善，もしくは重要な役割（例：友人を作る，ボランティアに従事する）においての成功など，ポジティブな変化を起こすことができるという信念を意味している。ここで，アメリカの発明家であるヘンリー・フォードの言葉だと考えられている名言"あなたができると思おうと，できないと思おうと，どちらも正しい"を借用してみたい。いくつかの概念は，クライエントを，**個人的な強み**と能力があるユニークな個人として概念化することの重要性を強調している。リカバリー指向を有する専門家は，ケアの最初の段階で，クライエントがこれらの強みに気づくことができるように手助けをし，続いて治療を**個別化して**それらの強みの上に築き上げていく。ケアのためにアプローチを個別化するということは，多くの場合，その人の精神的，身体的，スピリチュアルで，そして社会的健康のニーズに取り組む**全人的な**サービスを評価し提供することを意味している。家族もしくは他の社会的サポートを巻き込むことは，それぞれの提供者の介入の質を高める上で不可欠であると考えられている。問題解決とストレスマネジメントのスキルを教えるなどして家族を巻き込むことは，改善をサポートするためにクライエントの環境を変えるためである。逆に言えば，サポートシステムを含めることによって，提供者はクライエントのコミュニティがどのように患者自身の進歩を妨げているか（例：親が子どもにあまり期待していないこと，または自立的にゴールに向かっていくパートナーの能力に配偶者が疑問を抱いていること）を見極める力を持ち，介入することができる。これらのサポートシステムには**ピアサポート**も含めることができるし，含めるべきである。それによって，共有体験あるいは同様の生き生きとした経験をした当事者たちが相互理解と帰属感と一体感を持つことができるようになる。

SAMHSA モデルのもう一つの原理は，リカバリーが**非直線形**であるということである。典型的でもあり予想されるものでもあるが，患者は，成長を妨げたり大きな躓きとなったりするような新たな障害と挑戦に直面する可能性がある。提供者が治療の初期段階でこの概念をノーマライズすることは患者の**エンパワメント**感覚に役立ち，患者は自分で決定できると信頼されていると感じる。患者をエンパワーするということには，個人的なニーズ，欲求，および目標について知識に基づいた判断をすることができるように患者に情報と資源を提供するということも含まれている。同様に，リカバリーの過程は自立的であるべきであり，患者は自らの価値および信念体系に基づいて自らの目標を決め，そして選択肢の中から治療方法を選ぶ。つまり，リカバリーの過程を通して自律性と自立性が推奨され支持されることになる。

最後に，**尊敬**と**責任**の概念は自立した成人患者の権利を守ることを含んでおり，

それによって自己意識を維持または回復している。リカバリーの枠組みでは、リカバリーの責任はクライエントの手の中にあり、メンタルヘルスの提供者にあるわけではない。臨床家は、リカバリーを提供したり処方したりすることはできない；むしろ、自分のリカバリーに勇気、個人の強み、そして時間と努力を注ぐためにも、責任の所在は患者にあることを明確にする。

リカバリー指向の実践

　統合失調症患者予後研究チーム（PORT）のプロジェクトで、1998年以降の統合失調症に対する推奨治療の広範なレビューが行われた。PORTの研究目標は、ケアの種類を減らし、エビデンスに基づいた実践を用いることを増やして統合失調症を持つ人へのケアの質を向上させることにある（Dixon et al., 2010）。研究の終了近くになって、PORTは、効果の高さが多くの実証的研究で裏づけられている薬理学、心理社会的な介入のリストを出版した。驚くことでも偶然でもなく、推奨される最新の心理社会的治療の多くは、そのテーマにSAMHSAのリカバリー要素を含んでいた。個別に推奨されたいくつかのレビューから、リカバリー要素がそれらの共通テーマであることが示されたので見ていきたい。

選択されたリカバリー指向の実践例
ピアサポート
　ピアサポートは、嗜癖の治療とリカバリーにおける中心的な要素としてよく知られている。アルコールアノニマス（AA）および同様の集まりは、経験を共有し、孤立化を減らし、そして全体的な帰属感を高めるコミュニティを創り出している。この数年間に、ピアサポートの概念は、嗜癖を持たない人たちにも使われるようになりつつある。広い意味では、**ピアサポートの提供者**は、現在または過去に精神疾患を経験していて、精神疾患を持つ他の人たちの手助けを行う人である。これらのピアサポート提供者は、自分自身が困難に直面しコーピングを実践することで自らの症状を管理している人で、ロールモデルとしての役目を果たしている。彼らは自らの実体験を活かして精神疾患体験をノーマライズし偏見を取り去ることができる立ち位置にいる。こうした人たちは、メンタルヘルス上の困難からリカバーできるし、実際にリカバーできているということをスタッフおよび当事者に示す、良いモデルになっている。National Alliance on Mental Illness および Depression and Bipolar Support Alliance のような非営利の全国組織がピアサポートのトレーニン

グを提供しているので，そこでメンタルヘルス上の問題を有している人がピアスペシャリストとしての資格を得ることができる。ピアスペシャリストは病院，地域のメンタルヘルスクリニック，行政プログラム，およびその他のメンタルヘルス団体などで雇用されたり，あるいはボランティアとして採用されたりしている。近年，退役軍人省（VA）が大規模な雇用構想を立てて，800人以上のピアスペシャリストをすべての医療センターおよび地域に根ざした外来クリニックのメンターとして雇用した。

　メンタルヘルスプログラムにおけるピアサポートサービスの恩恵が研究を通して明らかになっているが，これらのサービスがケアに効果をもたらす積極的な要素およびその質を明らかにするためにはさらに研究を積み重ねる必要がある。ピアの介入の効果を示す十分なエビデンスを集めるためには，トレーニングモデルとカリキュラムだけでなく，正確な尺度と結果判定法も必要である（Davidson et al., 2006）。予備的な研究からは，ある一定の人たち（例：心的外傷後ストレス障害を持つ退役軍人）にとってのピアサポートが，メンタルヘルスサービスを受けることに対するスティグマを軽減し，治療を容易にし，治療へのアドヒアランスが高まる可能性があることが明らかになっている（Jain et al., 2012）。

臨床例

　"スミス"中尉のリカバリーは2004年11月，合衆国東部の海軍航空基地内にある精神科クリニックで始まった。彼は部屋のなかで自分ではどうしようもないほどすすり泣き，あたかもイラクでの地獄のような体験を再体験しているかのようだった。幸い，そのときの司令官は上級心理学者でメンタルヘルス部門の長であり，PTSD治療の専門家だった。司令官はスミス中尉を海軍医療センターの精神科病棟に自発的に入院させた。2週間の入院中，本人と周囲のスタッフの安全のために6回拘束された。2週間の終わりには，自分の病気について何か病識を得たようで，自分には助けが必要だという事実をわずかではあるものの認めることができたように見えた。

　リカバリーにおける次のステップは，別の軍人病院におけるPTSDの終日プログラムだった。そのプログラムは30日間の集中的な治療として作られていた。スミス中尉はそこに45日間参加した。そのプログラムで，彼は心理士と精神科医とともに，集団と一対一の集中的な個人セッションのCBTを受けた。プログラムが終わる頃には，自分が経験していたことについて"ある程度しっかりとした理解"を得ることができ，それとうまく付き合っていく計画を立てられたと報告した。

　スミス中尉は海軍航空基地内のある心理士とのセラピーを3年半ほど続けた。最初の6

カ月間は週に2回，次の1年間は週1回の頻度で続けた。そして最終的に，セラピストとは2週に1回，精神科医とは2カ月に1回の頻度で会った。セラピーでは，認知処理療法と軽い暴露療法を受けた。彼はセロトニン再取り込み阻害薬と，今でも服用している睡眠薬が処方された。最近，彼は「治療を受けていた約9年間に一つ学んだことがあるとすれば，PTSDは永遠に続くということです。自分が国にいるときに見たものや行いは絶対に変わらないし，戦争に行く前の自分に戻ることはできないことはわかっています。でも，今はそんな感情や気持ちを破壊的ではない方法で処理することができます。私は，この経験を活かして，リカバリーの道を探してもがいている他の人たちのためにも使うことができます。だから私はVA（退役軍人省）でピアスペシャリストとして働いていますし，私が見つけることができた希望の感覚と平和や許しの気持ちを他の人たちが獲得する手助けすることができるのです。それに，そうすることで私は，自分自身のリカバリーをしっかり守ることができますし，自分を癒す努力をやめてしまうとどうなるのかということを思い出すことができます。」と語っている。

包括型地域生活支援

地域型包括生活支援（ACT）は，入院とホームレスを大幅に減らすものとしてもっともよく認められている介入の一つである（Bond et al., 2001）。ACTのチームは多くの専門分野によって構成されており，深刻な精神疾患を抱える人たちに幅広いサービスを提供している。これらのサービスにはアセスメント，心理教育，クライエントと家族の両方へのサポートが含まれ，それには，服薬管理，日常の生活活動への補助，そして住まい，職業と教育，および社会化適応への支援がある。サービスの広さと深さが，ACTと他のベーシックな管理モデルとの違いである。ACTサービスの強度は，そのときリカバリーのどの段階にいるかにかかわらず，その人のニーズを満たすことを可能にしている。それは，急性期のきわめて苦悩に満ちた状態から，症状の悩みは最低限だが役割のアイデンティティと個人的な目標の進捗のために手助けを必要とする状態までの範囲にわたっている。外来中心のメンタルヘルスセンターのような伝統的なシステムとは対照的に，これらの作業の大半はコミュニティのなかで行われ，そのコミュニティは24時間，週7日毎日，オープンしている。ACTチームは，すべてを含んだ包括的なケアを受けやすくし，クライエントの個人的なニーズをサポートし自主性を尊重する。通常の地域ケアと比較した25の無作為化比較試験で，ACTが，重篤な精神疾患を抱えるクライエントのウェルビーイングのいくつかの重要な分野に影響を与えていることが示された。これらの分野には，クライエントのサービスへの従事の改善，入院の減少，住居の安定性

の増加，そして症状とクライエントが報告する生活の質の中等度の改善が含まれていた（Bond et al., 2001）。

サポート附帯雇用

　サポート附帯雇用は高度に個別化された職業的リハビリテーションで，精神科治療と職探し，就労，および就労継続を統合させたものである。重要なことであるが，このモデルでは，クライエントをいち早く職場に移し，“訓練してから配置”ではなく“配置して訓練”の原理を厳守する。そして，症状や障害にのみ直接焦点を当てることを最小にして，その代わりに強みに焦点化する（Bond, 2014）。サポート附帯雇用は，プログラムによって選定された特別に保護的な職場環境を提供するよりもむしろ，勤労継続中にレベルの高い支援を提供し，大きなコミュニティのなかでクライエントが仕事を見つける手助けをするように作られている。このようにサポート附帯雇用は，内面的な動機に基づき，十分に能力を発揮していくことを可能にする仕事をクライエントが選択できるように支援すべきであるという前提に立っているものである。

　サポート附帯雇用モデルの効果については，さまざまな状況および人たちに対するエビデンスが十分に確立されている（Bond 2004）。大半のモデルは，介入の効果を高める類似の構成要素を含んでいる。強いエビデンスが得られているのは，サポート附帯雇用が精神科治療チームによって提供され，それに続いて，クライエントの好み，強み，および過去の就労経験に基づいて迅速な職探しが行われたときである。事実，サポート附帯雇用の効果を示す研究論文は，他の職業プログラムの効果に関するものよりもはるかに多い（Bond et al., 2008）。

　就労は多くのリカバリープロセスにおいて中心的なものと考えられている。西洋文化においては，仕事は成人のアイデンティティを意味づけるものであり，その欠如は，自分の能力と存在価値に対するスティグマと敗北者感を強める。仕事は，人々に構造と集中して取り組んでいる感覚，そして内的満足につながる達成感を提供する。それに加えて，職場は必然的に社会的要素と，首尾一貫した想定内の形で他の人たちと関わる機会を含んでいる。他のストレッサーと同様に，仕事のストレスは，症状を悪化させることがあるかもしれないが，一方で仕事が気晴らしになったり，意味と目的の源泉にもなったりすることがある。

社会技能訓練（SST）

　社会技能訓練（SST）は，深刻な精神疾患を抱える人に少なからず認められるコ

ミュニケーション，アサーティブネス，および全般的な社会化の分野で多くみられる欠損に対して行われるものである(Bellack et al., 2004)。効果的な SST モデルは，ロールモデル，リハーサル，ポジティブな強化を含む基本的な行動教育原理に基づき，社会的接触を始め，支援もしくは情報を求め，気軽で家庭的で親密な関係を維持する基本的なスキルを教えていく。SST は，社会化こそが本質的な人間の願望と欲求であると考え，クライエントが仕事，学校，家庭，そしてその他の社会的な状況にしっかりと参加するために必要な手段を提供する。さらに，これらのスキルは，クライエントの個人的な目標を表現し，自分を守り，サポートシステムを強化して，リカバリーの努力の間中ずっと使うことができる援助とサポートを持てるようにする。

SST については何十年もの間に多くの研究が行われてきた。メタ解析で示された結果を次に挙げる：SST はクライエントが新しい社会技能を学ぶ手助けをすることにとくに効果的である，クライエントはそのスキルを長い間維持することができる，トレーニングセッション外の新しい状況でもスキルを応用できる，そして社会技能が全体的に改善される；しかし SST は症状の重症度と再入院には限定的な効果しかなかった。

個人精神療法および集団精神療法のアプローチ

精神療法アプローチについては，深刻な精神疾患を持つ患者のニーズに取り組みリカバリー指向の要素を統合するという 2 つの目標を満たすように，すでにあるもの〈例：認知行動療法（CBT）〉を修正して用いられたり，新たに開発されてきた。疾病管理とリカバリーは心理教育的なアプローチで，目標設定とそこへのプロセス，スティグマへの対処，そして症状管理アプローチを直接ターゲットにしている(Gingerich & Mueser, 2014)。よく用いられる CBT に似たモデルは，リカバリーモデルと整合性を持つように修正されて深刻な精神疾患に用いられてきた。それには，たとえば，機能的な目標設定，モニタリング，そして目標に向かって進んでいく間のガイドを務め目標達成時にポジティブな強化を与えることが含まれる。それに加えて，精神病への CBT でも，信頼できる強固な治療関係を構築し維持することの大切さを強く強調しており，それはうつや不安に対する CBT の場合を上回る (Kingdon & Turkington, 1994)。精神力動的アプローチは，統合失調症でのメタ認知と内省をターゲットにするように修正して用いられている (Bargenquast & Schweitzer, 2014)。注目すべきことに，これらの対話セラピーは，確立されつつあるケアガイドラインの一部になっている (Parish, 2014)。

家族に焦点付けたサービス

少なくとも6カ月間継続された家族介入では，クライエントと家族，もしくはサポートシステムにとって価値ある結果がいくつか示されている。クライエントには，家族サービスによって再発率と再入院率の低下と，症状と主観的な心理的苦悩の軽減，そして機能的および職業的な状況の改善がもたらされる。家族には，苦悩の軽減と家族関係の満足度の向上などのポジティブな結果がもたらされる。家族に焦点付けたセラピーは，問題解決，コーピング，そして効果的なコミュニケーションスキルを用いて心理教育を提供する。家族環境もしくは支援環境を整えることで，より支持的で援助的なリカバリー環境づくりが可能になり，クライエントと家族がともにポジティブな変化とそれに伴う成長であると信じられるようになる。

家族心理教育に関する研究からは，その効力と効果について確かなエビデンスが確立されている（Pilling et al., 2002）。家族が心理教育を受けたクライエントには再発と再入院の減少という好ましい効果が認められた。これらの患者では，心理教育プログラムが長ければ，それだけ著しい減少が認められている。しかも，家族が心理教育を受けたクライエントは，職業リハビリテーションのような補足的なプログラムへの参加率が向上する傾向も認められている。最後に，家族は自分たちの全般的なウェルビーイングの改善を報告しており，そのことは，家族心理教育がリカバリーにつながりやすく，ストレスの少ない環境を創り出すということを示唆している。

その他のリカバリー指向のサービス

リカバリー指向のサービスから直接的に発展したものやリカバリーの主要な原理を包んで修正されたものなど，その他の介入も存在する。たとえば，マニュアル化された再発予防計画はサービス提供者とクライエントが共同で完成させることができるツールである。これらの計画は，警告サインと誘因，ソーシャルサポート，対処スキル，そして緊急時のプログラムとともにクライエントの毎日のセルフケア計画を立てることで，将来の症状や悩みに対してクライエントが対処できるように手助けするものである。この計画で最もよく知られているものは Wellness Recovery Action Plan または WRAP（Copeland, 1997）であり，SAMHSA は "予防とリカバリーのアクションプラン：自助ガイド" と呼ばれるデジタル版を提供している。これらの計画では，リカバリーには山も谷もあり，本人が重視している役割を家庭と地域で続けていくために，症状を管理すべく先を見通して行動するといった考え方をノーマライズしている。

リカバリー指向の臨床実践

　一見しただけだと，リカバリー指向のサービスを提供することは，困難なことに思えるかもしれない。とくにそれは，リカバリーが信念体系であって，必ずしも整然とマニュアル化された治療ではないと考えられているからである。それにもかかわらず，精神療法の基本的な要素，たとえば尊敬と承認，目標の明確化，首尾一貫した信頼おける支持と支援などすべてが，リカバリー指向の治療行動に含まれる。しかし，一人で行っている実践家のなかには，リカバリーにつながる健康的な環境を作りだすのに必要な統合的な援助を提供することに困難を感じる人もいることだろう。目標を設定しそれに向かって進むようにクライエントをエンパワーすることに多くの時間を費やしているサービス提供者は，クライエントの潜在能力に関する誤った，あるいは偏った考えによって形作られた見通しを持っている他の一員に邪魔されていると感じるかもしれない。サービス提供者の仕事は，リカバリーの原理をミッションの指標として採用している組織のなかで実践することによって大きく促進される。

　システムの方向性をリカバリー指向に移行するためには，それを積極的に引き受けることとシステムのトップからの支援があることが，そして理想的には，指導チームにリカバリーを体験したリカバリーチャンピオンを含むことが，非常に重要である。退役軍人省（VA）はそのようなリカバリーチャンピオンたちを地域リカバリーコーディネーター（LRC）として雇用した。VA の **Uniform Mental Health Services Handbook** ではすべての医療センターで活用されているが，LRC のポジションが創られたのは "地方の VA メンタルヘルスサービスをリカバリー指向のケアに変容させ，その変化を維持し，リカバリー指向のメンタルヘルスケアを最適な形で供給するための新たな証拠が出てきたときに，さらなるシステムを変化を促すため" である（Department of Veterans Affairs and Veterans Health Administration, 2008, p.27）。とくに，LRC の責任には，リカバリー指向のサービスを直接提供すること，リカバリー資源の必要性を訴えること，そしてスタッフ，退役軍人とその家族への教育とコンサルテーションが含まれる。さらに，LRC はピアスペシャリストのスーパービジョンもしくはトレーニングにかかわっている。ピアスペシャリストはシステムを通して組み込まれていて，リカバリーの貴重な提供者およびリカバリーのロールモデルになることができる。

　提供者が大きな組織またはヘルスケアシステムに所属せず，個人またはグループの実践のなかで仕事をしている場合は，リカバリーを促進するのに必要な全般的な質を提供できるサポートチームに参加すべきである。成功する典型的なリカバリー

プログラムは本質的に多くの専門分野にわたっていて，クライエントの精神科的なニーズだけでなく，住居，教育，および職業，人間関係，そして余暇に関するニーズについてもクライエントを援助することができる専門家を含む。そのようなチームが存在しない場合には，行政の非営利プログラムが存在していて，一人ひとりが意味のある生産的な人生を送れるように手助けする重要な領域を取り扱っている。当事者が運営する団体である National Alliance on Mental Illness と Depression and Bipolar Support Alliance は，コンサルテーションの出発点を提供する２つの全国的な組織である。アルコール・アノニマスとナルコティクス・アノニマスを含むサポート団体もまた，基本的には，参加者のためのさまざまな情報にアクセスできるようにしている。クラブハウスは地域基盤のセンターで，クライアントがある環境における統合的な心理社会的資源に自らアクセスすることができるようになっていて，さらに大きなコミュニティへの所属感と積極的な参加を促進することに焦点を当てている。サービス提供者は一つのまたは複数のこれらのグループとつながることで，自分のネットワークを急速に広げることが可能となる。

現在のリカバリー指向の実践の限界

しかし，リカバリー指向のケアの供給はいくつかの要因によって困難に直面している。たとえば，地域資源へのアクセスは地域によってかなり差があり，大半は実質的な財政支援がないなか，草の根的な努力によって成り立っている。リカバリー指向のケアへのアクセスは，地方ではとくに難しくなる可能性がある：たとえば，外部機関と当事者団体との作業には時間がかかり，賃金が発生しない残業で行われることが多い。ピアサポートを含むある種のリカバリー介入もまた，賃金が発生するものとして認識されない傾向がある。ACT のような高強度で統合的なサービスもまたコストがかかり，しっかりとしたニーズを有する当事者のみが利用することができる。ACT チームは入院やその他の高コストの緊急サービスを減少させることで，コストを引き下げる可能性はあるが，必要な負担がとても高いために地域のメンタルヘルスセンターでは導入しづらい面がある。最後の問題として，リカバリーの定義について対立が存在するように，リカバリー指向のサポートと名付けるための最低限の基準について正式なクライテリアが存在していないことがあげられる。リカバリー指向であるとみなされるために，サービス提供者はすべてのリカバリーをやり遂げなければならないわけではない。クライエントとサービス提供者のリカバリーに関する知識と態度を評価するためのツールは数多く存在していて，たくさんの質問紙によるプログラムレベルにおけるリカバリーの評価が行われている

130 | 第2部　ポジティブアウトカム

(Campbell-Orde et al., 2005)。サービス提供者はこれらのツールを使って自分のリカバリーの能力と適正さを評価できるようになるし，個人レベルでもシステムレベルでも，さらに成長させるべき領域を見出すこともできる。

未来への展望 Future Directions

　英国，オーストラリア，ニュージーランドそして最近ではアメリカ合衆国の政府が，リカバリー指向のサービスをはっきりと支持するようになっている。さまざまな集団でのリカバリーを促進する要因，メカニズム，およびツールを解明するための研究が明らかに必要とされている。同様に，ここで書いたものも含めて，リカバリー指向の実践のなかで効果的に働く要素に関して合意を得ていくことによって，リカバリー指向のケアが能率的になり，これらのサービスがヘルスケアシステムとして個々の実践のなかで今まで以上に利用しやすく，活動しやすいものになってくるだろう。しかも，特定の集団に関する研究によって，少数派民族，高齢者，そして地方に住んでいる人たちなどの特定の部分集団にとってもリカバリーの意味が明らかになってくるだろう。リカバリー指向のケアがもたらす利得に関する研究成果が増えてくれば，組織はその実践を調整し適応させるシステムへの変換を行うことに今まで以上に前向きになるだろう。しかし，臨床家たちは幻想に弱く，苦悩を抱えている人をいつも相手にして仕事をしている人は，その人たちが同じ症状あるいは同じ診断を受けている人の代表だと思い込みはじめる。すなわち，臨床家たちは，リカバリーのなかだけで，前に進みコミュニティのなかで通常の豊かな人生を送っている人たちを診ていないために，自分が診ている人たちは誰も良くならないという信念に陥ってしまう可能性がある。臨床家は，このバイアスから抜け出すために，現在から未来にかけてのクライエントとその家族のリカバリーのストーリーを見つけ出し，自分自身でリカバリーに対する知見を構築し，そして何よりも，希望の感覚を維持しなくてはならない。サービス提供者がリカバリーが可能だということをクライエントに信じてもらえるようにエンパワーできる方法としては，クライエントに希望を具体化して見せることの他にない。

要約

　リカバリー指向の実践というのは，どのようなタイプのメンタルヘルスの状態にある人でも，適切で統合的なサービスと資源が与えられたときには満ち足りた人生

を送る能力があるということを認識し強調するアプローチである。このリカバリーモデルは，多くの国や州を超えて，次第にメンタルヘルスサービスを先導する原理になりつつある。リカバリーの定義は多様であり，リカバリー指向の結果を評価することが困難であるにもかかわらず，リカバリーの原理は，リカバリー指向のケアを用いる際の効果的なガイドラインを示している。深刻な精神疾患に対するエビデンスに基づく実践は，これらの原理をさまざまな治療場面でどのように治療に統合することができるかについての実例を提示している。リカバリーの臨床実践には，多くの専門分野にわたるチームおよびより大きなコミュニティがかかわることによって得られる包括的アプローチが必要である。

臨床上のキーポイント

- 多くのデータは，深刻な精神疾患を持つ人々の症状と機能状態が改善するということがよくあるということを示している。
- リカバリーの一致した定義は存在しないが，客観的結果に重きを置く科学的なモデルと主観的な過程を強調する当事者モデルの間には顕著な違いがある。
- Substance Abuse and Mental Health Services Administration がリカバリー指向ケアの要素に関する手引きを提供しており，それには希望，自己決定，および家族支援などが含まれている。
- リカバリー指向のケアは珍しい実践ではないが，いくつかのエビデンスに基づく介入がリカバリー指向性を体現していて，それは包括的地域医療，サポート附帯雇用，そしてピアサポートを含んでいる。
- リカバリー指向の実践は，それを効果的に広める方略に関する研究を増やすことによって進んでいく。とりわけ，歴史的にサービスが行き届いていない多様な当事者集団への研究が必要である。

参考文献

American Psychiatric Association: Diagnostic and Statistical Manual of Mental Disorders, 3rd Edition. Washington, DC, American Psychiatric Association, 1980

Andresen R, Oades L, Caputi P: The experience of recovery from schizophrenia: towards an empirically validated stage model. Aust N Z J Psychiatry 37(5):586–594, 2003 14511087

Anthony WA: Recovery from mental illness: the guiding vision of the mental health service system in the 1990s. Psychosocial Rehabilitation Journal 16:521–538, 1993

Auslander LA, Jeste DV: Sustained remission of schizophrenia among communitydwelling older outpatients. Am J Psychiatry 161(8):1490–1493, 2004 15285980

Bargenquast R, Schweitzer RD: Enhancing sense of recovery and self-reflectivity in people with schizophrenia: a pilot study of Metacognitive Narrative Psychotherapy. Psychol Psychother 87(3):338–356, 2014 24375887

Bellack AS: Scientific and consumer models of recovery in schizophrenia: concordance, contrasts, and implications. Schizophr Bull 32(3):432–442, 2006 16461575

Bellack AS, Mueser KT, Gingerich S, et al: Social Skills Training for Schizophrenia: A Step-by-Step Guide. New York, Guilford, 2004

Bond GR: Supported employment: evidence for an evidence-based practice. Psychiatr Rehabil J 27(4):345–359, 2004 15222147

Bond GR, Drake RE, Mueser KT, et al: Assertive community treatment for people with severe mental illness. Disease Management and Health Care 9:141–159, 2001

Bond GR, Drake RE, Becker DR: An update on randomized controlled trials of evidence-based supported employment. Psychiatr Rehabil J 31(4):280–290, 2008 18407876

Campbell-Orde T, Ralph RO, Kidder K, et al: A Compendium of Recovery Measures. Cambridge, MA, Human Services Research Institute, 2005

Copeland ME: Wellness Recovery Action Plan. Brattleboro, VT, Peach Press, 1997

Corrigan PW, Giffort D, Rashid F, et al: Recovery as a psychological construct. Community Ment Health J 35(3):231–239, 1999 10401893

Davidson L, Chinman M, Sells D, et al: Peer support among adults with serious mental illness: a report from the field. Schizophr Bull 32(3):443–450, 2006 16461576

Department of Veterans Affairs and Veterans Health Administration: Uniformed Mental Health Services Handbook, 2008

Drapalski AL, Medoff D, Unick GJ, et al: Assessing recovery of people with serious mental illness: development of a new scale. Psychiatr Serv 63(1):48–53, 2012 22227759

Dixon LB, Dickerson F, Bellack AS, et al: Schizophrenia Patient Outcomes Research Team (PORT): The 2009 schizophrenia PORT psychosocial treatment recommendations and summary statements. Schizophr Bull 36(1):48–70, 2010 19955389

Gingerich S, Mueser KT: Illness management and recovery, in Evidence-Based Mental Health Practice: A Textbook. Edited by Drake RE, Merrens MR, Lynde DW. New York, WW Norton, 2014, pp 395–424

Harding CM, Brooks GW, Ashikaga T, et al: The Vermont longitudinal study of persons with severe mental illness, II: long-term outcome of subjects who retrospectively met DSM-III criteria for schizophrenia. Am J Psychiatry 144(6):727–735, 1987 3591992

Hogan MF: The President's New Freedom Commission: recommendations to transform mental health care in America. Psychiatr Serv 54(11):1467–1474, 2003 14600303

Jääskeläinen E, Juola P, Hirvonen N, et al: A systematic review and meta-analysis of recovery in schizophrenia. Schizophr Bull 39(6):1296–1306, 2013 23172003

Jain S, McLean C, Rosen CS: Is there a role for peer support delivered interventions in the treatment of veterans with post-traumatic stress disorder? Mil Med 177(5):481–483, 2012 22645871

Jeste DV, Twamley EW, Eyler Zorrilla LT, et al: Aging and outcome in schizophrenia. Acta Psychiatr Scand 107(5):336–343, 2003 12752029

Kingdon DG, Turkingotn D: Cognitive-Behavioral Therapy of Schizophrenia. New York, Guilford, 1994

Leamy M, Bird V, Le Boutillier C, et al: Conceptual framework for personal recovery in mental health: systematic review and narrative synthesis. Br J Psychiatry 199(6):445–452, 2011 22130746

Liberman RP, Kopelowicz A: Recovery from schizophrenia: a concept in search of research. Psychiatr Serv 56(6):735–742, 2005 15939952

Parish C: NICE issues new guidance on treating psychosis. Ment Health Pract 17:7, 2014

Pilling S, Bebbington P, Kuipers E, et al: Psychological treatments in schizophrenia, I: meta-analysis of family intervention and cognitive behaviour therapy. Psychol Med 32(5):763–782, 2002 12171372

Ralph RO, Kidder KA: The Recovery Advisory Group: Can We Measure Recovery? A Compendium of Recovery and Recovery Related Measures. Cambridge, MA, Human Services Research Institute, 2000

Shepherd S, Depp CA, Harris G, et al: Perspectives on schizophrenia over the lifespan: a qualitative study. Schizophr Bull 38(2):295–303, 2012 20603443

Substance Abuse and Mental Health Services Administration: National Consensus Statement on Mental Health Recovery. 2004. Available at: http://store.samhsa.gov/shin/content/SMA05-4129/SMA05-4129.pdf. Accessed August 25, 2014.

Substance Abuse and Mental Health Services Administration: SAMHSA announces a working definition of "recovery" from mental disorders and substance use disorders. 2011. Available at: http://www.samhsa.gov/newsroom/press-announcements/201112220300. Accessed August 25, 2014.

Tohen M, Hennen J, Zarate CM Jr, et al: Two-year syndromal and functional recovery in 219 cases of first-episode major affective disorder with psychotic features. Am J Psychiatry 157(2):220–228, 2000 10671390

Torgalsbøen AK, Rund BR: Lessons learned from three studies of recovery from schizophrenia. Int Rev Psychiatry 14:312–317, 2002

Young SL, Ensing DS: Exploring recovery from the perspective of people with psychiatric disabilities. Psychiatr Rehabil J 22:219–231, 1999

推薦相互参照

社会的要因については，第3章（レジリエンスと心的外傷後成長），第4章（ポジティブ社会精神医学），第11章（予防的介入），第12章（ポジティブ精神医学の臨床実践への統合），第16章（ポジティブ精神医学の生命倫理学）で，心理療法に関しては，第8章（ポジティブな精神療法的・行動的介入），第9章（支持的療法と精神力動的療法におけるポジティビティ）で論じられている。

推薦ウェブサイト

National Alliance on Mental Illness Web site. Available at: www.nami.org. Accessed July 14,

134 | 第 2 部　ポジティブアウトカム

2014

Substance Abuse and Mental Health Services Administration Web site. Available at: http://
www.samhsa.gov/recovery/. Accessed July 14, 2014.

U.S. Department of Health and Human Services Mental Health Web site. Available at: www.
mentalhealth.gov. Accessed July 14, 2014.

第6章

ウェルビーイングとは何か？

Robert M. Kaplan, Ph.D.
Wendy B. Smith, M.A., Ph.D., BCB

すべての人間の資産のなかで，健康とウェルビーイングは最も価値が高いものである。人の在り様についての優先順位に関する調査研究が行われているが，これらの試みでは，おおよそすべての人が健康を自分にとって最も望ましい状態と評価しており，一般的には変動がほとんどない（Rochease, 1973）。しかしながら，健康状態がこれほど評価されているにもかかわらず，健康とウェルビーイングの定義および測定法はまだ確立されていない。

健康の測定法についての議論は，2つのテーマによって特徴づけられることが多い。一つは，病気と早期の死亡は望ましいものではないとし，健康の一要素は，重度の病気と死亡の回避であるというものである。もう一つは，日常的な機能と生活の質に対する病気と機能障害の影響が重要であるというものである。疾病と機能障害は，日常生活における通常の活動を妨害することから問題であると考えられている。たとえば，がんもしくは心臓疾患は，人の平均余命を短くし，死に至る間に有意義な生命活動を送るための能力を低下させる可能性がある。比較的軽度の病気であっても，日常生活に影響を与える可能性はある。たとえば，風邪は，社会活動および職業上の活動を邪魔し，認知機能および人と楽しく交流する能力を阻害するかもしれない。風邪は日常生活の活動を阻害するかもしれないが，多くの場合は比較的短期間で治まる。しかし，再発性の腰痛のような慢性疾患は，日常生活の楽しい活動を永久的に妨げる可能性がある。ウェルネスの包括的な概念化では，死のリスク，生活の質の低下，健康状態の不安定性を考慮しなければならない（Brown et al., 2013）。

過去数十年にわたる患者報告式のアウトカムの測定が新たに注目されるように

なっている（http://PCORI.org）。現在，あらゆる病気は，日常生活の活動への影響をもとに評価されている。科学的スクリーニングパネルの16のインジケーターのような一般的な臨床検査で使用されている指標は，ときに，平均余命もしくは患者からみたアウトカムと関連しないことがある（Kaplan, 2009）。これらは，それ自体アウトカムではないとしても，臨床的アウトカムに結びつく可能性があるため，これらを"代理"手段とみなしている。アウトカム測定では，患者の視点からウェルネスを評価する必要がある。

多くの臨床研究では現在，標準化された生活の質の指標が用いられている。図6-1は，1972年から2012年の間にPubMedで特定された生活の質に関する出版物の数をまとめたものである。1972年の時点では，PubMedでは，生活の質というキーワードでは，出版物を特定できなかった。1972年からの40年にわたって，生活の質というキーワードを使用した記事の数は劇的に増加した。2012年には1,104件の記事が特定された。この傾向は最近まで続いている。たとえば，全データが利用可能な最新の5年間（2007年〜2012年）では，このキーワードの使用率が78%も増加した。その間に，多くの新しい生活の質の評価ツールが利用可能になった。これらの新しいツールは，さまざまな疾患に対する特有の患者報告式結果の分析のために，使用されている。たとえば，これらのツールには，がん，糖尿病，および心臓疾患に対する特有の測定法が含まれている。

重要なアウトカムとして，生活の質への認識が大切であることは，Paul Ellwoodの1988年Shattuck講義（Ellwood, 1988）によって最初に提示された。Ellwoodはそれを"患者体験の技術"と称することを提言した。さらに，症状のマネジメントとは対照的に，Ellwoodは，患者の予後のマネジメントの重要性を強調した。彼は次の4つの手法に沿って医療ケアを考えた。それは，①患者の希望と治療に合致する基準とガイドライン，②患者のウェルビーイングと機能の測定，③他人の文脈内で患者のアウトカムを解釈するための基準となるデータの使用，および④意思決定者に影響を与える可能性のある情報の普及である。このアプローチは，ヘルスケアの中心に患者を置き，患者中心に書かれたレポートを使用して，臨床的ケアの指針および見通しを提供する。最近では，これらの技術の使用は，患者中心のアウトカム研究（PCOR）として知られるようになってきた。PCORの使用は，Affordable Care ActおよびPatient-Centered Outcomes Research Institute（PCORI）によく表されている。PCORの中心は，患者の視点からの結果の測定である。これらの測定のほとんどは，健康に関連した生活の質を強調している。

健康に関連した生活の質の定義

過去 30 年間に数多くの生活の質測定システムが進化し，そこには測定に関するさまざまな背景が表れている。少なくとも 2 つの異なる概念的アプローチが存在する。　第一は，健康状態測定の背景に由来する。1960 年代後半から 1970 年代初頭にかけて，国立保健サービス研究センター National Center for Health Services Research（現在は保健医療研究および品質庁 Agency for Healthcare Research and Quality）は，健康状態の全般的な尺度を開発するためにいくつかの主要プロジェクトに資金を提供した。　すべてのプロジェクトは，"健康とは，完全に身体，精神，および社会的によい（安寧な）状態であることを意味し，単に病気ではないとか，虚弱でないということではない"（World Health Organization, 1948）という世界保健機関（WHO）の健康状態の定義に基づいている。このプロジェクトでは，Sickness Impact Profile, the Quality of Well-Being Scale, the McMaster Health Index Questionnaire, Medical Outcomes Study 36-Item Short Form Health Survey (SF-36)，および Nottingham Health Profile（概要はアメリカ疾患予防管理センター Center for Disease Control and Prevention, 2012 を参照）を含むさまざまな評価ツールが作成された。この尺度の多くは，疾患もしくは機能障害による社会的役割のパフォーマンス，地域社会で交流する能力，および身体機能に及ぼす影響を調べ

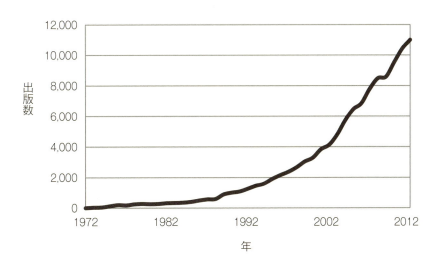

図 6-1　PubMed 内でクオリティオブライフの言葉で特定された論文の数：1972-2012

るものである。これらのシステムは，社会的および精神的健康の測定のための別々
のコンポーネントを有している。尺度はまた，生活の質の主観的側面を考慮する範
囲も異なる。これらの尺度のほとんどは，生活の質のさまざまな次元について個別
の尺度を提供するために心理測定法を適用している。たとえば，Sickness Impact
Profile は 136 アイテムの尺度であり，12 種類のスコアが Minnesota Multiphasic
Personality Inventory Profile に似た形式で表示される。

　第二のアプローチは，意思決定理論を使用し，さまざまな健康状態を重み付けし
て 1 つの軸で健康状態を表現しようとするものである。このアプローチの支持者
は，心理測定法では異なる健康上の問題の重要性が同等でないことを考慮していな
いと論じている。100 個の少量の水疱は，100 個の欠けた手足と同等ではない。心
理測定法的アプローチを用いた実験的試験では，生活の質のいくつかの側面で改善
が見られる一方，他の側面が悪化することがしばしばある。たとえば，投薬はヘ
モグロビンを増加させるだけでなく，腎不全に関連したより大きなレベルの症状を
生じさせることがある（Drieke et al., 2006）。多くの人々が，生活の質の概念は，
観察可能なまたは客観的な健康状態の主観評価であると論じている。意思決定理
論アプローチは，主観的機能状態，これらの状態に対する嗜好，罹患率および死亡
率を統合する生活の質の全体的な指標を提供しようという試みである。

生活の質を測定するための一般的な方法

　この章では，生活の質を測定するために最も広く用いられている方法を紹介する。
より詳細なレビューに興味のある読者は，McDowell（2006）の尺度とアンケート
のガイドを参照していただきたい。

Medical Outcomes Study 36-Item Short Form Health Survey

　現在，最も一般的に用いられている心理測定のアウトカム指標は，SF-36 である。
SF-36 は，RAND Corporation と Medical Outcomes Study によって作成された。
Medical Outcomes Study は Short Form-20（SF-20）と呼ばれる 20 項目の簡易ツー
ルの開発を試みたが，SF-20 はいくつかの点において信頼性が認められなかった。
そこで，SF-36 には，身体機能，日常役割機能（身体），身体の痛み，全体的健康感，
活力，社会生活機能，日常役割機能（精神），心の健康の 8 つの健康概念が含まれ
ている。SF-36 は，訓練された面接者によって実施することも，あるいは自己回答
することもできる。

SF-36には多くの利点が認められる。たとえば，それは簡潔で信頼性と妥当性に関するしっかりとしたエビデンスがある。また，SF-36は機械による採点が可能であり，大規模な人口調査で用いられている。SF-36の信頼性と有効性については十分に実証されている（Keller et al., 1999）。

しかしSF-36にはいくつかの欠点もある。たとえば，年齢別の質問がなく，異なる年齢層にまたがって同等かどうかを明確に判断することができない（Steward & Ware, 1992）。それにもかかわらず，SF-36は，現代医学における最も一般的に用いられる行動尺度となっている。

Patient-Reported Outcome Measurement Information System
患者報告式アウトカム尺度（PRO）の情報システム

健康およびウェルビーイングに関する効率的な成人および小児の自己報告式尺度に臨床家および研究者がアクセスできるようにするための努力の一環として，国立衛生研究所 National Institute of Health は PROMIS（Patient-Reported Outcome Measurement Information System）の開発に資金を提供した。PROMIS の尺度は，身体的および精神的健康と社会的ウェルビーイングに関する患者報告式の測定法の結果を評価するために現代の測定理論を用いている。PROMIS の尺度は，小児集団におけるウェルビーイングを評価するための特定の尺度に加えて，疲労，身体機能，抑うつ，不安，および社会的機能といった全体的なアウトカムを測定する。他の尺度も利用可能であり（http://nihpromis.org 参照），さらなる測定尺度は現在開発段階にある。

PROMIS の主な利点は，多数の質問に答える負担を軽減し，疾患および状態に見合った患者報告式のアウトカム測定法を創り出す可能性がある点である。PROMIS のツールは臨床家に，さまざまな治療が患者および患者の日々の機能についてどのように影響するかについての情報を提供する。またその報告書は治療計画を伝えるためだけに使用されるのでなく，患者と医師のコミュニケーションを改善するためにも使用可能である。

意思決定論的アプローチ

生活の質のデータは，医療費プログラムのコスト／実用性またはコスト／有用性を評価するために用いることができる。1960 年には GDP の 4％だった医療費が，今日では 17％以上と急速に増加したため，コスト調査が注目されている。すべての医療介入で，消費された金額に対して見合うだけの見返りはない。コスト研究を

行うことにより，政策立案者は，少ない資源を最適かつ公平に配分できるようになる。費用対効果分析は，生存年数もしくは質調整生存年（QALYs）の観点からヘルスケア介入の利益量を定めるものである。費用／実用性は，好みもしくは質の判断の実用性によって健康状態を観測する費用対効果の特別な利用法である。費用対効果分析では，医療的ケア，行動的介入，もしくは予防プログラムから得られる利益はウェル・イヤー well-year という用語で表現されている。

もし，私たちが75歳まで生きると予測していた男性が50歳の年齢で心臓発作を起こして亡くなったとすれば，疾患によって25生存年（life-year）を失うことになったと結論づけられる。100人の男性が50歳で死亡したとすれば（そして，平均余命75歳であったとすれば），2,500生存年の寿命（100人の男性×25年）が失われたと結論づけることができる。死は，心臓疾患における唯一のアウトカムではない。心筋梗塞を起こし，長期間にわたって障害を残すことになり，その結果，生活の質が低下する人もいる。QALYはそのような結果を考慮に入れる。たとえば，生活の質を半分に低下させる疾患は，ずっと毎年0.5QALYを奪っていくことになる。病気が2人に影響する場合は，ずっと毎年1QALY（2 × 0.5）を奪っていく。5人の生活の質をそれぞれ0.2ずつ向上させる医学的治療は，その効果が1年続けば，1 QALYに相当する。このシステムは，共通のQALYユニットの観点から，プログラムの利点と副作用を同時に検討できるという利点がある。

死亡率と生活の質に関する情報を統合することは，心臓疾患の研究においては必要不可欠である。高血圧について考えてみよう。高血圧を持つ人は，治療をしないと短命となり，治療を受ければ長生きできる可能性がある。すなわち，治療の利点の一つに，生存年数を長くすることがあげられる。しかし，ほとんどの患者では，高血圧は何年も症状を現さない。逆に，高血圧の治療は負の副作用を引き起こす可能性もある。平均余命の変化だけで治療を評価すると，副作用が考慮されないために，プログラムの利点が過大評価される。一方，現在の生活の質のみを考えると，死亡率に関する情報が除外されるため，治療効果を過小評価してしまう可能性がある。実際，現在の機能のみを考慮すると，治療の副作用が高血圧の症状よりも悪い可能性があり，治療を有害なものと見なしてしまうことも考えられる。包括的な測定システムとは，副作用と有益性を同時に考慮し，治療の利益の全体的な見積りを提供するものである。

QALYを取得するためのアプローチの多くは類似しており，望ましいと考えられるアプローチにはいくつかのステップが存在する。最初のステップは，機能の客観的レベルに応じて患者を分類する。このレベルは，移動性，身体活動，および

社会活動の尺度によって示される。次に，観測可能な機能を行動レベルで一旦分類した後，それぞれの人をウェルネス尺度上，最高の機能状態から死までの連続線上の 0 から 1.0 の間に位置づける。

医学と公衆衛生で用いられるいくつかの伝統的な測定尺度は，人が死んでいるか生きているかだけしか考えていない。言い換えれば，生きている人はすべて同じ得点を得ることとなる。しかし，医療現場で働く人は，異なるレベルのウェルネスがあることを理解しており，これらの状態を定量化することが求められる。この定量化を達成するために，研究者は，観察可能な健康状態を，それらがいかに望ましい質であるかの評価に応じて重み付けする。人間の価値の研究は，観察可能な状態を，アンカーとして死亡を 0 に置き，完全に良好を 1.0 として選択された連続体の上に置くことによって行われた。研究によれば，体重は 1 年間にわたって非常に安定しており，さまざまな評価者グループ間で一貫していた（Kaplan, 1994）。最後に，さまざまな健康状態にとどまった期間を考えなければならない。1 日中咳や頭痛が続くことと，その状態が 1 年間続くこととは同じではない。

このシステムは，さまざまなヘルスケアプログラムを評価するために用いられている。たとえばそれは，関節炎を持つ患者のための新しい医薬品が年間平均 0.0023 QALY を生み出すのに対し，獲得性免疫不全症候群（AIDS）のための新しい医薬品は年間 0.45 単位を生み出すということが実証されている。しかし，関節炎治療薬の利点は 20 年も続く可能性があり，最終的に 0.023 × 20 年 = 0.46 年を生み出す。AIDS 治療は 1 年間の恩恵しかもたらさなかったため，その総効果は 0.46 × 1 年 = 0.46 年であった。つまり，この全体的なシステムが，これら 2 つのまったく異なる治療法の潜在的利益を比較することを可能にしている（Kaplan et al., 1998）。

患者報告アウトカムを測定する科学への新しいアプローチ

多くの人は，医学診断は生物学的検査のみから得られると考えており，医師は長年にわたって，受診中に患者が提供した情報の大半を無視してきた。しかし，患者による報告が，重要な疾患と危険因子を理解するための鍵となることが次第に明らかになってきている。実際に大半のケースで，患者は，症状と問題を経験しているために医師に相談しており，そのような形でヘルスケアの提供に大きく影響している。

患者報告アウトカム（PROs）は，自分の健康と健康を取り巻く状況に関する患者の報告であると定義されている。これらの測定法は現在，ヘルスケアとヘルスケ

アの研究の中心的な部分にあたると認識されている。この認識には正当な理由がある。なぜなら，病気という患者の体験が，ヘルスケアシステムの使用を促し，投薬の使用を通知し，診断上の決定に大きく影響するからだ。我々が"健康"を経験することは現象論的であり，多くは痛み，疲労，倦怠感，および数多くの個々の症状（たとえば咳，痛み，身体機能不全）などの経験に基づいている。ウェルネスと病気の経験には，感覚に対する個人の解釈が不可欠である。アメリカ食品医薬品局（U.S. Food and Drug Administration）は現在，臨床試験でPROを認知しており（Patrick et al., 2007），PROは新薬とデバイスを承認するに当たっての重要な指標になりつつある。PROsについてはアメリカ食品医薬品局の報告書（2009）にまとめられている。

　PROsは，健康に関する情報を患者が自己報告したものである。したがって，それらは，認知科学と自伝的記憶の研究論文にしっかりと記載されてきたように，多くのタイプの偏り，歪み，および誤りの影響を受けやすい。たとえば，PROsが個人に長期間（たとえば1カ月）にわたる症状を報告するように依頼すると，その結果として得られる情報の妥当性と信頼性に影響する多くのプロセスが始まる（Patrick et al., 2007）。第一に，記憶容量の基本的な制限のために，長い期間にわたるいくつかの症状に関する情報の正確な想起ができない。第二に，情報が記憶にエンコードされたあと，ある種のプロセスによって，個人のそのときの状態をもとに選択された情報の想起が行われる（悪い気分にあるときには，比較的負の記憶にアクセスしやすくなる）（Bradburn et al., 1987；Sudman et al., 1996）。第三に，想起は多くの認知ヒューリスティック，または過去の経験の再現に使用される経験則に影響される。一つのヒューリスティックは，インパクトの弱い経験よりもインパクトの強い経験（たとえば，強い痛み）を報告し，評価の時期により近い経験を報告するというピークエンドの法則（peak-end rule）として知られている（Kahnerman et al., 1999；Redelmeier et al., 2003）。これらの要因は，長期間に至るものや経験が急速に変動するものなど，その経験を覚えにくい場合に特に関係している。（痛みと疲労にはこのような特性が認められ，たとえば1～2週間後の特定の日に痛みのレベルを報告しようとするときに明らかになる）。これらの理由から，多くの研究者は，バイアスと歪みを最小限に抑えるために，短い想起の期間を使用してPROデータを収集することを推奨している。

　短期の想起期間（または，被験者が即時の経験について質問され想起期間がない場合）の評価の開発に伴って，評価が研究室もしくは診察室から日常生活へと移ってきた。**経験サンプリング手法（experience sampling method）（ESM）**とエ

コロジカル瞬間アセスメント（ecological momentary assessment）（EMA）は，回答者の典型的な環境のなかで即時に経験を報告し，それによってデータの高い正確性と代表的なデザインを達成する手法である。

　瞬間評価（ESM と EMA）の初期バージョンは，ポケットサイズの紙と鉛筆による質問紙に答えさせるために，ポケットベルと腕時計のアラームの合図を回答者が使うようになっていた。典型的には，時間と日付，どこにいたか，何をしていたか，そして誰と居たかという一連の質問を初めに回答する。これらの質問の後に，調査の必要性を満たす特定の内容が続き，それらは一般的に，感情，症状，または行動に関する質問であった。たとえば，慢性痛に関する EMA 調査は，その瞬間の痛みの強さ，痛みに対して最近薬剤を使っているかどうか，痛みが機能にどのように影響を及ぼしているか，そして，おそらくは，痛みに対処するために現在用いているコーピング方法に関する質問を含んでいる可能性が高い。

　瞬間評価プロトコールの新たなバージョンは，持ち運び可能なコンピューターとスマートフォンの出現に伴い大幅に強化された。これらのデバイスは，使用者が評価体験を大幅に向上させ，複雑なプロトコールの実施を可能にした洗練されたプログラムを使えるようにした。瞬間評価の重要な要素は，評価のスケジューリングである。初期バージョンにおける腕時計を使用した方式は，あらかじめ装置にプログラムしておいたビープ音のスケジュールに制限されていた。ポケットベルが出すビープ音はもっと柔軟だったが，より複雑なデータ収集をルーチン化することは依然として困難であった。持ち運び可能なデバイスは，回答者が現実の世界で直面する可能性があるさまざまな状況に対処できるよう，あらかじめプログラムされた自律型のデータ収集デバイスとして機能するようにプログラムすることができる（Shiffman, 2007）。この自律性という一側面は，研究デザインのニーズに応じて，（あらかじめ設定されたパラメータ内で）評価の時間をランダムに選ぶアルゴリズム，もしくは決まった時間に記録するアルゴリズムによって設定することができるということである。時間帯以外の情報を条件として評価できるようになるため，はるかに複雑なサンプリングが可能となり，かつ研究室から現実世界に移動するという精神が活かされるようになる。たとえば，環境イベント（たとえば，夫婦げんか）後にどのように気分が変化するかに関心を持つ研究者は，イベントの直後に自ら評価（イベント主導の評価と呼ぶ）を開始し，その後 4 時間，30 分間隔でシステマティックに電子日記に気分を評価させる。この場合，環境の流れが評価スケジュールを調整しており，現実世界のアウトカムに関するユニークな切り口を提供する。

生理学的評価における代表的なデザイン

　生理学的状態に関する知識は，明らかに，医学的状態の予防，同定，および治療のための重要な情報源である。いくつかの例外はあるものの，生理学的尺度の収集は検査室と診療室に限定されており，自己報告についてちょうど議論したのと同じ疑問が生じる。それは，限定された設定の下で生理学的尺度を収集することは，患者の日々の生理学的機能を正確に反映しているのかというものである。PROs の分野，さらに一般的には，長く豊かな研究の歴史がある自己報告と異なり，生理学的尺度の代表的なデザインは，裏づけとなる多くの実証的な結果が存在していない若い分野である。したがって，我々がここで要約する生理学的尺度を用いた代表的なデザインの話題に関する直接的な文献は限られている；代わりに，我々は，代表的なデザインがこの分野の研究と実践に有意義な概念でなければならないということを示す例を提供する。

　血圧の評価について考えてみよう。血圧管理に関する臨床上の決定の多くは，オフィス環境での測定値に基づいて行われる。長期にわたり，医師は複数日に複数回の測定によって血圧を測定することが推奨されてきたが（Mi et al., 2010），実際は，一般的に数回の測定，時によっては 1 回の測定のみに基づいて投薬を決定する。しかしながら，血圧は実質的に時間の経過とともに変化するものである（Mi et al., 2010）。サーカディアンリズムからすれば，朝の時間帯には血圧が上昇し，昼になると血圧が低下し，夜にはさらに血圧が低下する傾向がある（de la Sierra et al., 2009）。サーカディアンリズムに沿った血圧の変動パターンが健康への悪影響を予測するかどうかに関しては多くの推論が行われている。たとえば，夜に血圧が低下しない人は，リスクが高いとみなされるかもしれない（Eguchi et al., 2009）。しかし，これらのパターンの影響を体系的に評価した疫学研究はほとんどない。実際に，高血圧のリスクについて知られていることの大部分は，決まった時間に 2，3 回測定された血圧の特徴を調べ，その後前向きに参加者を追跡して人生早期に血圧が高い場合に何十年も経つと健康状態が悪化するという疫学的研究に基づいている（Egan et al., 2010）。多くの研究は，臨床場面での血圧の評価が，診療外で起こる重要な変動の多くを見逃していることを示している。外来での血圧測定の新しいアプローチは，日々の経験の影響に伴う血圧変化の幅全体をとらえるようになっている。

モバイルヘルスとワイヤレスヘルス

　ESM および EMA の技法と技術は、（必ずというわけではないが）もっぱら患者の体験を観察するために使用することが一般的とされている中で、**モバイルヘルス**（mHealth）は、私たちの焦点である行動的介入の戦略を含むヘルスケアを全面的に強化するためにモバイルコンピューティング技術を使用するというものである。研究室と診療室を普段の環境に持ち込むという重要な進歩は、新しいモバイル通信技術の急速な発展によっている。技術の革新は代表的なデザインでの研究を可能にし、ESM と EMA はこれらの発展を科学的に支えている。実際、直接的な EMA の成果は、ecological momentary intervention（EMIs）として知られる分野である。EMIs は、患者の日常生活に介入（たいていは行動的）をするための手法である。EMIs はモバイル機器を介して管理されており、自然な環境下で即時に発生するという点で"瞬間的"である（したがって、EMA に似ている）。これらの方法は、禁煙、体重減少、不安、糖尿病管理、摂食障害、アルコール使用、健康的な食事、および身体活動など、さまざまな問題に関連する介入に用いられてきた（Heron &

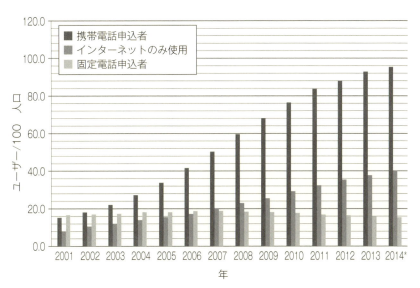

図 6-2　世界の人口 100 人ごとの固定電話とインターネットコンピューターの使用者と
　　　　モバイルワイヤレスの申込者数の比較：2001 年から 2014 年の傾向

＊ 2014 年の数字は推定　国際電気通信連合 2014 のデータを引用。

Smyth, 2010)。

　ある EMI スマートフォンアプリは，ウィスコンシン大学の David Gustafson によって，リアルタイムにソーシャルサポートを提供し，情報と支援の種類を決めるために地理情報を使用することで再発を減らすよう設計されている。リカバリー状態にある人にとって。居住型治療環境を離れた後，そして地域でのミーティングを見つけ参加するのが困難な期間，すぐに社会的支援を受けられることはとくに有用である。また，このアプリは，時間経過に伴う行動に関する情報（再発のリスクを予測するのに役立つグラフ）も提供する。アプリの使用者は，以前に薬物やアルコールを使用した場所，もしくは他の要因のためにリスクが高い場所の住所を入力することができる。そして，電話を使って，地理的にその場所に近づくと警告を鳴らしたり，リアルタイムに臨床家に連絡できるようなツールを組み込んだりすることができる（Health Enhancement Systems Studies Center for 2014）。

　携帯電話からワイヤレスセンサーまでの技術を含むワイヤレスおよび mHealth の使用は，近年，急激なペースで発展している。国際電気通信連合（International Telecommunication Union）（2014）は，現在，世界中で約 69 億個の携帯電話が使用されており，この数は今後 10 年間で少なくとも 2 倍（世界の人口をはるかに上回る）になると推定している。たとえば，中国には約 10 億のワイヤレスアカウントが存在し，アラブ首長国連邦には 1 人あたり 2 つの活動中のワイヤレスアカウントが存在している。ワイヤレス通信装置は，有線システムをも飛躍させている。図 6-2 は，2007 年から 2014 年の間の，標準の有線電話と比較した無線電話の成長を示している。約 23 億人がモバイルブロードバンドアクセスを持ち，その 55％が発展途上国にいる。米国成人の約 91％が携帯電話を定期的に使用している。経済的なリソースがこれらの技術の普及を妨げることはなく，急速に成長している市場には，経済的に恵まれていないアフリカ系アメリカ人およびヒスパニック系の使用者と低所得世帯が含まれている（Zickuhr & Smith, 2012）。増え続けているエビデンスも，電子技術が低所得層の人々の行動を変える手助けとなる最善の方法である可能性を示している（Bennett et al., 2012）。携帯電話が世界的に入手可能となったことは，ほとんどの人がデータ収集と介入の機器に接続していて，"生理学的評価における代表的なデザイン"の節で議論したような代表的なデザインの実施が可能になた，ということを意味している。技術を使えば，心理生理学的反応をリアルタイムで収集することができる。医学的診断にもまた大きな変化が生じる可能性がある。たとえば，高分析能光ファイバー microendoscope は，現場でがんを検出するのに使用可能な小型のポータブル機器である。開発途上国のある地域で，医療従

事者が皮膚病巣の画像を撮り，携帯電話の技術を用いて世界中の主要な医療センターに画像を送ることができ，迅速な診断と治療の指示を得ることができる。

　mHealth の技術は，慢性疾患の管理など治療にも役立つ。スマートフォンのアプリは，喘息，アルコール依存症，および肺がんの疾患自己管理のために開発されている。

　mHealth の将来の可能性は，真剣に検討する価値がある。2010 年の Affordable Care Act によって，プロバイダーは 2014 年から，遠隔のモニタリングに対して診療費を請求できるようになった。モバイル技術はヘルスケアとバイオメディカル研究にきわめて大きい影響を与えており，医療従事者はすぐに，蓄積し分析しそして解釈できる以上の情報に取り囲まれるようになる可能性がある。おそらく，新しい分析法が必要なのだろう。さらに，機器を用いてモニターされている人たちのデータとプライバシーを安全に保護することが，きわめて重要な問題になってくるだろう（Kaplan & Stone, 2013）。

要約

　患者から報告される結果が注目されるようになってきている。Patient-reported outcomes Research Institute は，患者の視点を用いた研究に焦点を当てたパブリック・プライベート・パートナーシップ（public-private partnership）である。患者の視点を強調すると，しばしば，生物学的プロセスの測定に焦点を当てた結果と異なる結論が導かれる。近年では，患者評価に関する科学の飛躍的進歩があり，我々は，この分野が継続的に進歩すると予測している。

臨床上のキーポイント

- 患者が報告した体験の重要性が認識されるようになっている。多くの重要な臨床的アウトカムは，患者の視点によって最も適切に評価される。
- 患者の視点は，しばしば，生物学的マーカーを強調する伝統的なアプローチとは異なる動きを引き出す。
- 臨床家が患者の現在の状態評価と特定の治療法の有効性評価を併せて行うために，臨床家は，全体的もしくは特定の領域での測定ツールを利用することができる。

- 臨床家がリアルタイムで患者を支援し，知識を増やす情報を提供することができるように，新しいモバイルヘルス技術が発展してきている。
- 正確な診断と治療計画の助けとなる生活の質およびウェルビーイングの重要な側面を医師と研究者が測定する方法の改善の努力が続けられている。

参考文献

Bennett GG, Warner ET, Glasgow RE, et al; Be Fit, Be Well Study Investigators: Obesity treatment for socioeconomically disadvantaged patients in primary care practice. Arch Intern Med 172(7):565-574, 2012 22412073

Bradburn NM, Rips LJ, Shevell SK: Answering autobiographical questions: the impact of memory and inference on surveys. Science 236(4798):157-161, 1987 3563494

Brown DS, Jia H, Zack MM, et al: Using health-related quality of life and qualityadjusted life expectancy for effective public health surveillance and prevention. Expert Rev Pharmacoecon Outcomes Res 13(4):425-427, 2013 23977969

Center for Health Enhancement Systems Studies: Addiction CHESS Project: developing and testing a computer-based alcohol use disorder recovery system. July 1, 2014. Available at: http://chess.wisc.edu/chess/projects/AddictionChess.aspx. Accessed August 25, 2014.

Centers for Disease Control and Prevention: Health-Related Quality of Life (HRQOL). November 1, 2012. Available at: http://www.cdc.gov/hrqol/. Accessed August 25, 2014.

de la Sierra A, Redon J, Banegas JR, et al; Spanish Society of Hypertension Ambulatory Blood Pressure Monitoring Registry Investigators: Prevalence and factors associated with circadian blood pressure patterns in hypertensive patients. Hypertension 53(3):466-472, 2009 19171788

Drüeke TB, Locatelli F, Clyne N, et al; CREATE Investigators: Normalization of hemoglobin level in patients with chronic kidney disease and anemia. N Engl J Med 355(20):2071-2084, 2006 17108342

Egan BM, Zhao Y, Axon RN: US trends in prevalence, awareness, treatment, and control of hypertension, 1988-2008. JAMA 303(20):2043-2050, 2010 20501926

Eguchi K, Ishikawa J, Hoshide S, et al: Night time blood pressure variability is a strong predictor for cardiovascular events in patients with type 2 diabetes. Am J Hypertens 22(1):46-51, 2009 18833198

Ellwood PM: Shattuck lecture—outcomes management: a technology of patient experience. N Engl J Med 318(23):1549-1556, 1988 3367968

Heron KE, Smyth JM: Ecological momentary interventions: incorporating mobile technology into psychosocial and health behaviour treatments. Br J Health Psychol 15(Pt 1):1-39, 2010 19646331

International Telecommunication Union: The World Telecommunication/ICT Indicators database, 18th Edition. Geneva, Switzerland, International Telecommunications Union, 2014

Kahneman D, Diener E, Schwarz N: Well-Being: The Foundations of Hedonic Psychology. New York, Russell Sage Foundation, 1999

Kaplan RM: Value judgment in the Oregon Medicaid experiment. Med Care 32(10):975-988,

1994 7934274

Kaplan RM: Diseases, Diagnoses, and Dollars. New York, Springer, 2009

Kaplan RM, Stone AA: Bringing the laboratory and clinic to the community: mobile technologies for health promotion and disease prevention. Annu Rev Psychol 64:471–498, 2013 22994919

Kaplan RM, Ganiats TG, Sieber WJ, et al: The Quality of Well-Being Scale: critical similarities and differences with SF-36. Int J Qual Health Care 10(6):509–520, 1998 9928590

Keller SD, Ware JE Jr, Hatoum HT, et al: The SF-36 Arthritis-Specific Health Index (ASHI), II: tests of validity in four clinical trials. Med Care 37(5, suppl):MS51–MS60, 1999 10335743

McDowell I: Measuring Health: A Guide to Rating Scales and Questionnaires, 3rd Edition. Oxford, UK, Oxford University Press, 2006

Mi J, Wang T, Meng L, et al: Development of blood pressure reference standards for Chinese children. Chinese Journal of Evidence-Based Pediatric 5:4–14, 2010

Patrick DL, Burke LB, Powers JH, et al: Patient-reported outcomes to support medical product labeling claims: FDA perspective. Value Health 10 (suppl 2):S125–S137, 2007 17995471

Redelmeier DA, Katz J, Kahneman D: Memories of colonoscopy: a randomized trial. Pain 104(1–2):187–194, 2003 12855328

Rokeach M: The Nature of Human Values. New York, Free Press, 1973

Shiffman S: Designing protocols for ecological momentary assessment, in The Science of Real-Time Data Capture: Self-Reports in Health Research. Edited by Stone AA, Shiffman S, Atienza A, Nebeling L. New York, Oxford University Press, 2007, pp 27–53

Stewart AL, Ware JE (eds): Measuring Functioning and Well-Being: The Medical Outcomes Study Approach. Durham, NC, Duke University Press, 1992

Sudman S, Bradburn NM, Schwarz N: Thinking About Answers: The Application of Cognitive Processes to Survey Methodology. San Francisco, CA, Jossey-Bass, 1996 U.S. Food and Drug Administration: Guidance for industry: patient-reported outcome measures:

Use in medical product development to support labeling claims, 2009. Available at: http://www.fda.gov/downloads/Drugs/GuidanceComplianceRegulatoryInformation/Guidances/UCM193282.pdf. Accessed August 25, 2014.

World Health Organization: Constitution of the World Health Organization. Geneva, Switzerland, World Health Organization, 1948

Zickuhr K, Smith A: Digital Differences. Washington, DC, Pew Charitable Trust, 2012

推薦相互参照

ウェルビーイングに関しては，第7章（ポジティブメンタルヘルスの臨床評価），第13章（ポジティブ精神医学の生物学），第15章（ポジティブ老年精神医学および文化精神医学）で論じられている。

推薦文献

Cherepanov D, Palta M, Fryback DG, et al: Gender differences in multiple underlying dimensions of health-related quality of life are associated with so ciodemographic and socioeconomic status. Med Care 49(11):1021–1030, 2011 21945974

Fryback DG, Dunham NC, Palta M, et al: US norms for six generic healthrelated quality-of-life indexes from the National Health Measurement study. Med Care 45(12):1162–1170, 2007 18007166

Jones CA, Pohar SL, Feeny DH, et al: Longitudinal construct validity of the Health Utilities Indices Mark 2 and Mark 3 in hip fracture. Qual Life Res 23(3):805–813, 2014 24081869

Kaplan RM: Value judgment in the Oregon Medicaid experiment. Med Care 32(10):975–988, 1994 7934274

McDowell I: Measuring Health: A Guide to Scales and Questionnaires, 3rd Edition. Oxford, UK, Oxford University Press, 2006

第7章

ポジティブメンタルヘルスの臨床評価

それが心なのか器質的なのか私は気にしない――それは臨床的なものである！
Heinz Lehmann（1996）

Per Bech, M.D., D.M.Sc.

　この章で注目するポイントは，個人のポジティブメンタルヘルスもしくはウェルビーイングの主観的側面の評価である。DSM-5（American Psychiatric Association, 2013）では，DSM-IV（American Psychiatric Association, 1994）で重要視された臨床スケールの GAF（Global Assessment of Functioning）が（疾患の症状，自殺のリスク，および能力障害が混在していることによる）明快さの欠如と尺度特性の弱さを理由に削除された。DSM-5 は，精神障害の症状診断と自殺リスクだけではなく，World Health Organization（WHO）Disability Assessment Scale（DAS）によって測定される社会的な健康に注目している。言い換えれば，DSM-5 ではポジティブメンタルヘルスに関する個人のウェルビーイングの評価が欠如しているということになる。なぜ Medical Outcomes Study 36-Item Short Form Health Survey（SF-36）が社会的，精神的，身体的評価基準として DSM-5 に採用されなかったのかは不明である。

　心理的ウェルビーイングもしくはポジティブメンタルヘルスを測定する尺度を選ぶ際，心理測定学では，測定に基づくケアを決められる一定の妥当性を持つ尺度に注目してきた。医療現場におけるポジティブメンタルヘルスもしくは主観的ウェルビーイングの研究は，心理測定学の学術的研究の外で行われたとてもシンプルな調査によって始まった。この臨床研究は，ホームドクターが降圧剤を服用する中等度までの高血圧患者の生活の質を測定した集団研究である。ウェルビーイングの測定は，気分，興味，およびエネルギーに関する質問紙を用いて行われた。もっとも重要なことは，評価がホームドクターのみならず，患者自身とその親族も参加しておこなわれたということである。結果としてホームドクターが薬によって患者のウェ

ルビーイングが改善されたと思っていても，患者の半数しか改善したと考えておらず，1例の親族だけしか患者のウェルビーイングの改善が認められたとしていなかった。その後，感情表出の問題を軽減することを目的とした，再発性の抑うつエピソードを持つ患者に対する心理教育的介入が患者の親族に対してだけ行われた。この介入は，患者の病気の明らかな再発予防効果を示した（Shimazu et al., 2011）。

　本章で取り上げる尺度は，臨床家，患者，および患者の重要な他者が記入することができる。ウェルビーイングを測定する尺度として，初めて国際的な医学ジャーナルに掲載された Psychological General Well-being Index（PGWB；Dupuy, 1984）は，軽度から中等度の高血圧患者の治療において，異なる降圧剤の薬物クラスを区別するために実際に使用された（Croog et al., 1986）。心臓血管障害を持つ患者もまた Garnefski ら（2008）が行った重要な研究の対象であり，World Health Organization-Five Well-Being Index（WHO-5）で測定されたポジティブメンタルヘルスの側面から心的外傷後成長を測定するために行われた（Bech et al., 2013）。

　本章で議論されたもう一つの尺度である SF-36 は，本質的には GAF によって評価される構成要素をカバーしており，疾患の症状と社会的機能のディメンションを含んでいる。しかし，SF-36 のメンタルヘルス下位尺度（Veit & Ware, 1983）の項目は PGWB が元になっている。PGWB や WHO-5 のような尺度で測定された主観的ウェルビーイングの中核的要素に焦点を当てることは中心的な研究課題へとつながる。この主観的なディメンションは非常に自己内省的で，多くの私的言語問題を伴っている。そのため，このディメンションで人は，朝，目を覚ました瞬間から自分自身との対話を始め，その1日を認識し，1日の計画を立て，何かをするための情動的食欲（emotional appetite）があるかどうかを判断する。どのようにすればこれらの日々の内省とコーピングの課題を測定することができるのだろうか。全世界で行われた研究から，PGWB と WHO-5 のような評価尺度は，ウェルビーイングの動的状態に関する基本的な生活上の知覚を実際にカバーしており，それによって，私的言語が，研究のための交流が可能になるシンプルな尺度へと翻訳できるようになった。これらは疾患から独立した尺度であることから，メンタルヘルスのためのジェネリック尺度と呼ばれることが多い。

　Vaillant（2012）は，主観的ウェルビーイングに焦点を当てた全体的なメンタルヘルス尺度は，"あなたはこれまでの人生をすべて考慮して，全体としてどのように感じているか"という単一の質問を用いて，素晴らしいからひどいまでの7件法で測定できると指摘している。Vaillant によれば，この尺度は驚くほど実用的であるという。しかしながら，そのような7段階の評価尺度はウェルビーイングの変化

を測定するのには粗すぎる場合も多いが，それは，心理的ウェルビーイングが"精神的な"血圧と同じように測定されるときに，少なくとも幸福，リラクゼーション，そして精神的活動の三要素を含まれているからである。

ストレッサーもしくは特別なライフイベントに対する精神的反応は，何の理由もなしに起こるわけではなく，そこに至る過程があることが多い。したがって，ポジティブウェルビーイングの臨床評価ではパーソナリティの要素についても考慮しなければならない。たとえば，ストレスというよりは，心的外傷後成長が闘争精神のパーソナリティ要因と関連していると考えられている。したがって，測定に基づくケアでは，ウェルビーイングの状態とパーソナリティ要因を同等に考えていかなければならない。Selye（1974）は，40年にわたるストレス研究をまとめるなかで，ストレスは苦悩，不安，もしくは抑うつといった破壊的な形ではなく，ポジティブメンタルヘルスに変換されるべき人生の重要な活性剤（苦悩を伴わないストレス）と考えていると書いている。

ウェルビーイング尺度の臨床的内容

ウェルビーイング尺度のレビューで専門家パネルは，自己報告された健康とウェルビーイングの85の尺度を特定した（Hall et al., 2011）。パネルは，プロトコールのなかで，健康を，単に病気がないことではなく，完全な身体的，精神的，および社会的なウェルビーイングの動的状態であると定義した。精神的ウェルビーイングに焦点を当てることで，パネルは，病気の症状（たとえば，機能不全もしくは精神疾患の症状）もしくは薬の副作用（たとえば，薬剤の向精神作用の記憶機能機能への影響）に関連した項目と重複しない，明確でバイアスのない言葉で書かれた尺度に集中した。つまり，パネルは包括的な尺度に焦点を当てたのである。全体では，85の尺度のうち4つの尺度が70%以上の内容妥当性を有しており，臨床的に適切な一般的なウェルビーイングの内容を含んでいた。これらの尺度のうち，WHO-5（内容妥当性100%）とPGWB（内容妥当性70%）の2つだけがポジティブ精神医学と臨床的関連性を有していた。頻繁に用いられる包括的なウェルビーイング尺度を表7-1に示した。

表7-2はPGWBの5項目と，それに対応するWHO-5の項目を示している。これらの項目は，Wundtの主観的ウェルビーイングの三要素をカバーしている。表7-3は，主観的イルビーイングの要素を比較したものを示している（Blumental, 1970）。約100年前，Wilhelm Wundt（1832-1920）は，世界初の心理学の科学研究

表 7-1　ジェネリックウェルビーイング尺度

尺度	項目数	PROQOLID[a]
痛みの評価スケール（VAS）[b]	1	−
人生に対する満足度（SWL）[b]	5	−
World Health Organization-Five Well-Being Index (WHO-5)[b]	5	+
感情バランス尺度（ABS）[b]	10	+
Positive and Negative Affect Schedule（PANAS）[b]	20	−
Psychological General Well-being Index（PGWB）[b]	22	+
生活の質に関する楽しみと満足感の簡易質問票（Q-LES-Q-SF）	16	+
World Health Organization Quality of Life Assessment Instrument 短縮版（WHOQOL-BREF）[c]	26	+
Hospital Anxiety and Depression Scale（HADS）[c]	14	+

注　上記すべて，自記式である。"+"は，質問が PROQOLID のデータベースに含まれているものを示し，"−"は，そうでないものを示す。
a　PROQOLID データベース；（Mapi Research Trust 2014）
b　詳細は M c Dowell（2010）参照
c　詳細は Rush ら（2008）を参照

表 7-2　質問紙を用いたウェルビーイングの状態の測定

Wundt の ウェルビーイングの要素	PGWB の質問項目	WHO-5 の質問項目
明るく楽しい気分（幸せ）	明るく楽しい気分 5＝いつもそうである 0＝まったくそうでない	明るく楽しい気分 5＝いつも 0＝まったくない
	日常生活のなかに 興味のあることがある 5＝いつもそうである 0＝まったくそうでない	日常生活のなかに 興味のあることがある 5＝いつも 0＝まったくない
落ちついた，リラックスした気分	リラックス VS 極度の緊張 5＝いつもリラックスしている 3＝リラックスした気分だが，時々 極度の緊張状態である 0＝いつも極度の緊張状態である	落ちついた，リラックスした気分 5＝いつも 0＝まったくない
アクティブ（バイタル）	アクティブ VS 気だるい 5＝いつもアクティブだ 3＝アクティブだが時々気だるい 0＝いつも気だるい	アクティブ 5＝いつも 0＝まったくない
	ぐっすりと休め，気持ちよくめざめた 5＝いつもそうである 0＝まったくそうでない	ぐっすりと休め，気持ちよくめざめた 5＝いつも 0＝まったくない

注　PGWB=Psychological General Well-being Index；WHO-5=WHO 精神的健康状態表

表7-3　質問紙を用いたイルビーイングの状態の測定

Wundt の ウェルビーイングの要素	PGWB の質問項目	WHO-5 の質問項目
幸せでない（抑うつ的）	落ち込んでいて，悲しい 5＝いつもそうである 0＝まったくそうでない	精神的に低く，悲しい 5＝いつもそうである 0＝まったくそうでない
	絶望的で，何にもやりがいを感じない 5＝非常にそうである 0＝まったくそうでない	興味の喪失 5＝いつもそうである 0＝まったくそうでない
落ちつきがなく休めない （不安）	はりつめている 5＝非常にはりつめている 0＝まったくそうでない	非常に落ち着きがなく休めない 5＝いつもそうである 0＝まったくそうでない
受動的（無関心である）	疲労，疲れ果てている 5＝いつもそうである 0＝まったくそうでない	気力の喪失 5＝いつもそうである 0＝まったくそうでない
	会話中や考えている最中にコントロールを失う 5＝非常によくある 0＝まったくそうでない	集中困難 5＝いつもそうである 0＝まったくそうでない

注　PGWB=Psychological General Well-being Index

所を設立した。彼は心理測定学の調査のなかで，研究室で実験下にある被験者は幸せ対不幸せ，リラックス対不安，能動的対受動的の 3 つの弁証法的要素を使って，その場のウェルビーイング対イルビーイングを伝えられることを発見した（表7-2，表7-3）。Wundt の研究アシスタントの 1 人が Emil Kraepelin（1856-1926）だった。Wundt のシステマティックな心理測定法を用いることにより，Kraepelin は統合失調症および躁うつ病などの主要な精神疾患を症状レベルだけで特定することを可能にした最初の精神科医となった。DSM-Ⅲ（American Psychiatric Association, 1980）と DSM-Ⅳは，Kraepelin のシステマティックな方法をもとに作成された。DSM-5 も同様である。

　専門家パネルによって集められたウェルビーイング測定尺度のひとつ（Hall et al., 2011）が，Wundt のアプローチを踏襲した Affect Balance Scale（ABS）である（Bradburn, 1969）。ABS の全体的な "バランス" 得点は，プラス得点からマイナス得点を差し引くことで測定される。しかし，このようなポジティブウェルビー

イング測定法は受け入れられず，専門家パネルはABSの内容妥当性はわずか20%
だと推定した（Hall et al., 2011）。ABSの評価が低い理由は，ポジティブウェルビー
イングを測る5つの項目とネガティブウェルビーイングを測る5つの項目とが，**は
い**は1，**いいえ**は0という二者択一の尺度で測定されていることによる部分もあ
る。対照的に，WHO-5とPGWBは表7-2, 7-3にあるように，6つの選択肢がある
（0-5）。ウェルビーイングとイルビーイングの両方に関連した項目を含むPGBWは，
ネガティブにつくられたイルビーイングの項目をすべてポジティブなものになるよ
うに変換することで完全にポジティブなウェルビーイング尺度であるかのように得
点化される。つまり，これらの項目は逆転項目である。ネガティブに定式化された
イルビーイング（不安）の項目を逆転項目としていて，専門家パネルによってレ
ビューされたもう1つの尺度はZung Self-Rating Anxiety Scaleで，その内容妥当
性は40%だった（Hall et al., 2011）。ネガティブに定式化された項目を逆転項目と
したこの方法は，臨床的にも心理測定学的にも非常に問題が多い（Bech, 2012）。

　臨床的な心理測定学では，シンプルでグローバルな尺度がウェルビーイング対イ
ルビーイングを測定できるのかについて，頻繁に議論されている。抗うつ薬の臨床
治験では，臨床家が個々人の抑うつ状態の全般的な重症度を評価するために臨床全
般印象度（Clinical Global Impression Scale）が多く用いられてきた。この全般的
評価尺度は0（抑うつ的でない）から6（ひどく抑うつ的）の幅で測定される（Bech,
2012）。Vaillant（2012）が結論づけているように，ウェルビーイングを測定する全
般的評価尺度は，しばしば高い実用性がある。他にも，臨床治験で使用されている
全般的なウェルビーイング測定尺度としてVisual Analogue Scaleがある。しかし
ながら，臨床治験でウェルビーイングの状態の変化を測定するとき，このような全
般的測定尺度は，表7-2に示されている尺度よりも感度が弱いものとなる（Bech,
2012）。

　測定に基づいたケアでは，WHO-5のようなウェルビーイング測定尺度の一般
人口の参考値は治療の目標を決めるために不可欠である（Bech, 2012）。図7-1は，
WHO-5の標準化を示していて，70点が一般人口における平均値である（国の基準値）。

パーソナリティ尺度の臨床的内容

　図7-1に示すように，急性または慢性のストレッサーに対する生まれ持った脆弱
性（素因）はパーソナリティ特性と理解されている。ストレス要因に対する精神的
な反応は誘因無く発生するものではなく，多くは背景を有している。不安，対人過

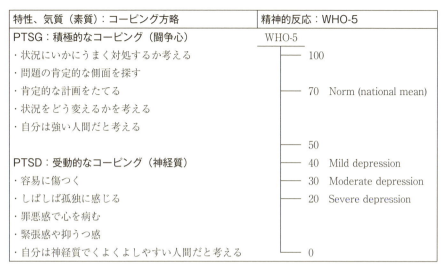

図 7-1　質問紙を用いたコーピング方略の測定
この尺度は，外傷的成長（PTSG）と外傷的障害の（PTSD）のコーピング方略に関係する素因を測定するために，theWorld Health Organization-Five Well Being Index（WHO-5）を標準化させたものである。

敏性，および抑うつ症状などを含む極限の精神的反応である心的外傷後ストレス障害に関する多くの研究が行われている。Breslau（2011）が議論しているように，不安，対人過敏性，および抑うつなどの症状の発現は，パーソナリティ特性としての神経症傾向 neuroticism によって説明がつく。いくつかの研究によって，神経症傾向とウェルビーイングの間に高い負の相関があることが見出されている。

ストレッサーに対処するある人の持続的な傾向に関連したポジティブなコーピングスタイルは，**fighting spirit** と呼ばれている（Pettingale et al., 1985）。Garnefski ら（2008）は，心筋梗塞後の患者の心的外傷後ストレスの増加を測定するために，ポジティブなコーピングスタイルを含む質問紙を用い，抑うつと WHO-5 との間の相関が -0.81 であることを示した。

図 7-1 は Pettingale ら（1985）と Garnefski ら（2008）による研究をもとに，積極的なコーピングもしくは闘争心を測定する項目を選び出したものである。積極的なコーピングの個人の成長に関する項目はまた，ウェルビーイングの素因の一側面である**ユーダイモニア（幸福感）**という言葉で言及されている。図 7-1 にある受動的なコーピングもしくは神経症傾向を測定する項目の選定は，Eysenck Personality Questionnaire（Eysenck & Eysenck, 1976）に基づいている。

これらのパーソナリティ特性のシンプルな包括的尺度について検討されてきた。Rammstedt と John（2007）は、神経症傾向については、"自分が神経質な人間だと思う" および "神経質になりやすい" という項目で十分であることを見出した。さらに、闘争心については、"自分は強い人間だと思う" という項目で十分なように思われる。

構成概念妥当性とスケーラビリティ

ウェルビーイング測定尺度の内容妥当性とは、尺度の臨床上のもっともらしさまたは臨床的妥当性を検証するものである。内容妥当性は、必須条件である。同様に構成概念妥当性とは、心理測定学の重要な要素であり、質問紙のスケーラビリティを検証するために用いられる。測定の観点で考えると、スケーラビリティは、検討されている質問紙がどの程度単一の構成概念を表しているか、合計得点が十分な統計量を示しているか、もしくは1つ以上の構成概念があって、異なる構成概念のプロフィール得点の方がより適切であることを示しているか、ということを意味している。

Cronbach と Meehl（1955）は、**"構成概念妥当性"** という言葉を議論する中で、構成概念妥当性の検証に用いる心理測定方法として因子分析に注目した。もし複数の一般因子が特定されていれば、そのプロフィール得点もしくは因子得点が、その尺度の結果を最も有効に表現していることになる。

専門家パネルによって選定されたウェルビーイング測定尺度（Hall et al., 2011）のうち、World Health Organization Quality of Life Assessment Instrument（WHOQOL）は、57％の内容妥当性が認められた。WHOQOL はもともといくつもの構成概念をカバーするために100項目から構成されている。26項目から成る短縮版（WHOQOL-BREF）は、Power（2003）によって、因子分析と項目応用理論分析（ラッシュ分析）の両方を用いて心理測定分析的に分析された（Bech, 2012）。因子分析によって複数の一般因子が特定され（Power, 2003）。ラッシュ分析によって8つの下位尺度（WHOQOL-8）が容認範囲内の構成概念妥当性を有していることが示めされた。しかし、これら8項目のうち1つ〈アクティブ（活力）構成要素〉しか表7-2には反映されていない。それは、"あなたは日々の生活において、十分なエネルギーがあるか？" というものである。

大半の WHOQOL-8 の項目は満足という視点から測定されていて、その結果は Power（2003）にとっては残念なものだった。この混合因数分析とラッシュ分析の

問題は，Power（2003）が WHO-QOL の内的妥当性または臨床妥当性をあらかじめ見ていなかったことであり，それは前述した通りラッシュ分析においては必須条件なのである（Bech, 2012）。ラッシュ分析は，仮説（スケーラビリティ）の検証のための方法であり，仮説を創り出すための探索的な方法ではない。

WHO-5 のスケーラビリティ

　この分析は，5項目（表7-2）それぞれをその発生率にしたがって，ウェルビーイングの潜在的ディメンションの上に並べる（項目の位置）。発生率が高い項目はウェルビーイングが中等度でも存在し，発生率が低い項目はウェルビーイングが非常に高いときにしか存在しないということを意味している。表7-2の上位に並んでいる2項目（"快活" と "物事への興味"）は高い発生率を持つため，ウェルビーイングの度合いがより軽度なところに位置する。表7-2の下二つの項目（"活動的" と "爽やかで休めた"）は発生率が低いため，ウェルビーイングの度合いがより強度なところに位置している。"リラックスした" という項目の発生率はそれらの中間にあり，ウェルビーイングの度合いは中等度である。ラッシュモデルによると，発生率が低い項目は，発生率が高い項目の前に置く必要がある。因子分析におけるラッシュモデルの大きな利点は，項目発生率がモデルの変数となることである。バイアスを明らかにすること——つまり，特定の性別（男性 VS 女性）または年齢に関すること（若年 VS 老年）の項目がどの程度含まれているかを明らかにすること——もまたラッシュ分析では重要な要素である（Lucas-Carrasco et al., 2012）。

　表7-2 に示されているように，WHO-5 のそれぞれの項目は0から5でスコアされる。すなわち，WHO-5 における理論上の範囲は0から25となる。慣例的に，ウェルビーイング尺度は0（想像できる最もウェルビーイングが低い状態）から100（想像できる最もウェルビーイングが高い状態）の間で測定されるべきである。したがって，WHO-5 のスコアを4倍にすることが推奨されている。図7-1 はこの0－100の尺度で標準化された WHO-5 で，一般人口の基準は70である（Bech et al., 2003）。

PGWB のスケーラビリティ

　PGWB は元来この尺度に含まれる22項目の因子構造をベースにしている（Veit & Ware, 1983）。因子分析では，6つの基本的な因子：不安，抑うつ，全般的健康，ポジティブウェルビーイング，コントロール感の喪失，活力が特定されている。表7-2 に示されている5項目中 PGWB の4項目はポジティブウェルビーイングの因子

160 | 第2部 ポジティブアウトカム

と特定された。残りの項目（活動的でエネルギッシュ）は，活力の因子に含まれていた。しかし，Veit と Ware（1983）によると，ネガティブに表現されているウェルビーイングを逆転させて，まるで単一の因子に属しているかのように PGWB の22項目すべてを使用することは推奨されない。むしろ彼らは，心理的ウェルビーイング対心理的苦悩もしくはイルビーイングを測定する二つの因子を用いることを推奨した。

Veit と Ware（1983）によって推奨された Wundt のアプローチを表7-2と7-3に示す。PGWB の心理的ウェルビーイングの因子項目は，WHO-5 の項目と一致している（表7-2）。

PGWBにおける5つのイルビーイング項目が，Major Depression Inventory（MDI）の項目と共に表7-3に示されている。MDI には，DSM-IV および DSM-5 にもとづく大うつ病，および ICD-10（World Health Organization, 1993）にもとづくうつ病に関連する項目が含まれている。ICD-10 の診断項目の中核的な項目は，抑うつ気分，興味の欠如，およびエネルギーの欠如である。PGWB の抑うつ項目には興味の消失が含まれていないが，それは "物事への興味" というポジティブな項目を含んでいるからである（表7-3）。全22項目を使って，PGWB を得点化するには10項目を逆転させる必要がある。なぜなら PGWB-22 の合計点は全項目の和だからである。表7-3にある PGWB 項目は逆転させる必要のある項目である。

尺度の構成概念妥当性についてのラッシュ分析における主要な問題は，項目間の局所独立性である。局所依存性とは，一つの項目の得点が自動的にもう一つの項目を予測してしまう程度のことである。局所依存性はある2つの項目間の高い相関関係を意味している（Bech, 2012）。PGWB の22項目間を検証すると，局所依存性が "落ち込んでいる"，"希望がないと感じる"，"沈み込んで悲しいと感じる" という3つの抑うつ項目に影響していることが明らかになった。言い換えると，PGWB はイルビーイング項目の局所独立性をコントロールしていない（表7-3）。しかしながら，局所独立性は表7-2にある全項目に対して働いている。

相関関係にある項目数が多いと，クロンバックの信頼性係数 α が上がり "ほめられる" ことが多いという理由で，研究機関で働く心理社会学者たちがクロンバック係数を上げるために尺度の項目数を増やしがちであり，典型的には約20項目になることに Feinstein（1987）は気づき，批判している。

一方で，Feinstein（1987）がさらに述べているように，研究機関以外で働く臨床研究者は尺度の項目を少なくしたい，特に重複する項目を除外したいと考えている。ポジティブに，あるいはネガティブにつくられた項目を混在させることは，

臨床研究者には困難をもたらすが，これもまた心理社会学者が，尺度の標準偏差を拡大するために項目を混在させることを奨励しているという事実の結果である。WHO-5 は 1998 年から現在に至るまでオリジナル版がそのまま使用されている。その一方で，PGWB は評価の対象となる過去 2 週間という時間枠と，個々の項目の頻度が改訂された項目数の両方が修正されてきた（Bech, 2004）。

逆転させたウェルビーイング測定尺度のスケーラビリティ

ウェルビーイングを測定する可能性があるとして専門家パネル（Hall et al., 2011）が選んだ 85 の包括的尺度の多くは，もともとはイルビーイングの側面に焦点を当ててきた。たとえば，Zung Anxiety Scale や depression-oriented General Health Questionnaire, そしてポジティブとネガティブの両方を含む SF-36 などがそれにあたる。これらの評価尺度の内容妥当性は 70％以下であることが明らかにされた（Hall et al., 2011）。これらの評価尺度をウェルビーイング測定尺度にするには，否定的項目を PGWB と同じように逆転させなければならない。なぜ専門家パネル（Hall et al., 2011）が Center for Epidemiologic Studies Depression Scale もしくは Hospital Anxiety and Deppression Scale（HADS）を取り上げなかったのかは明らかではない。HADS は，抑うつを測定する項目 7 つのうち 5 つが実際はポジティブ項目となっており，大部分は WHO-5 の項目に対応している（Bech, 2012）。しかし，HADS は抑うつ症状の中核的な項目（抑うつ気分，興味の欠如，気力の欠如）を考慮していないため，臨床的な観点からは，抑うつの重症度を測定するには問題が大きい。

パーソナリティ尺度のスケーラビリティ

WHO-5 で評価される時間枠は，月並みに過去 2 週間となっており，それはウェルビーイングの状態が日々の変動を考慮して適切な期間を含むことを保証するためである。しかし妥当であれば，この時間枠を縮めることができる。たとえば，Newnham ら（2010）は，精神科ケアで治療の効果をモニターするため使用する際には，WHO-5 の時間枠（窓）を過去 24 時間とすることが妥当だと報告している。もともと Dupuy（1984）は PGWB を急性バージョンは過去 1 週間，そして"慢性"バージョンは過去 4 週間という 2 つの枠組みを用いていた。

Eysenck の神経症的傾向などのパーソナリティ特性を測定する時，対象者の長年の習慣的な特性が検査の焦点となる。Eysenck の神経症的傾向に関する各項目は否定的な表現が使われている。さまざまなパーソナリティ測定尺度を使った臨床的な妥当性研究では，Eysenck の神経症的傾向尺度だけが，経験豊富な精神科医による

神経症的重症度の評価との関連が見られた（Bech et al., 1986）。

図7-1 にある 5 つの受動的なコーピングの項目は Eysenck の神経症的傾向尺度から選ばれた。これら 5 項目は受動的コーピングもしくは神経症的傾向の測定に使用される際には局所依存性がなかった。これらは，苦悩，対人関係過敏性，および罪悪感を含む閾値下レベルの抑うつと考えることができる。

図7-1 にある積極的なコーピング，もしくは闘争心を測定する 5 つの項目は Pettingale ら（1985）と Garnefski ら（2008）によって作成された測定尺度から引用されたもので，局所依存性は認められない。闘争心の臨床的妥当性を分析する際に，臨床家は，どの程度潜在的な双極性と重複しているかを考慮しなくてはいけない（Bech et al., 2013）。Hypomanic Personality Scale における軽躁の測定に最も有効な項目は "私はしばしば理由なく興奮したり，嬉しくなったりする" と "私はある意味 '興奮しやすい' 人だと思われている" というような項目である。これらの項目は，能動的なコーピングもしくは闘争心との重複は見られない。

予測妥当性

尺度を完成させた時点で得られたある基準を予測することができるなら，その尺度は予測妥当性があると言える（Cronbach & Meehl, 1955）。Feinstein（1987）は最も厳密な予測妥当性の形には以下の 3 つの要素があると明記した。予測判断の基準となるカットオフポイント，予測変数を示すベースラインにおける尺度のカットオフ点，起こる可能性があるとされたその後に起こる出来事の結果の指標，そしてそれら 2 つの関係性を示すことである。たとえば，ウェルビーイングが低下した特定のがん患者（ベースラインの状態）の 1 年後生存率（出来事）は 30%（関係性）である（Feinstein, 1987）。

ウェルビーイング測定尺度の予測妥当性

Feinstein の言う予測的妥当性は，心臓血管障害の患者を用いた Birket-Smith ら（2009）の研究において評価されている。WHO-5 を > 50 のカットオフポイントで区切り，6 年後経過をみると，ベースラインのカットオフポイントより高い人の生存率が 80% だった一方で，低い人の生存率は 20% だったことが明らかになった。

PGWB を用いた複数のパイロット研究が行われ，抗うつ薬の臨床研究でのドロップアウト，もしくは抑うつエピソードの再発を予測する妥当性が示された（Hunt & McKenna, 1993）。この点で，PGWB は抑うつ測定尺度のハミルトン抑うつ評価

尺度より優れていた。PGWB によって，ストレスフルなライフイベントが必ずしも患者のイルビーイングを増加させるわけではないが，自信を打ち砕く可能性があるという観察結果が確認された。

人格検査の予測的妥当性

Pettingale ら（1985）の研究によると，闘争心スコアがベースラインにある乳がん患者の 5 年後の生存率は，80%だった。身体的疾病という出来事（糖尿病，心臓血管障害，がん）に関連する神経症傾向の高い予測的妥当性については，Lahey（2009）がレビューしている。

薬剤心理測定トライアングル

薬剤心理測定トライアングル（図 7-2）は抗うつ薬の臨床研究におけるポジティブウェルビーイングを測定する妥当性を表現するために作成された（Bech, 2012）。左上の角（A）に抗うつ薬を処方された疾患つまり大うつ病を書く。右上の角（B）に薬剤の望まれない効果（副作用）を測る尺度を書く。最後に，下の角（C）には患者によって示された薬剤の望まれた（A）効果と望まれない（B）効果を考慮した上での，治療の効果を示す患者の主観的なウェルビーイング（WHO-5）を書く。

抗うつ薬は，ウェルビーイングが低下した人を助けるために開発されたものではない。抗うつ薬は大うつ病（A）でできる限り副作用を少なく（B）治療するため

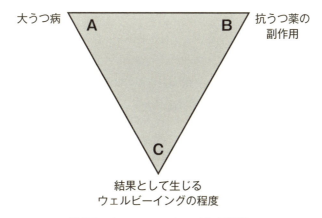

図 7-2　pharmacopsychometric 三角形

に作られている。WHO-5 を記入すること（C）によって患者は治療の最終的な結果を自分自身が報告している。治療目標は，たとえば患者の WHO-5 得点が 30 であったとすれば（図 7-1）それを一般人口の平均値である約 70 にすることである。

　薬剤心理測定トライアングルは，実際は，抗うつ薬をより重度なうつ病患者にとっての有用で実用的な助けとして考える試みでもある。患者が治療から得た恩恵のフィードバックとしてつけた WHO-5 の評価は，セラピストと患者との対話を刺激するであろう。Lehmann（1996）によれば，残念なことに若手の精神科医は DSM-4 を洗濯物リストのように使い，さらには精神薬理学を料理のレシピブックのように使っている。しかし，抑うつ的な患者に対する測定評価に基づいた治療は，副作用の評価と患者の主観的ウェルビーイングの評価の両方を含むべきである。臨床精神医学は精神薬理学ではない。患者と親族の主観的なウェルビーイングを十分に考慮し，セラピストと患者との共感的な臨床的対話で臨むべきである。

評価ツールの包括的な概観

　表 7-1 は全般的（つまり疾患から独立した）評価尺度の概観で，表 7-4 は病気に特化した QOL の評価尺度の概観である。これらの表は，参考文献とともに，構成，実施方法（自分でするか，情報提供者がするか，もしくは臨床家がするか），および心理測定学的特性について書かれている（McDowell, 2010 ; Rush et al., 2008）。Mapi Research Trust PROQOLID のデータベース（Mapi Research Trust, 2014）には，尺度がどの言葉で翻訳されているかや，その他の関連情報がより詳細に示されている。

表 7-4　特定の疾病におけるクオリティオブライフ尺度

尺度	評価疾病	項目数	実施方法	PROQOLIDa
Spitzer's　Quality of Life Index（QL-Index）	慢性的精神疾患	5	面接（臨床家）	+
Quality of Life Scale（QLS）	統合失調症	21	面接（臨床家）	+
Wisconsin Quality of Life Index（Q-QLI）	重度の精神疾患	57	面接（家族）	+
Lehman's Quality of Life Interview(QOLI)	重度の精神疾患	78	面接（臨床家）	−

注　上記質問紙の詳細はラッシュら（2008）を参照。"＋" は，質問が PROQOLID のデータベースに含まれているものを示し，"−" は，そうでないものを示す（Mapi Research Trust 2014）。

第7章 ポジティブメンタルヘルスの臨床評価 | 165

要約

　純粋な心理的ウェルビーイング測定尺度は，医学的障害の症状もしくは薬剤の副作用と重複しない，明確な言葉で書かれていなければならない。測定評価にもとづいた治療で質問紙を用いるためには，その合計スコアがウェルビーイングの程度を効果的に測定していることを保証するために，その尺度のスケーラビリティが評価されていなければならない。5-10項目の評価尺度はおおむね有効性が認められている。これはウェルビーイングの動的状態を測定している尺度と，さらには生来の気質因子もしくはパーソナリティ傾向を測定している尺度についても当てはまる。

　ウェルビーイングの動的状態を測定している尺度は，特に測定評価にもとづいた治療の成果を測定するために用いられる。一方，パーソナリティ因子を測定している尺度はとくに結果を予測するために用いられる。さらに薬剤心理測定マトリックスは，望んだ臨床効果および望んでいない副作用を考慮しながら，治療で得られたものを評価するためにウェルビーイングの測定がどのように使われているかを描き出していて，それによってセラピストと患者の対話のなかに共感が増えていく。最後に，既存の評価尺度のリストを，詳細な情報を知ることができる参考文献と共に載せておく。

臨床上のキーポイント

- 心理的ウェルビーイングの動的状態は非常に主観的なディメンションであるにもかかわらず，幸福感，リラクセーション，および精神的活動のような要素をカバーした簡易尺度は臨床的にも心理測定学的にも妥当性を有していることが分かった。

- 大半のウェルビーイング測定尺度は実際は，対照的なイルビーイングを含んでいる。そのため，不幸さ，落ちつかなさ，および精神的受身性 mental passivity の要素も含んでいる。いくつかの測定尺度は，スコアとしてポジティブ項目とネガティブ項目のバランスを取ったスコアが推奨されている。また別の尺度では，ネガティブに構成された項目を逆転させることでウェルビーイングのスコアを出す。特定の尺度を用いてウェルビーイングを測定し，特定の尺度を用いてイルビーイングを測定することが推奨されている。

- ストレスに対する精神的な反応は何もなくただ起きるわけでなく，その人の

生まれ持った因子またはパーソナリティ傾向の存在を示す歴史が存在していることが多い。さらに，闘争心対神経症傾向を測定する簡易尺度もまた，臨床的妥当性と心理測定学的妥当性の両方を有していることが分かった。

- ウェルビーイング測定尺度の予測的妥当性は，特に心臓血管障害の患者が被験者となって評価されている。中央値medianよりもウェルビーイングのスコアが高い患者は，それが低い患者よりも，6年後の生存率が高かった。
- パーソナリティ測定尺度の予測妥当性は，闘争心があり，自分自身を強い人間だと思っている人は外傷後にストレス障害になるよりはむしろ成長することを示した。
- 介入の望まれた臨床効果と望まれない副作用のバランスを評価するために評価にもとづいた治療のなかでウェルビーイング測定尺度を用いることは，治療者と患者の対話のなかの共感を増やす可能性がある。

参考文献

American Psychiatric Association: Diagnostic and Statistical Manual of Mental Disorders, 3rd Edition. Washington, DC, American Psychiatric Association, 1980

American Psychiatric Association: Diagnostic and Statistical Manual of Mental Disorders, 4th Edition. Washington, DC, American Psychiatric Association, 1994

American Psychiatric Association: Diagnostic and Statistical Manual of Mental Disorders, 5th Edition. Arlington, VA, American Psychiatric Association, 2013

Bech P: Quality of life and rating scales for depression, in Antidepressants: Past, Present and Future. Edited by Preskorn SH, Feighner JP, Stranga CY, et al., New York, Springer, 2004, pp 148–170

Bech P: Clinical Psychometrics. Oxford, UK, Wiley Blackwell, 2012

Bech P, Jørgensen B, Jeppesen K, et al: Personality in depression: concordance between clinical assessment and questionnaires. Acta Psychiatr Scand 74(3):263–268, 1986 3788653

Bech P, Olsen LR, Kjoller M, et al: Measuring well-being rather than the absence of distress symptoms: a comparison of the SF-36 Mental Health subscale and the WHOFive Well-Being Scale. Int J Methods Psychiatr Res 12(2):85–91, 2003 12830302

Bech P, Engell R, Bjerrum Møller S: Comparative validity of inventories and checklists for identifying depressed patients with hidden bipolarity. Neuropsychiatry 3:331–343, 2013

Birket-Smith M, Hansen BH, Hanash JA, et al: Mental disorders and general well-being in cardiology outpatients—6-year survival. J Psychosom Res 67(1):5–10, 2009 19539812

Blumental A: Language and Psychology. New York, Wiley, 1970

Bradburn NM: The Structure of Psychological Well-Being. Chicago, IL, Aldine, 1969

Breslau N: Causes of posttraumatic stress disorder, in Causality and Psychopathology. Edited by Shrout PE, Keyes KM, Ornstein K. Oxford, UK, Oxford University Press, 2011, pp 297–320

Cronbach LJ, Meehl PE: Construct validity in psychological tests. Psychol Bull 52(4):281–302, 1955 13245896

Croog SH, Levine S, Testa MA, et al: The effects of antihypertensive therapy on the quality of life. N Engl J Med 314(26):1657–1664, 1986 3520318

Dupuy HJ: The Psychological General Well-Being Index (PGWB), in Assessment of Quality of Life in Clinical Trials of Cardiovascular Therapy. Edited by Wenger NK, Mattson ME, Furberg CD, et al., New York, Le Jacq Publishing, 1984, pp 184–188

Eysenck HJ, Eysenck SBG: Psychoticism as a Dimension of Personality. London, Hodder & Stoughton, 1976

Feinstein AR: Clinimetrics. New Haven, CT, Yale University Press, 1987

Garnefski N, Kraaij V, Schroevers MJ, et al: Post-traumatic growth after a myocardial infarction: a matter of personality, psychological health, or cognitive coping? J Clin Psychol Med Settings 15(4):270–277, 2008 19104983

Hall T, Krahn GL, Horner-Johnson W, et al: Examining functional content in widely used Health-Related Quality of Life scales. Rehabil Psychol 56(2):94–99, 2011 21574727

Hunt S, McKenna S: Measuring quality of life in psychiatry, in Quality of Life Assessment Issues in the 1990s. Edited by Walker SR, Rosser RB. Dordrecht, Kluwer, 1993, pp 343–354

Jachuck SJ, Brierley H, Jachuck S, et al: The effect of hypotensive drugs on the quality of life. J R Coll Gen Pract 32(235):103–105, 1982 7097628

Lahey BB: Public health significance of neuroticism. Am Psychol 64(4):241–256, 2009 19449983

Lehmann HE: Psychopharmacotherapy, in The Psychopharmacologists. Edited by Healy D. London, Altman, 1996, pp 159–186

Lucas-Carrasco R, Allerup P, Bech P: The Validity of the WHO-5 as an early screening for apathy in an elderly population. Curr Gerontol Geriatr Res 2012:171857, 2012 22991511

Mapi Research Trust: PROQOLID. 2014. Available at: http://www.proqolid.org/about_proqolid. Accessed August 25, 2014.

McDowell I: Measures of self-perceived well-being. J Psychosom Res 69(1):69–79, 2010 20630265

Newnham EA, Hooke GR, Page AC: Monitoring treatment response and outcomes using the World Health Organization's Wellbeing Index in psychiatric care. J Affect Disord 122(1–2):133–138, 2010 19592116

Pettingale KW, Morris T, Greer S, et al: Mental attitudes to cancer: an additional prognostic factor. Lancet 1(8431):750, 1985 2858012

Power M: Development of a common instrument for quality of life, in EUROHIS: Developing Common Instruments for Health Surveys. Edited by Nosikov A, Gudex C. Amsterdam, The Netherlands, IOS Press, 2003, pp 145–164

Rammstedt B, John OP: Measuring personality in one minute or less: a 10-item short version of the Big Five Inventory in English and German. J Res Pers 41:203–212, 2007

Rush AJ, First MS, Blacker D: Handbook of Psychiatric Measures, 2nd Edition. Washington, DC, American Psychiatric Publishing, 2008

Selye H: Stress Without Distress. New York, JB Lippincott, 1974

Shimazu K, Shimodera S, Mino Y, et al: Family psychoeducation for major depression: randomised controlled trial. Br J Psychiatry 198(5):385–390, 2011 21343330

Vaillant GE: Positive mental health: is there a cross-cultural definition? World Psychiatry 11(2):93–99, 2012 22654934

Veit CT, Ware JE Jr: The structure of psychological distress and well-being in general populations. J Consult Clin Psychol 51(5):730–742, 1983 6630688

Ware JE, Gandek B; the IQoLA Project Group: The SF-36 health survey: development and use in mental health research and the IQoLA project. Int J Ment Health 23:49–73, 1994

World Health Organization: International Statistical Classification of Diseases and Related Health Problems, 10th Revision. Diagnostic Criteria for Research. Geneva, Switzerland, World Health Organization, 1993

推薦相互参照

ウェルビーイングに関しては，第6章（ウェルビーイングとは何か？），第13章（ポジティブ精神医学の生物学），そして第15章（ポジティブ老年精神医学および文化精神医学）で論じられている。

推薦文献

McDowell I: Measures of self-perceived well-being. J Psychosom Res 69(1):69–79, 2010 20630265

Rush AJ, First MS, Blacker D (eds): Handbook of Psychiatric Measures, 2nd Edition. Washington, DC, American Psychiatric Publishing, 2008

Mapi Research Trust PROQOLID database. Available at: http://www.proqolid.org/. Accessed August 25, 2014.

Ware JE, Gandek B; the IQoLA Project Group: The SF-36 health survey: development and use in mental health research and the IQoLA project. Int J Ment Health 23:49–73, 1994

World Health Organization: International Statistical Classification of Diseases and Related Health Problems, 10th Revision. Diagnostic Criteria for Research. Geneva, Switzerland, World Health Organization, 1993

第 3 部
ポジティブ精神医学における治療介入

第8章

ポジティブな精神療法的・行動的介入

Acacia C. Parks, Ph.D.

Evan M. Kleiman, Ph.D.

Todd B. Kashdan, Ph.D.

Leslie R.M. Hausmann, Ph.D.

Piper S. Meyer, Ph.D.

Anne M. Day, Ph.D.

Nichea S. Spillane, Ph.D.

Christopher W. Kahler, Ph.D.

　ポジティブサイコロジー介入（Positive Pcychological Interventions；PPI），つまり，ポジティブな過程によりポジティブな成果 を生み出すために立案されたアクティビティ（Parks & Biswas-Diener, 2013）は，個人に「幸福な人のように振る舞うこと（act like a happy person）」を推奨した Fordyce の古典的な研究を皮切りに 1970 年代から存在した。幸福を追求するアクティビティは，Fordyce の最初の幸福研究から首尾一貫して（Fordyce, 1977, 1983）主に非臨床対象者に向けて開発され，実験されてきた。その後 Martin Seligman がアメリカ心理学会会長演説（Seligman, 1999）で呼びかけた，疾患を持たない個人（「その他の 80%」）の人生をよりよくするための研究も，同様であった。しかしながら，PPI は心身の健康にさまざまな困難を抱えている個人の人生も，より豊かにする可能性を秘めている。この章では，対象者に十分に配慮した形で，PPI がどのように特定の集団に応用されうるのかという実例を元に，多数の PPI の臨床応用の研究概要を提示する。

ポジティブサイコロジー介入

概要

　PPI は，深く味わう（savoring）経験や感謝の気持ちが湧き上がりそれを表現すること，親切な行為を実践すること，意義を追求すること，希望を生み出すこと，強みを見出し活かすこと，自他に向けた慈悲を育くむことなど，幅広い範囲のアクティビティを包含している。PPI の有効性を評価する多くの研究は，非臨床的な健康な人たちを対象に実験的な環境下で実施され，各々に一つのアクティビティを割り当てた。健康な人たちが対象であるにもかかわらず，多くの PPI の研究で，抑うつ症状が軽度から中程度軽減する（average Cohen's d = 0.31）ことが判明し，またベースラインの抑うつ症状がより重いサンプルに全体的により多くの改善が報告されている。（Sin & Lyubomirsky, 2009 for a meta-analysis）.

　Seligman らは，**ポジティブサイコセラピー**（Positive Psychotherapy ; PPT）と名付けた複数のアクティビティで構成する "パッケージ化" された PPI プログラムの効果についての初のデータを発表した。特に彼らは軽度から中等度の抑うつ症状を持つサンプル（スタディ 1）と大うつ病の症例（スタディ 2）における PPT を評価した。PPT はグループ形式（スタディ 1）もしくは個別形式（スタディ 2）で実施された。双方において，PPT のマニュアルに従ったファシリテーターが，参加者に対して毎週新しいアクティビティを紹介し，参加者はそれぞれのアクティビティを課題として実践し，次週に報告する。

　軽度から中等度のうつ病におけるグループ PPT プログラムは，6 週連続で 1 セットのアクティビティとして構成されている。（manualized by A.C. Parks, & M. E. P. Seligman, "8-Week Group Positive Psychotherapy [PPT] Manual," unpublished manual, March 2007）毎週,同様のフォーマットにそって実施された（毎週アクティビティが紹介され,参加者は次回のセッションまでにそれを実施し,次週報告する）。またアクティビティに関して直面した問題は次回のセッションの初めに議論し，対処する。Seligman ら（2006）によって用いられた介入はこの章で議論するプログラムの基礎となるので，表 8-1 に概要と詳細を記載している。各アクティビティの詳細は，筆頭筆者（Acacia C. Parks）が大学生と大学院生を対象にマニュアルにしたがって実施した経験の臨床例と共に記載している。各アクティビティの実験的根拠についての情報は Seligman ら（2006）によって示されている。

グループ PPT プログラムの内容
1 週目　強みを活かす
　参加者は VIA Institute が分類した 24 種の徳性の強み（Character Strengths）のリストに目を通し，自分自身の特性が最もよく表された 5 種の強みについて議論した。その後，グループは日常生活でこれらの強みをより多く使う方法をブレーンストーミングし，翌週にかけてそのアイデアを実行した。さらにその翌週，セッションに戻った参加者はグループ全体にそれぞれのアクティビティについて報告し，計画通りにいかなかったケースを取り上げ，互いに問題解決を話し合った。参加者は自身の強みを活かした多様な経験を報告した。例を挙げると，ある若い女性は，地元や世界情勢のニュースに遅れをとらないようにするために，彼女の強みである"好奇心"をより頻繁にかき立てるようにした。具体的には毎日オンラインで記事を読む時間を確保する，などである。また，ある若い男性は強みを活かすことで，自身の弱みを補う方法を見つけた。彼は社交不安で軽度のアスペルガー症候群であったため，ボディランゲージや表情を解釈することが困難であった。彼の強みの一つが"向学心"であったため，彼の可能な範囲で社会的サインや社会的交流における規則に関するすべての文献を読むという計画を立てた。その後，彼はその知識を用いて社会的行動を観察し，これまで理解不能であった社会的交流を理解することができた。

2 週目　良かったことを 3 つ書く
　参加者は毎晩，その日にあった良かったこと 3 つを日誌につけた。出来事の大小は問わないが，具体的に書くことが重要である（例：「素敵な友達がいる」よりも「親しい友人 3 人と素敵な夕食をとった」の方が好ましい）。なぜなら，先行研究ならびに臨床的知見によれば，類似した出来事が繰り返されると，その感謝のアクティビティは新鮮味を失い，最終的にはほとんど効果がなくなることが示唆されているからだ（Lyubomirsky et al., 2005）。研究報告によると，このエクササイズを行えば幸福感が持続的に向上するようになるが，この向上は開始後しばらく経過してから現れるため，続けて実践しなければならない（Seligman et al., 2005）。この実験的観察は臨床的知見とも一致しており，参加者は概して，特に最初の数日間のこのタスクが非常に難しかったと報告した。彼らは練習を重ねるにつれて順調に取り組めるようになった。多くの参加者が，徐々に一日を通してポジティブな出来事をより観察できるようになり，その出来事を後に記録する必要があるために，覚えておく努力をした，と報告した。最終的に，参加者はこのエクササイズをしなかった場

174 | 第3部 ポジティブ精神医学における治療介入

表8-1 オリジナルのポジティブサイコセラピーマニュアルに掲載されたアクティビティ

介入	記述
1週目：強みを活かす	参加者は VIA の徳性の強み24種のうち，自分自身を表している強み5種を決める。1週間，毎日，それらのうちの1種を新しい方法で実践し，その過程を記録する。
2週目：良かったことを3つ書く	1週間，毎晩，参加者はその日にあった良かったことを3つ書き留める。またそれぞれの横に，「なぜこの良かったことが起きたのか？」その理由も書く。
3週目：感謝の手紙	参加者は，これまで十分に感謝の意を伝えていなかった，自分の人生における重要な人物に対して，感謝を詳細に述べた手紙を書く。その後，可能であれば直接本人に会い，手紙を読み上げ，その経験を振り返る。
4週目：深く味わう（savoring）	参加者は感覚的な経験をより深く味わうためのテクニックを学ぶ。その後，参加者は1週間のうち，1日2〜3回，このテクニックを実践する。
5週目：積極的−建設的反応	参加者は大切な人物から良い知らせを受ける場において意識をし，積極的に（すなわち可視的，熱狂的に），かつ建設的に（すなわち前向きに）反応するよう努める。
6週目：人生の総括	参加者は長く実りある自分の人生の最期に，伝記作家からどのように描写されたいかを想像する。参加者は自分自身が定義されるに望ましい特質や業績を1〜2ページのエッセイに仕上げる。その後，参加者らは日常生活でそれらの目標に向かって進んでいるかどうかを振り返る。
継続	参加者はここで得たものを継続していくための手段として，次の数カ月間，定期的に実践するアクティビティを1〜2つ選択する。アクティビティは個々人の生活に合わせて調整することも可能である。

A.C. Parks & M.E.P. Seligman, "8-Week Group Positive Psychotherapy (PPT) Manual," unpublished manual, March 2007.

合と比べ，ポジティブな出来事にそれまで以上に気を配るようになり，最初の週の終わりには難なくこのタスクを完了できるようになった。

3週目 感謝の手紙

参加者は，自分の人生において非常に感謝しているがこれまで十分に感謝の意を伝えていなかった人物に向けて手紙を書くように言われた。そして，その手紙を可能ならば直接本人に会って読み上げる，もしくは，それが不可能であれば電話越しに読み上げるように指示された。多くの参加者は気まずい経験になると予測したが，圧倒的な数の参加者が，この経験が非常にポジティブであると実感した。この経験

はSeligmanら（2005）による実験データと一致している。それは，感謝の手紙が，他のどんなPPIよりも介入直後に大きな効果をもたらしたということである。しかしながら，このアクティビティがうまく活かされなかった2例についても，ここで触れておく。ある若い女性は感謝する相手に両親を選んだ。両親共に中国人であるが，献身的な子育てに感謝する手紙を受け取ったとき，他の選択肢もあったという含みを印象として受け，腹を立てた。というのも，彼らにとっての育児は選択ではなくむしろ義務であった——その女性が説明したことは彼女の両親の文化では当然のことだ——。つまり，娘からの感謝は不要であり，歓迎されないものだった。また別の例では，ある中年女性が自分の父親に感謝を述べたが，彼はその愛情表現を疑わしく思い，彼女が自分を操作しようとしていると思った。このアクティビティを長年実践したなかで報告されたネガティブな経験はこの2例のみである。多くの参加者は非常に好感がもてる経験であり，喜びの涙やハグ，そして時には相手から感謝を述べられることもあったと報告している。

4週目　深く味わう（savoring）

　参加者はコーヒーを飲んだり，美しい夕日に感動を覚えたり，あるいは友人との楽しい会話に感謝したりするような，日常のアクティビティを深く味わうための技術を用い，積極的に実践する方法を学んだ。たとえば，セッションのなかで，彼らはレーズンを深く味わう方法を教わった。それは食感や香り，味など，異なる側面すべてに気づくことである。その後，彼らは一日のうちに少なくとも2つのアクティビティを，それぞれ2〜3分間，深く味わうことを試みるように言われた。誰もが負担なくこのアクティビティをやり遂げた。全員にとって難なく受け入れられる心地よい経験だったようだ。深く味わうことの導入セッションの始めには，深く味わう方法はすでに知っており日常的に実践している，との声も上がったが，レーズンを用いたアクティビティを終えた後，この技術はさらに磨くことができることを参加者の多くが認めた。そしてその深く味わうことを新しい状況下で試みる1週間の実践期間に突入した。一部の参加者は，シャワーや朝食のような以前から毎日繰り返してきた習慣を深く味わうことに困難に感じたため，代わりに新しいことに挑戦した（例：レストランで初めての料理を注文すること，もしくは行ったことのない公園を訪れること）。同じアクティビティを繰り返すことは，時間の経過と共に関心を失わせることが快楽順応の研究で判明しているため，多様性が重要になる。したがって，参加者には，日課に加えて新たなアクティビティに取り組み，それらの組み合わせを深く味わうように奨励するのが良い。

176 | 第3部 ポジティブ精神医学における治療介入

5週目　積極的−建設的反応

　参加者は積極的−建設的反応について学んだ。積極的−建設的反応とは，他者からの良い知らせを心から夢中になって聞き，その経験の詳細を聞き出し，議論を深めることで，相手がその出来事をさらに噛みしめられるよう手助けすることである。たとえば，友人から昇進を言い渡されたとの知らせを受けたら，参加者はただ単に「おめでとう」と言うのではなく，「いつ言われたの？」といった質問と「お祝いに夕食をご馳走させて！」といった提案で応える方法について教わった。参加者は積極的−建設的反応をできる限り頻繁に行うという課題を出された。導入セッションの際に，一部の参加者はこの技術を自発的に使えないかもしれないという懸念を示した。この懸念に応えて，タスクが難航する参加者には，代わりに積極的−建設的反応が可能だったにもかかわらず**できなかった**ケースの記録をとるよう勧めた。それによって，彼らは将来的に反応を改善していく方法をブレーンストーミングすることができた。おそらく，ロールプレイやブレーンストーミングを通したより長期的な訓練によって，最初はそれを実践することに対して抵抗のあった個人も，最終的には日常生活のなかでこの技術を応用できるようになる可能性がある。割り当てられた週に，日常生活のなかでこのアクティビティを実践した多くの参加者は，偽善的で不誠実なタスクのように感じた。しかしながら，相手から受け取った反応は非常に前向きであったとも報告した。言い換えれば，参加者が相手の良い知らせに対して過度に感じるほどの反応は，まさしく相手が求めていたもののように見える。

6週目　人生の総括

　参加者は，自身の長く実りある人生の最期に，まるで伝記作家になったつもりで自分の残した遺産について1〜2ページのエッセイに細かく描写した。参加者は記憶に留めてほしい特質や業績，素行について考えるよう指示された。エッセイを書き終えた後，参加者は平均的な一日の過ごし方や自分の選ぶ活動が，どの程度，エッセイに描かれた優先事項に合致しているかを確認した。多くの参加者は相当なギャップが見られると報告した。たとえば，ある大学生は素晴らしい医学研究者として名を残すことを望んでいたが，実際には多くの時間をテレビゲームに費やし，勉学や研究に励んでいないことに気づいた。また，ある大学院生は身近にいる献身的な親として子どもに記憶されることを望んでいたが，しばしば家族よりも仕事を優先していたことに気づいた。両者とも，長期的に目標にそった行動に調整し直したいと述べた。多くの参加者にとってこのアクティビティは気分を高揚させる体験だったが，2名の参加者には有害反応が見られた。過度の心配性の若い男性は，人

生の総括を書くことは不安をよりかき立てると感じた。将来の希望について考えると，それが叶えられないことに不安を覚え，その恐怖によって無力さを痛感し，目標を追い求める計画を作成できなかったのである。また，他の参加者よりも重度の抑うつ傾向が認められる若い女性も同様の理由で絶望感を抱いた。彼女の反応は，その若い男性ほど極端にネガティブなものではなかったが，このアクティビティは必ずしも万人向けではないことを示唆している。

　個別形式のPPTプログラムも複数あるPPIの実践により成り立っているが，あまり厳格な構造ではない。ファシリテーターはマニュアルに記載された所定のPPIの順番にしたがって取り組み始めるが，そのとき，個々人の人生における出来事にそって各週のアクティビティを選択した。Seligmanら（2006）によって実験された個別形式のPPTは12週間続けられたが，それはグループPPTの2倍の期間である。
　両方のプログラムは対照群と比較して，初の有効性が実証された。（Seligman et al., 2006）これらの研究と，PPIが非臨床群の抑うつ症状を軽減するという多くの文献（Sin & Lyubomirsky, 2009）を考慮すると，PPIはうつ病治療に有効であるという山のような証拠が導き出される。近年，他の研究グループは特定の臨床集団に向けたPPTを考案し，検証を開始している。我々は統合失調症，自殺傾向，禁煙，慢性痛に応用した4つのPPIの概要を提示する。他の臨床集団に対するPPIも存在するが，我々の目的はすべてを網羅することではなく，むしろ新たな集団への応用に成功したPPIの臨床例を提供することである。これらの実例は，新たな条件下でPPIを用いる際のモデルとして役立つであろう。

特定の臨床集団に応用したPPI

統合失調症

　統合失調症の患者は，幻覚と妄想，感情鈍麻，快感消失，および意欲消失を含む，あらゆる深刻な症状に苛まれる。その結果，統合失調症の治療は一般的に，陽性症状と陰性症状，認知障害，再発に関わる欠陥に焦点が当てられる（Dixon et al., 2010）。深刻な精神疾患を持つ患者らは，過去15年間，充実した人生を享受するため，心理的リカバリーを含めた治療の焦点拡大の必要性を，研究者やプラクティショナーと共に主張してきた（Andresen et al., 2003）。近年のポジティブサイコロジーの理論に基づく臨床集団を対象にしたプログラムの到来は，統合失調症の新

たな治療アプローチとして上記の流れと完全に合致する。

PPIは3つの要素によって，統合失調症を持つ患者をより完全な心理的リカバリーに近づけるだろう。第一に，統合失調症を持つ患者は具体的なスキルベースの戦略が最も効果的であるとの報告がある（Bellack et al., 2004）。PPIは具体的なスキルベースであるため，相性が良い。第二に，PPIは意義や目的などの要素を直接的に扱うが，それらは既存の心理的介入ではほとんど言及されていなかった。意義や目的はそれ自体価値あるものだが，それだけでなく，患者が人や活動と意義深い繋がりを構築するのを助け，再発を減らす可能性もある。第三に，ウェルビーングを直接的に高めることを意図しない従来の社会心理的介入と併せてPPIを活用すれば，ポジティブ情動を生み出す有意義なコーピング戦略を開発することによって，従来の症状と機能欠陥を改善させる可能性がある。PPIの活用によって，患者はより良い症状マネジメント，残遺症状の減少，再発の抑制，そして，コーピングスキルのレパートリー強化も経験できる可能性がある。

最近の論文によると，**ポジティブ・リビング（positive living）**と呼ばれる介入にPPIが組み込まれており，これはまさに統合失調症を持つ患者の心理的リカバリーを目的にしていた（Meyer et al., 2012）。概して，そのプログラムはSeligmanら（2006）が用いたものと類似していた。統合失調症に関連する共通の認知障害に対応するため，もともとのグループPPTマニュアルの手順に3つの要素が追加されていた。その内容は，参加者に現在進行中の前向きな目標を各セッションで報告するよう求めたこと，各セッションの初めと終わりにブリーフ・マインドフルネス・エクササイズ（"mindfulness minute"）を実践すること（というのも，マインドフルネスはセラピーのセッション中，精神病の症状に対処するのに役立つと先行研究で報告されているからだ），そして，各ポジティブサイコロジーエクササイズのワークシートを作成することである。

ポジティブ・リビング集団の結果は，この介入が統合失調症を持つ患者への適用可能性が高く，かつ彼らが耐えうるものであることが示された。Meyerら（2012）らは，統合失調症のために外来治療を受けている16人の患者を対象に，パイロット研究を実施した。その結果，プログラムの脱落者は20%より少なく，出席率は77%であった。グループセッションの間，参加者は自身の症状や診断については滅多に議論せず，幅広い領域におけるウェルビーングや臨床的機能の向上について報告した。とくに，プログラム参加者は介入直後と3カ月後のフォローアップ時点で，全体的なウェルビーング，希望，深く味わうこと，そして自己申告の心理的症状が明らかに改善していると報告した。追加の探索的分析を行ったところ，参加者は希

望，自信，そして目標志向性に関連したリカバリーの有意な改善を体験しており，精神病症状とパラノイド症状が有意に軽減し，それが3カ月後のフォローアップ時点まで維持されていると報告したことがわかった（Meyer et al., 2012）。

ポジティブ・リビングのパイロット研究により，PPTの応用版は統合失調症を持つ患者に十分に適用できること，そしてこの介入がリカバリーとウェルビーングの向上に関連している可能性があることが示された。ウェルビーングと心理的リカバリーの改善を目的とした介入の価値は，将来の統合失調症に対する社会心理的介入のデザインと開発に大きな影響を与える可能性がある。認知行動療法，ソーシャルスキル・トレーニング，もしくは心理教育といった伝統的な社会心理的治療介入と併せてPPIを用いることは，個人のリカバリーに向けてその人が進んでいく新たな道を提供できる可能性がある。より幅広い個別の治療介入の一部としてのPPI研究は，現在も進行中である（Penn et al., 2014）。このような研究結果は，統合失調症を持つ患者および他の臨床集団の心理的リカバリーとウェルビーングを高めるために最も良いPPIの活用法を決めるのに役立つだろう。

自殺傾向（Suicidality）

毎年，米国では39,000人近くが自殺で命を落としている。自殺未遂経験者もしくは真剣に自殺を考えたことのある人の数は，その20倍以上になる（Centers for Disease Control and Prevention, 2012）。基礎的な研究では，ポジティブな心理的側面——特に，感謝，グリット，および人生の意味——は自殺傾向，つまり自殺念慮と自殺行為を減らすことと関連性があると示唆している。自殺の文脈のなかで感謝，グリット，および人生の意味に特に焦点を絞った介入はまだ発表されていないが，PPIは抑うつ症状を軽減することが示されている（Sin & Lyubomirsky 2009）。自殺傾向は抑うつに伴うことが多い症状であること（Dumais et al., 2005）を考慮すると，これらの共通した心理状態にある個人に対するPPIの効果は，PPIもまた自殺傾向を軽減する可能性があることを示唆している。

複数の研究によると，感謝の気持ちが強い青年（Li et al., 2012）および若い成人（Kleiman et al., 2013a）は自殺傾向が低いことがわかっている。しかも，深い感謝の気持ちは，強い絶望感もしくは抑うつ症状（両因子ともに自殺念慮を引き起こすリスクが高い）を抱える人の，自殺念慮のリスクを減らす（Kleiman et al., 2013a）。これらの所見は，自殺リスクのある人のなかから感謝の気持ちを引き出すPPIが効果的であるという考えを裏づけている。

感謝は，グリットとの相乗効果で自殺念慮を軽減するのに役立つ。グリットとは，

粘り強さと情熱を伴い，深く価値ある目標を追求していくことを特徴とするパーソナリティ傾向である（Duckworth et al., 2007）。研究者は，感謝深くグリットが強い人は，感謝とグリット以外の組み合わせの性質を持つ人と比較して，6週間の実験中，自殺念慮が最も軽減することを見出した（Kleiman et al., 2013b）。これらの知見は，自殺リスクのある人に対して，特定の強みの組み合わせが重要であることを映し出している。

　最後になるが，人生に目的と意味があると自殺リスクが減少する（Heisel & Flett, 2004 ; Kleiman & Beaver, 2013）。したがって，仮説上は，人生の意義を高めるPPIは自殺傾向を弱めるのに役立つだろう。人生の意義を高めるPPIはいくつか存在する。たとえば，楽しく意義深いアクティビティに従事するよう励まし，それらのアクティビティから得た意味を振り返らせることは人生の意義を高めるだろう。近年，研究者は，人生がいかに意義深いものであるかを表した写真アルバムを作成することが人生の意義に対する認識を高める可能性があることを見出している（Steger et al., 2013）。

　ある研究グループは，自殺傾向を持つ入院患者の絶望感と楽観性を評価項目として，9つの異なるPPI（表8-2）の効果を評価した（Huffman et al., 2014）。彼らは自殺傾向の変化を直接的には評価していないが，自殺傾向と強く関連している因子（すなわち，絶望感と楽観性）を評価している。9つのPPIとは，許しの手紙を書くこと，感謝の手紙を書くこと，恩恵を数えること，個人の強みを活かすこと，親切な行為をすること，重要で楽しく意義深いアクティビティに従事すること，社会的関係における自己の最大限の可能性を明確にすること，成果に対する自己の最大限の可能性を明確にすること，そして，価値観に基づくアクティビティに従事することである（表8-2）。

　9つのPPIのうち8つが，楽観性を少なくとも50％高め，絶望感を50％軽減させた。最も効果的なPPIは感謝の手紙であり，これは楽観性を94％高め，絶望感を88％軽減させた。この希望に満ちた結果の例外は，許しの手紙のみであった。これは楽観性を高めるに至らず，絶望感を27％軽減させるに留まった。この研究は，深刻な自殺傾向のある人の人生を改善する際にPPIがいかに効果的であるかに加えて，他の教訓も明らかにした。第一に，感謝の手紙はPPIのなかで最も効果的であるだけでなく，参加者が最も容易に実行できるものであるということである。第二に，研究スタッフが，認可された博士レベルの臨床家のスーパービジョンを受けた学士，あるいは修士レベルの臨床家によって構成されていたことである。このことは，自殺に対するPPIが，正式な訓練量の少ない人によって実施されても効果があるこ

とを示唆している。しかしながら，自殺傾向のある患者を対象にする際，訓練が必要不可欠であると認識することは重要である。いくつかの PPI は，もし訓練を受けた人が実施しないと，自殺リスクを逆に**高めて**しまう可能性がある。たとえば，感謝の練習の際に，感謝するべき対象がいないと思い込んでいる患者は，さらに絶望感，負担，および価値のなさを感じているかもしれない。それにもかかわらず，こうした人たちに対する予備的研究は，適切な条件下で実施される PPI は自殺念慮を弱めるシンプルで効果的で費用がかからない方法である可能性を示している。

禁煙

禁煙中と禁煙後のネガティブな感情は治療の結果に悪影響を及ぼす（Kinnuen et al., 1996）。これに対処するため，気分調整の要素を禁煙治療に含める努力がいくつか行われてきたが，それらの多くはネガティブな感情，または抑うつ症状を緩和することに焦点を当ててきた。しかしながら，抑うつの既往がない人にとって，抑うつ症状のマネジメントに焦点を当てることは，ネガティブな感情を実際に高めてしまう（Kahler et al., 2002）。しかしながら，PPI を用いてネガティブな感情の代わりにポジティブ感情に焦点を当てることは，禁煙成功率を高める可能性がある（Leventhal et al., 2008）。

禁煙のためのポジティブサイコセラピー（Positive Psychotherapy for Smoking cessation ; PPT-S）は，禁煙前と禁煙中の喫煙者のポジティブな感情を高めるために立案されてきた。これまでに，一つの研究だけが PPT-S の実行可能性を評価している（Kahler et al., 2014）。6 回のセッションからなるプログラムのなかで参加者は，禁煙開始日に先立って，そして禁煙を試みているときに，気分を高めるために（2007 年に A.C. Parks と M.E.P. Seligman が報告した "8-Week Group Positive Psychotherapy [PPT] Manual" のなかのオリジナルの PPT プロトコールから引用した）ポジティブ感情を高めることを目的としたの 5 つの異なる PPI を実践するように言われた。PPT-S は推奨された禁煙ストラテジーと併せて個別に実施された。そのストラテジーとは，高リスクである喫煙状況に取り組むこと，社会的サポートを受けることの重要性を強調すること，そして 8 週間の経皮的ニコチンパッチの使用である。

オリジナルの PPT マニュアル（表 8-1）から，4 つの PPI が使われた。それは，良かったことを 3 つ書く，感謝の手紙，深く味わう（savoring），積極的－建設的反応である。さらに，この研究では新たなアクティビティである親切を深く味わう（savoring kindness）が含まれており，それには毎日行う親切な行為を数えること

182 | 第3部　ポジティブ精神医学における治療介入

表8-2　自殺リスクを軽減するための理論的・実験的裏付けがあるポジティブサイコロジー介入

介入	記述
親切な行為	クライエントは一日に3つ，他者に親切な行為を行い，それらを書き留める。
価値観に基づくアクティビティに従事する	クライエントは人生における原則（例：健康でいること）を選択し，この原則に向け，小さな行動を積み重ねたステップを組み立てる。（例：10分間散歩する）
最高の自分，成果	クライエントは自分の将来における成果を想像し，それらを書き留める。
最高の自分，社会的関係	クライエントは将来の望ましい他者との関係を想像し，それらを書き留める。
恩恵を数えること	クライエントは自分が感謝した出来事について思い出し，詳細を記録する。
許しの手紙を書く	クライエントは過去の傷ついた出来事を思い出し，その原因となる個人に対して許しの手紙を書く。この手紙は送らない。
感謝の手紙を書く	クライエントは親切な行為を受けた誰かに感謝の意を表す手紙を書く。参加者は手紙を送るかどうか自己で判断する。
感謝の訪問	クライエントは感謝している誰かに感謝の意を表す手紙を書き，それを本人に手渡し，さらにはその内容について話す。
重要で楽しく意義深いアクティビティに従事する	クライエントは楽しく意義深いアクティビティを一人で，また他者と一緒に行うと共に，重要な行為（例：健康のための何か）をやり遂げる。
個人の強みを活かすこと	クライエントは自分の強みを特定し，次の日に意識的にその強みを活かし，経験を記録する。
良かったことを3つ書く	クライエントは一日（もしくは週）の終わりに感謝していることを3つ書き留める。

Note/See Huffman et al., 2014 and Seligman et al., 2005 for more information on these positive psychology interventions. See VIA Survey of Character Strengths（VIA Institute on Character 2014）on signature strengths.

と深く味わうことが含まれていた。良かったことを3つ書くエクササイズと同様に，その出来事の大小は問わないが，具体的である必要がある。参加者は禁煙に先立つ2週間前からPPT-Sを開始した。その理由は，良かったことを3つ書くエクササイズはある一定期間，継続的に行われた後にのみポジティブ感情を高める効果が現れることが判明しているからである。感謝の手紙はポジティブ感情が最も湧き上がりやすいと実証されているため，参加者は禁煙日の直前にこれを実施するよう予定が組まれた。その後，参加者は残りのアクティビティを1週間に1つずつのペースで実践していった。6回のセッション後，参加者は禁煙を振り返る記憶構築作業に

取り組み，その後の人生で継続して行うアクティビティを，5つのなかから1つ選択した。

パイロット研究では，PPT-Sは参加者に好意的に受け入れられ，治療開始26週間後の禁煙率が31.6%にも上るという結果をもたらした（Kahler et al., 2014）。これは，他の研究（Fiore et al., 2008）では26週間後の禁煙率が23%であったと報告されているのに比べると高率である。この研究では，禁煙の成果が低いとされる（Leventhal et al., 2008）ネガティブ感情のレベルが高い喫煙者が選ばれていたことを考えると，研究に残ったほぼ3分の1の喫煙者が禁煙したという事実は注目に値する。

このパイロット研究の目的は，禁煙研究に用いるためにPPTマニュアルを使い最初の効果サイズを得ることにあったが，これらの準備段階における結果はPPT-Sの効果に対する有望なエビデンスとなった。しかしながらこの研究は，対照群が置かれていなかったために，参加者の気分への影響に関してPPT-Sが果たした役割についての因果関係を明述することはできない。参加者は，禁煙日の前に抑うつ症状が強くなったが，禁煙日以降，気分は比較的安定していたと報告している。なお，ネガティブな気分の上昇は治療終了後にも見られたが，それは治療終了の結果として生じた可能性がある。16週目と26週目のフォローアップの予約時には，ネガティブな気分は再び安定していた（Kahler et al., 2014）。

まとめると，PPT-Sは有望である。実施が比較的容易で，ペンと紙以外ほとんど何も使用しない実現可能なプロトコールであり，参加者は，好意をもって割り当てられた個々のアクティビティを実施したと報告している（Day et al., 2014；Kahler et al., 2014）。

慢性痛

痛みの生物心理社会モデルによれば，痛みは背景にある生物学的な疾患の現れだけではなく，疾患が経験される心理的および社会的な状況によっても決定される（Somers et al., 2009）。たとえば，関節炎の患者の場合，抑うつは痛みと機能をさらに悪化させる（Marks, 2009；Patten et al., 2006）つまり，痛みを調整する自己効力感，痛みに対するコーピング・ストラテジー，および痛みの破局視（pain catastrophizing）（すなわち，痛みの症状を大きく感じすぎること）を含む痛みに関連した認知は，関節炎の実際の痛みと機能障害にも関連している（Somers et al., 2009）。心理社会的要因は，生物学的指標から予想される痛みの感覚を多かれ少なかれ増幅させるため，PPIを用いて心理社会的要因に働きかけることは痛みの軽減

に役立つ可能性がある。

Hausman ら（2014）はオンラインで広められた PPI が自己申告による身体的痛みの長期的な軽減に結びつくことを示した。このオンラインでの研究は，慢性痛を持つ人よりもむしろ，一般人口を対象にしていたため，Hausmann らはその後，米国退役軍人局の医療施設で膝関節もしくは股関節炎による痛みの治療を受けている患者，というきわめて限定した臨床集団に活用するための PPI プログラムを開発した。彼らは，6 週間かけて PPI を毎週 1 つ取り上げる 6-week Staying Positive with Arthritis Program の開発に着手した。患者は Staying Positive with Arthritis ワークブックに記載されている各 PPI の指示書を参照し，訓練を受けた介入者から毎週電話による追加説明とサポートを受けた。

ワークブックを開発するに当たって，Hausmann らが選んだ PPI は，1 カ月間もしくはそれ以上ウェルビーイングにポジティブな効果が現れ，容易に完了でき，大掛かりな訓練やフォローアップを必要とせず，個人で実践しても効果的で，読み書きの能力が低い人にも使えるものだった。この PPI プログラムは，オリジナルの PPT プログラム（A.C. Parks & M.E.P. Seligman, "8-Week Group Positive Psychotherapy［PPT］Manual," 2007）から 3 つのアクティビティ〈良かったことを 3 つ書く，感謝の手紙，深く味わう（savoring）〉が採用され，さらに他から 2 つのアクティビティが追加された。親切な行為の PPI は，親切にすることが主観的ウェルビーイングの向上と関連性があるために追加された（Lyubomirsky et al., 2005）。親切な行為を一日 5 つ遂行することは，1 週間に 5 つ遂行する場合と比較して，ウェルビーイングがより向上するというエビデンスを基にしている。楽しいアクティビティを増やす PPI も追加された。それには，①参加者が楽しみと達成感を得ることができる，もしくは他者とより親密になれる快活動のリストから選択すること，②一週間毎日，少なくとも 4 つの快活動に従事すること，そして③活動日記にそれらを記録すること，が含まれている。快活動を増やすことは，心理的ウェルビーイングを向上させるために最もよく研究されているストラテジーの一つである（Mazzucchelli et al., 2010）。それが異なる集団で効果的であり，実践が容易であることから，Hausmann らはそれを Staying Positive with Arthritis Program に含めた。

Hausmann らは，個々の PPI のための指示書を Staying Positive with Arthritis ワークブックのなかにまとめた。1 ページ目にはプログラムの概要と，関節炎を持つ人にとってポジティブであることの利点についての理論的な説明が示された。その説明のなかでは，痛みがあるときに生活のなかの良い出来事に気づくことは困

難であることも認めている。しかし，良い出来事に気づき，それを楽しむ習慣を教えるためにこのプログラムが立案されたことも説明されており，それは関節炎のつらさに対処する手助けになるだろう。続く頁には，各PPIの指示書がそのPPI特有のワークシートとともに掲載されている。

Hausmannの研究グループは，関節炎をもつ10人の退役軍人から初稿のワークブックに対するフィードバックを集めた。退役軍人各自がワークブックを読んでレビューした後，彼らが各PPIを完了したいと思うかどうか（理由も含む），そしてどのように各PPIが改善され得るかについて尋ねた。反応は圧倒的にポジティブであり，退役軍人はすべてのPPIに挑戦することに前向きであった。彼らはまた，PPIを行うことはモチベーションと喜びをもたらす利点があり，全体的に自分自身を肯定的に受け止める手助けになると報告した。

初稿の指示書は幅広い識字レベルの人が使えるように小学6年生の読解レベルで記載されていて，すべての退役軍人がその内容を理解できた。しかしながら，何人かの退役軍人は，一般的なポジティブ活動を表現するために伝統的に使われている感謝および深く味わうこと（savoring）といった用語を理解することが困難であった。そのため，Hausmannらは活動の指示書を改訂し，対象の集団が容易に理解できる言語に置き換えた。この改訂によって，「感謝の手紙」は「ありがとうを表現すること（expressing thanks）」に，「喜びを深く味わう（savoring）」は「良い瞬間を継続する」と表現が変えられた。彼らはまた，受け取った全体的なフィードバックをもとに，導入部とすべての指示書をできる限りシンプルになるように改訂し，最終版のワークブックは小学4年生の読解レベルで書き上げられた。

Hausmannらは現在，少人数の関節炎を患う退役軍人を対象に，6週間のプログラムのパイロット研究を実施している。プログラムは改訂されたアクティビティワークブックと，訓練を受けた介入者による毎週の電話による指示を通して実施されている。介入者は健康関連の分野の学士，もしくは修士を修了しているが，追加の臨床資格を取得する必要はない。

介入者は退役軍人がヘルスケアを受けるVA医療施設で個々の参加者と直接会い，プログラムの説明をし，ワークブックの最初のアクティビティを振り返る。ワークブックにはすべてのプログラムを完了するのに必要な指示が含まれているが，介入者は毎週10分から15分間程度の電話のやりとりを実施し，必要があればどんな追加のサポートも提供した。電話中，介入者は先週のアクティビティについて尋ね，次週のアクティビティの指示を出し，それを完了するのに予想される障壁の解決方法を事前に呈示した。最初の5週間，定められた順序で，毎週新しいアクティビティ

を一つずつ完了していく。6週目には，参加者はこれまでのアクティビティから一つを選択し，再びそれを実施した。アクティビティを繰り返すことで，退役軍人らは自分自身にとって魅力的なポジティブ・アクティビティを特定でき，またそれらを日常生活に取り込むことに役立てた。6週間のプログラムが修了すると，介入者は退役軍人にプログラム内のアクティビティを継続して行うよう奨励した。

　慢性痛の患者に対する臨床ケアにPPIを統合するための体系立てられた取り組みはまだほとんど実施されていないが，先行研究のエビデンスは，PPIが痛みを軽減する可能性を示唆している（Hausmann et al., 2014を参照）。Hausmanらは関節炎の慢性痛を持つ退役軍人へのStaying Positive with Arthritis Programを立案し，この研究と臨床の隔たりをなくす試みを始めている。彼らは全体的なウェルビーング向上への道筋となるアクティビティを選択したり，対象集団の患者のフィードバックを元にアクティビティを改善したり，また最も効果のあるPPIの特性を統合できるようにプログラムを構成したりして，プログラムの潜在的な効果を最大限に活かすためのステップを踏んでいる。Staying Positive with Arthritis Programの効果について結論を出すのは時期尚早だが，Hausmannの研究グループは，このプログラムは退役軍人が関節炎と共に生き，困難を乗り越えるのを助けることができると前向きに考えている。

将来の展望

　本章では，新たな臨床集団のための4つの革新的なPPIの応用方法の概要を示した。PPIの応用に関心がある方への参考として，ここで示した症例記載からいくつか，一般的に推奨できる方法を収集した。

対象集団へPPIを活用する理論的根拠があるかどうかを評価する

　我々は，PPIを新たな集団に試みようとしている研究者と臨床家に，PPIは研究による，そして理想的には理論による根拠を持っていなければならないというParksとBiswas-Diener（2013）の提案に従うよう助言する。本章で示した各PPIプログラムは，なぜポジティブ情動を高めることが対象集団に利益をもたらすのかについての理論的根拠が存在していることから，作成された。禁煙の場合，ネガティブ感情の存在は禁煙の失敗を予見させる。慢性痛においては，ネガティブ感情は痛みの症状を増幅させる。

対象者にとっての各 PPI の関連性を考慮する

　本章で示された各 PPI プログラムは，個々の PPI の組み合わせという点で，それぞれ独自のバリエーションがある。対象者によって，ある PPI は他の PPI よりもより適切である可能性があるため，このバリエーションは道理にかなう。たとえば，統合失調症に焦点を置いた PPI プログラムは典型的な PPI ではない短時間マインドフルネス（mindfulness minute）を含んでいるが，マインドフルネスはクライエントが集う際，今の瞬間に意識を向けるのに役立つと考えられるからだ。同様に，禁煙 PPI プログラムはもともと，集団 PPT からの 6 つの PPI を含んでいた（A.C. Parks & M.E.P. Seligman, "8-Week Group Positive Psychotherapy [PPT] Manual," 2007)。しかし，プログラムのフィードバックを受けて，2 つの PPI が除外され，新しい 1 つの PPI が追加された。自殺傾向に焦点を当てたプログラムは明確には Parks と Seligman の PPT プログラムを基にしたものではなく，先行文献から統合的に作成されたものである。慢性痛のプログラムはすべての情報源を組み合わせたものであり，アクティビティの半分は Parks と Seligman の元々のマニュアル，もう半分はより幅広い文献を参考に作成された。

適切な読解レベルに介入を調整する

　Seligman ら（2006）によって報告された PPT プログラムはもともと大学生のために立案されたものである。そのため，マニュアルは大学生の読解レベルをもつ個人に向けて作成された。新しい集団にこの介入を応用する際には，常に適切な読解レベルを考慮し，対象集団が内容を理解できるか確認するためにパイロット研究を行うのが望ましい。たとえば，退役軍人を対象にした PPI は当初，小学 6 年生レベルに改訂されていたが，少人数の退役軍人に対して教材のパイロット試験を行った結果，さらに小学 4 年生レベルまで引き下げることになった。

PPI を実践するのに最善のフォーマットを選択する

　いくつかの集団では，（慢性痛のケースのように）参加者への介入をセルフガイド形式で実施するのか，（禁煙のケースのように）個別セッションで実施するのか，または（自殺傾向のケースのように）入院患者ケアの一環として実施するのかを参加者に尋ねることは，多かれ少なかれ必要である。ここで示した集団ではウェブやスマートフォン・ベースの PPI は使われていないが，多くの研究から，テクノロジー・ベースの介入がさまざまな精神疾患への効果的な治療であることが判明している（Andersson & Cuijpers 2009)。したがって，新しい臨床集団に PPI を応用す

188 | 第3部　ポジティブ精神医学における治療介入

る際にはテクノロジー・ベースによる介入を必ず考慮すべきである。

要約

　ポジティブサイコロジー介入は臨床集団を対象にますます広く活用されるようになっている。PPIが行うように，ポジティブ情動を育むことは生活の質を総体的に向上させ，さまざまな臨床状態に関連した症状を軽減するというエビデンスが示されている。我々は，多様な集団に対する臨床ケアにPPIを取り入れたいと考えている実践家のための初のガイドとして本章を役立ててほしいと考えている。統合失調症，自殺念慮，禁煙，および慢性痛を持つ人を助けるために，PPIプログラムがどのように役立ったかを描き出すことによって，本章が，将来新たな集団にPPIを用いる際の刺激となりガイドとなることを我々は望んでいる。

臨床上のキーポイント

- 抑うつの治療におけるポジティブサイコロジー介入（PPI）の実現可能性と有効性が示されてきた。
- PPIは統合失調症，自殺傾向，ニコチン依存，および慢性痛をもつ人を含む，新しい臨床集団に効果的に用いられ検証されてきた。
- 自分なりの活用法を開発したいと考えている臨床家および研究者は，本章と推薦図書をガイドとして用いることができる。

参考文献

Andersson G, Cuijpers P: Internet-based and other computerized psychological treatments for adult depression: a meta-analysis. Cogn Behav Ther 38(4):196–205, 2009 20183695

Andresen R, Oades L, Caputi P: The experience of recovery from schizophrenia: towards an empirically validated stage model. Aust N Z J Psychiatry 37(5):586–594, 2003 14511087

Bellack AS, Mueser KT, Gingerich S, Agresta J: Social Skills Training for Schizophrenia: A Step-By-Step Guide. New York, Guilford, 2004

Centers for Disease Control and Prevention: WISQARS Injury Mortality Report: Web-Based Injury Statistics Query and Reporting System (WISQARS). 2012. Available at: http://webappa.cdc.gov/cgi-bin/broker.exe. Accessed August 26, 2014.

Day AM, Clerkin EM, Spillane NS, et al: Adapting positive psychotherapy for smoking

第 8 章　ポジティブな精神療法的・行動的介入　│　189

cessation, in Wiley-Blackwell Handbook of Positive Psychological Interventions. Edited by Parks AC. Oxford, UK, Wiley-Blackwell, 2014, pp 358–370

Dixon LB, Dickerson F, Bellack AS, et al; Schizophrenia Patient Outcomes Research Team (PORT): The 2009 schizophrenia PORT psychosocial treatment recommendations and summary statements. Schizophr Bull 36(1):48–70, 2010 19955389

Duckworth AL, Peterson C, Matthews MD, et al: Grit: perseverance and passion for long-term goals. J Pers Soc Psychol 92(6):1087–1101, 2007 17547490

Dumais A, Lesage AD, Alda M, et al: Risk factors for suicide completion in major depression: a case-control study of impulsive and aggressive behaviors in men. Am J Psychiatry 162(11):2116–2124, 2005 16263852

Fiore MC, Jaen CR, Baker TB, et al: Treating Tobacco Use and Dependence: 2008 Update: Clinical Practice Guideline. Rockville, MD, U.S. Department of Health and Human Services, Public Health Service, 2008

Fordyce MW: Development of a program to increase personal happiness. Journal of Counseling Psychology 24:511–521, 1977

Fordyce MW: A program to increase happiness: further studies. Journal of Counseling Psychology 30:483–498, 1983

Hausmann LR, Parks A, Youk AO, et al: Reduction of bodily pain in response to an online positive activities intervention. J Pain 15(5):560–567, 2014 24568751

Heisel MJ, Flett GL: Purpose in life, satisfaction with life, and suicide ideation in a clinical sample. J Psychopathol Behav Assess 26:127–135, 2004

Huffman JC, DuBois CM, Healy BC, et al: Feasibility and utility of positive psychology exercises for suicidal inpatients. Gen Hosp Psychiatry 36(1):88–94, 2014 24230461

Kahler CW, Brown RA, Ramsey SE, et al: Negative mood, depressive symptoms, and major depression after smoking cessation treatment in smokers with a history of major depressive disorder. J Abnorm Psychol 111(4):670–675, 2002 12428781

Kahler CW, Spillane NS, Day A, et al: Positive psychotherapy for smoking cessation: treatment development, feasibility and preliminary results. J Posit Psychol 9(1):19–29, 2014 24683417

Kinnunen T, Doherty K, Militello FS, et al: Depression and smoking cessation: characteristics of depressed smokers and effects of nicotine replacement. J Consult Clin Psychol 64(4):791–798, 1996 8803370

Kleiman EM, Beaver JK: A meaningful life is worth living: meaning in life as a suicide resiliency factor. Psychiatry Res 210(3):934–939, 2013 23978733

Kleiman EM, Adams LM, Kashdan TB, et al: Grateful individuals are not suicidal: buffering risks associated with hopelessness and depressive symptoms. Pers Individ Dif 555:595–599, 2013a

Kleiman EM, Adams LM, Kashdan TB, et al: Gratitude and grit indirectly reduce risk of suicidal ideations by enhancing meaning in life: evidence for a mediated moderation model. J Res Pers 47:539–546, 2013b

Leventhal AM, Ramsey SE, Brown RA, et al: Dimensions of depressive symptoms and smoking cessation. Nicotine Tob Res 10(3):507–517, 2008 18324570

Li D, Zhang W, Li X, et al: Gratitude and suicidal ideation and suicide attempts among Chinese adolescents: direct, mediated, and moderated effects. J Adolesc 35(1):55–66, 2012 21774977

Lyubomirsky S, Sheldon KM, Schkade D: Pursuing happiness: the architecture of sustainable change. Rev Gen Psychol 9:111-131, 2005

Marks R: Comorbid depression and anxiety impact hip osteoarthritis disability. Disabil Health J 2(1):27-35, 2009 21122740

Mazzucchelli TG, Kane RT, Rees CS: Behavioral activation interventions for well-being: a meta-analysis. J Posit Psychol 5(2):105-121, 2010 20539837

Meyer PS, Johnson DP, Parks A, et al: Positive Living: a pilot study of group positive psychotherapy for people with schizophrenia. J Posit Psychol 7:239-248, 2012

Parks AC, Biswas-Diener R: Positive interventions: past, present and future, in Mindfulness, Acceptance, and Positive Psychology: The Seven Foundations of Well-Being. Edited by Kashdan T, Ciarrochi J. Oakland, CA, Context Press, 2013, pp 140-165

Patten SB, Williams JV, Wang J: Mental disorders in a population sample with musculoskeletal disorders. BMC Musculoskelet Disord 7:37, 2006 16638139

Penn D, Meyer P, Gottlieb J, et al: Individual Resiliency Training (IRT) Manual. 2014. Available at: https://raiseetp.org/studymanuals/IRT%20Complete%20Manual.pdf. Accessed August 26, 2014.

Seligman MEP: The president's address. Am Psychol 54:559-562, 1999

Seligman ME, Steen TA, Park N, et al: Positive psychology progress: empirical validation of interventions. Am Psychol 60(5):410-421, 2005 16045394

Seligman ME, Rashid T, Parks AC: Positive psychotherapy. Am Psychol 61(8):774-788, 2006 17115810

Sin NL, Lyubomirsky S: Enhancing well-being and alleviating depressive symptoms with positive psychology interventions: a practice-friendly meta-analysis. J Clin Psychol 65(5):467-487, 2009 19301241

Somers TJ, Keefe FJ, Godiwala N, et al: Psychosocial factors and the pain experience of osteoarthritis patients: new findings and new directions. Curr Opin Rheumatol 21(5):501-506, 2009 19617836

Steger MF, Sheline K, Merriman L, et al: Using the science of meaning to invigorate values-congruent, purpose driven action, in Mindfulness, Acceptance, and Positive Psychology: The Seven Foundations of Well-Being. Edited by Kashdan TB, Ciarrochi J. Oakland, CA, Context Press, 2013, pp 240-266

VIA Institute on Character: VIA Survey. 2014. Available at: http://www.viacharacter.org/www/. Accessed August 26, 2014.

推薦相互参照

サイコセラピーに関して，第5章（「精神疾患におけるリカバリー」）ならびに第9章（「支持的療法と精神力動的療法におけるポジティビティ」）で論じられている。

推薦文献

Huffman JC, DuBois CM, Healy BC, et al: Feasibility and utility of positive psychology exercises for suicidal inpatients. Gen Hosp Psychiatry 36(1):88-94, 2014 24230461

Meyer PS, Johnson DP, Parks A, et al: Positive Living: a pilot study of group positive psychotherapy for people with schizophrenia. J Posit Psychol 7:239-248, 2012

Parks AC, Seligman MEP: 8-Week Group Positive Psychotherapy (PPT) Manual. Unpublished manual, available by request, 2007

Seligman ME, Rashid T, Parks AC: Positive psychotherapy. Am Psychol 61(8):774–788, 2006 17115810

Sin NL, Lyubomirsky S: Enhancing well-being and alleviating depressive symptoms with positive psychology interventions: a practice-friendly meta-analysis. J Clin Psychol 65(5):467–487, 2009 19301241

第**9**章

支持的療法と精神力動的療法における
ポジティビティ

Richard F. Summers, M.D.
Julie A. Lord, M.D.

　この章では，支持的療法と精神力動的療法の理論と実践について，ポジティブ心理学が貢献したことを探っていき，次に挙げる3つの重要な点について述べる：①ポジティブ情動とネガティブ情動は患者の内に存在しており，そのために我々は，精神療法がどのようにポジティブな体験と苦悩に影響を与えるかについて，そして限界とともに強み（strength）について概念化しなくてはならない。②支持的精神療法は，伝統的な定義の要素である防衛の強化と探索的介入の回避というよりは，ポジティブ情動および経験を増やすようにポジティブ心理学の原理を用いるものとしてよりよく特徴づけられる。③治療同盟，徹底操作，および治療終結という伝統的な精神力動的および精神分析療法の考えは，ポジティブ心理学で得られた洞察によって深めると共に拡大することができる。最後に，医学教育におけるポジティブ心理学の役割を議論して本章を終える。我々の考えは考え抜かれたもので，実証研究の新しい手段を示唆している。

ポジティブ情動とネガティブ情動の併存

　研究の評価者と同様，臨床実践家は，軽症から重症までの連続線上で症状をアセスメントする。多少抑うつ的で，多少不安で，もしくは多少精神病状態にあるなど，それぞれの症状の程度は連続線上にあり，臨床家が患者にどのくらい具合が悪いかを尋ねるときは，症状の重症度を一次元で考えている。典型的な臨床アセスメント

の尺度では，正常から軽度，そして重症までの範囲で測定する。

しかしながら，エビデンスは，ポジティブ感情状態とネガティブ感情状態の二次元連続線モデル dual-continuum model を支持している。つまり，これらの感情体験はおそらく同時に存在し，お互いに独立して現れているであろう。Positive and Negative Affect Schedule（Watson et al., 1988）はポジティブ情動とネガティブ情動の両方をアセスメントする。Costa ら（1992）は，この尺度を用いて，ポジティブ情動とネガティブ情動の表現が経時的に安定した性質を有しており，ポジティブ感情状態とネガティブ感情状態の不安定さの程度も経時的に安定していることを示唆した。驚いたことに，ポジティブ情動とネガティブ情動の間には，ほとんど相関が認められていない（Watson et al., 1988）。もしそれらが単一の連続線上の対極に位置しているとすれば，強い逆相関が見られるはずである。

ポジティブ情動は特定の脳のシステムの活動を反映している。たとえば，愛情，希望，および熱狂は海馬に関連していて，愛するものを思い起こしてイメージを描き出させる。前帯状回は，愛着を仲介する働きをしているようであり，前頭前野は，報酬，処罰，および道徳的な意思決定に関与している。左前頭前野の活動はポジティブ情動に関連するが，反対側の領域はネガティブ情動に関連し，仏教僧の集中した瞑想実践は，強力なポジティブ情動と深いリラクセーションを生じさせ，左前頭前野の活動を増加させる（Davidson & Harrington, 2002）。これらの領域のすべては，島皮質のミラーニューロンおよび紡錘形神経細胞と共に，愛着，エンゲージメント，そしてポジティブ情動を促進させることに関与するようである。これらの脳システムと，抑うつおよび不安のような精神症状に関係する脳システムとの間には確かに重複が存在しているが，二次元連続線モデルは，それらの間に重要な違いがあることを示唆している。

ポジティブ情動そのものは，良い結果の重要な予測因子になると思われる。Rush Nun Study（Danner et al., 2001）は，180 名の修道女を生涯にわたり追跡し，ポジティブ情動が長生きと有意に相関していることを明らかにした。同様に，ミルズカレッジの卒業生の卒業アルバムの笑顔の程度と純粋さも測定し，若いころのポジティブ感情が，何年も経った後の結婚の満足度と強く相関するという結論を得た（Harker & Keltner, 2001）。

Peterson（2006）は，幸福および人生の満足度と，年齢，性別，教育，社会階級，収入，子どもの有無，民族性，知能，および身体的魅力との関係を調べたが，そこにはほとんど，もしくはまったく相関がみられなかった。幸福および人生の満足度と強い相関が認められたのは，自己申告された感謝および楽観性，雇用されている

こと，性交の頻度，ポジティブ感情を経験している時間の割合，一卵性双生児の幸福感，そして自己申告された自尊心であった。

二次元連続線モデルは，概念的に興味深いことから，臨床研究，とくに精神療法においては，かなり重要な意味を持つ。伝統的な臨床アセスメントは，主に一次元連続線モデルに依拠する。リップサービスは通常，ストレングスのアセスメントのために行われるが，臨床家はこの領域についてシステマティックな考え方にはほとんど注意を払わず，通常はこうしたアセスメントをあまり行わない。

包括的なアセスメントは，伝統的な精神医学的面接を構成する症状およびシステムの確認を含んでいるが，ストレングスの評価をすることも同じように重要である。二次元連続線モデルの見地からは，個々の患者はストレングスと症状，そしてポジティブ感情とネガティブ感情の特定の組み合わせを持っていると考えられる。

実際，単純な2×2のマトリックス(表9-1)は，感情状態の異なる組み合わせによって患者を区別するのに役立つであろう。ある患者は高いポジティブ感情と高いネガティブ感情を持っている（満足し充実しているが，今現在苦悩と苦しみも伴っている）が，ある患者は高いポジティブ感情と低いネガティブ感情を有する（人生を謳歌しており，ほとんど症状がない）か，低いポジティブ感情と高いネガティブ感情を有する（苦しみに満ちており，満足することや苦しみがやわらぐこと，そしてレジリエンスがほとんどない）。そして低いポジティブ感情と低いネガティブ感情（"平坦な"人生）という組み合わせもある。

患者の症状とストレングスを評価し分類するための，この簡単かつ探索的な方法を用いることによって，臨床家は，概念化して明確化することが難しいとされる典型的な臨床的ジレンマについてより明確に考えられるようになるであろう。高いポジティブ感情と低いネガティブ感情を持つ人は，治療のために来院することはまずない。高いポジティブ感情と高いネガティブ感情を持つ人は，もっとも治療のしがいがある患者であろうと思われる。こうした患者は苦しんでいるだけでなく，治療を最大限に活用できるようにするポジティブな経験ができるストレングスと能力を持っている。もしネガティブ感情が弱まれば，患者はうまくこれを活用して，生活のなかにポジティブな変化を起こすことができる可能性がある。低いポジティブ感情と低いネガティブ感情を持つ患者は，望むほどの充実した生活ができていないかもしれないが，治療にも来ることもなさそうである。治療に来たとしても，典型的な臨床家は，治療の対象にする症状を見つけることに苦労するであろう。最後に，低いポジティブ感情と高いネガティブ感情を有する患者は，予後が最も心配される人たちである。その患者たちは重大な苦しみを抱いているが，ほとんどストレング

196 | 第3部 ポジティブ精神医学における治療介入

図9-1 ポジティブ感情とネガティブ感情の臨床アセスメント

	高いポジティブ感情	低いポジティブ感情
低いネガティブ感情	満足, 多くのストレングス, 苦痛がほとんどない	上下変動のない, 安定した低いレベルの感情, 顕著な症状がない, ポジティブな経験とストレングスが限られている
高いネガティブ感情	ネガティブな体験と症状による著しい苦痛を伴った, 強いストレングスとポジティブ感情	強い苦しみを伴い, ほとんどストレングスを高める状態にない, 治療が難しい患者

スを用いることができないし, 変化を起こす厳しさに耐える能力もあまりなく, 症状が悪化したときに頼りとするものもほとんどない。

　ポジティブ感情とネガティブ感情が単一の連続線の反対側にあるという神話は, 症状を取り除けばウェルネスな状態となるという, 治療に対する間違った考えの一つである。ポジティブ情動とネガティブ情動が, 同じコインの反対側ではなく, 二つの異なる次元であると認識することによって, 患者の気づきを広げ, より正確でナラティブな自己理解ができるようにし, 精神療法の介入のなかでポジティブ情動をターゲットとすることへの可能性を広げ, 良い生活を達成することを, 精神療法で考えるべき目標とすることができる。本章で後述する臨床例は, これらの考えを描き出す助けになっている。

新しい概念化の提案 : 支持的精神療法は応用ポジティブ心理学である

　二次元連続線モデルは, 確立された治療法がどのように作用するのか, その作用機序を理解する新しい可能性を切り開く。支持的精神療法は, 症状と機能障害を軽減するというよりは, ポジティブ感情を高め, エンゲージメントを高め, そしてより効果的なストレングスを用いることによって変化を促進させる可能性があると我々は信じている。

　各々のタイプの精神療法は, その基本的な前提, 行動のメカニズムの提案, セッションにおける焦点, 典型的な目標, および特徴的な介入もしくはテクニックによって特徴づけることができる。我々は, 支持的精神療法の伝統的に理解されている行動のメカニズム, 目標, そして介入について説明し, この伝統的な考えと我々が提唱する二次元連続線モデルとポジティブ心理学に基づいたこの治療法の新しい概念

第 9 章　支持的療法と精神力動的療法におけるポジティビティ｜197

化，を対比させる。この議論の主要なポイントを表 9-2 に要約する。

支持的精神療法の伝統的モデル

　支持的な精神療法は一般に，それが実際にどのようなものかによってではなく，何がそうではないのかによって定義されてきた。支持的精神療法は，基底にある意識的および無意識的葛藤が症状と苦しみを説明する非適応的なコーピングストラテジーをもたらすという仮説に基づいている。支持的精神療法は，支持的－表現的なスペクトラムの片方の端に見られ，もう片方の端には精神力動的療法が位置している（Gabbard, 2009）。この二つの療法の違いは，用いられる介入がどの程度探索的，表出的，もしくは不安惹起的であるかによっている（Winston et al., 2004）。さらに，支持的精神療法は，認知行動療法，行動活性化，問題解決療法，および対人関係療法を利用している（Gabbard, 2009）。

　支持的精神療法の**作用メカニズム**は，現実検討能力の向上，自尊感情を高めること，そして非機能的な行動を減少させることなど，さまざまに記述されてきた（Winston et al., 2004）。これらの用語はまさに治療目的を表現したもので，新しい行動に導く認識の広がり，もしくは自尊感情を変える新しい関係性といったメカニズムを特定して説明しているわけではない。共感的な"抱える環境（holding environment）"（Gabbard, 2009）によって促進される修正感情体験もまた重要だと考えられる。これらのメカニズムのすべては，患者が自分のストレングスをよりよく使い，非機能的パターンを最小限に抑えることにより患者が改善する考え方を含んでいる。支持的精神療法の介入が，そうでないという形で説明されることが多いように，支持的精神療法の作用メカニズムは文献においてそんなにはっきりとは明記されていない。

　支持的精神療法の焦点は，今ここ，関係性の困難例，および非機能的コーピングに向けられている。過去の適応パターンが役に立つのは，患者が現在の困難に取り組むのを援助するときだけである。現在の困難の原因である可能性があっても過去のものは，重要だとは考えられない。

　支持的精神療法の伝統的な**ゴール**は，十分に明らかにされている。それは，自尊感情，心理的機能，および適応スキルの向上を含んでいる（Misch, 2000；Winston et al., 2004）。これらの用語の定義は，以下の通りである：

・**自尊感情**は，自己尊重，自己効力感，信頼，および希望である。自尊感情は，ライフイベントの帰属または説明モデルに影響される。その人は，自分の行為によっ

198 | 第3部　ポジティブ精神医学における治療介入

表 9-2　伝統的な支持的精神療法モデルとポジティブな支持的精神療法モデルの比較

	伝統的な概念化	ポジティブな概念化
仮説	・意識と無意識の気持ちは，われわれの思考，感情，および行動に影響を与える ・心理的防衛は，葛藤と耐えられない気持ちに対処するために用いる ・未熟な，もしくは非適応的な防衛を用いることは，症状および問題となる行動の原因となり，精神病理にまで至る	・ポジティブ情動およびネガティブ情動は独立した連続線上にある ・ウェルビーイングは，ポジティブ情動とネガティブ情動の両方の影響を受ける ・ポジティブ情動とパーソナリティのストレングスは，ストレスおよび喪失の緩衝作用を持つ
作用メカニズム	・より適応的な防衛および機能的な行動を用い，それが症状の緩和と自尊感情の向上につながる ・修正感情体験	・ポジティブ情動の向上，エンゲージメント，およびストレングスのより効果的な活用 ・ポジティブ感情を高めてウェルビーイングを改善する
セッションの焦点	・今，ここで ・現在の問題のある人間関係，意識的行動の非適応的パターン，および情動反応 ・現在の行動の発端を理解するのに必要なものとして早期の体験が検討される	・今，ここで ・人間関係，最適に機能できる期間，個人のストレングスと価値を含む，患者の意識的な生活のポジティブな側面とネガティブな側面
治療のゴール	・自尊感情，心理的機能，および適応のスキルを改善する ・他の2つの領域の改善を促進するために，ひとつの領域を改善させる ・既存のストレングスを強化する	・伝統的なモデルと同じ ・ポジティブな体験を妨げるものを最小限にする
テクニック 全般的なもの	・会話のトーン ・情動をマネジメントできるレベルに保つ	・会話のトーン ・ポジティブとネガティブにバランスよく注意をはらう
治療的関係	・治療において希望とエンゲージメントを促進させるために陽性転移を用いる ・すみやかに陰性転移を取り扱い，発散させる	・心からポジティブ情動を表現する ・ネガティブな経験にもポジティブな経験にも共感を強調する ・治療において希望とエンゲージメントを促進させるために陽性転移を用いる ・すみやかに陰性転移を取り扱い，発散させる

	伝統的な概念化	ポジティブな概念化
介入	・治療的関係を育み保護する	・ポジティブな経験を映し返す（mirroring）
	・転移にうまく対処する	”ポジティブな空間”
	・患者を支え，包み込む（contain）	・資本化
	・精神的構造に力を尽くす	・セイバーリング（savoring；深く味わう）の技法
	・適応的コーピングを最大化する	・感謝の介入
	・同一化のロールモデルを供給する	・許しの介入
	・アレキシサイミアを減らす	・親切を数えること
	・患者の行動，他人の反応，および結果もしくは出来事の間をつなぐ	・思い出を語る

て自分の人生の結果を左右できると受け止めているか？　または，自分の運命が外部の要因または単純な運によってコントロールされると思っているか？
- **心理的機能**は，人が自分自身および自分の世界を理解する方法である。それは，現実検討能力，認知能力，思考と行動を組織する許容力，感情調節，他者と関係する許容力，およびモラルを含んでいる。
- **適応スキル**は行動である。つまり，ある人がイベントおよび関係性に対する自分の評価に応じて行うことである。

　支持的療法は，無意識の気持ちもしくは葛藤よりもむしろ，その人の現在の生活および意識的な思考に焦点を当てているようである。**支持的**精神療法と言われる所以は，その人が防衛構造を探索し変化させるのを助けるよりも，その人にすでに役に立っているものを支持することが最も重要な介入になっているからである。存在しているストレングスと適応的な心理的防衛は，患者のリカバリーを支援する。同時に，非適応的な防衛と行動は，症状を軽減し機能をより高めるために，最小限に抑えられている。対照的に，精神力動的治療療法は，患者が無意識の気持ちと葛藤の認識を高め，より根本的に改善された自己認識，より正確な知覚，そしてより効果的な行動反応への扉を開くことを目的としている（Summers & Barber, 2010）。
　支持的精神療法では今ここ——つまり現在の症状，問題のある関係性，および非適応的な行動および感情のパターン——に焦点を当てる（Gabbard, 2009）。治療を求める多くの患者は自信をなくしていて，生活のなかで起きていることをほとんどコントロールできないと感じている。支持的療法の重要なテクニックは，患者の行為と，その結果として起こる出来事と，それに対する他人の反応を患者がつなげら

れるように手助けすることである（Misch, 2000 ; Winston et al., 2004）。これらのつながりを認識することは，患者の自己効力感を高めローカス・オブ・コントロールを自分に取り戻すことに役立つ。この認識は，自信を取り戻し，自己理解を促進させることができる。それはまた，患者がより適応的な行動を試し，成功と達成の感覚を体験できるようにもする。焦点は現在に置くが，現在の非適応的なパターンの原因を患者が理解するのを援助するために話し合うことはできる（Gabbard, 2009 ; Winston et al., 2004）。

　要約すると，支持的精神療法の伝統的な概念化は，その作用メカニズムについて，あまり説明されてこなかったが，明確な目標とテクニックは，機能を改善し症状を軽減するために，存在しているストレングスと能力を支持することを強調している。

伝統的な臨床アプローチ

　支持的療法の第一歩は，患者を評価し，症例の定式化を行うことである。支持的な治療者は，患者の機能レベル，自尊感情，心理的機能，および適応スキルを評価する（Winston et al., 2004）。治療者は，患者の現在の生活状況，これまでの経験，関係性，ストレス対処能力について質問し，治療の目標について尋ねる。重要な目的は，患者の通常のベースライン機能，既存のリソースとストレングス，そして非適応的パターンを理解することである。アセスメントは，治療者が介入のターゲットを設定するのに役立つ。言い換えれば，治療者は何を強化できるのか，何を最小限に抑えようとしないといけないのかということである。

　支持的療法では，介入は，自尊感情，心理的機能，および適応スキルを改善することを目的としている（Gabbard, 2009 ; Misch, 2000 ; Winston et al., 2004）。自尊感情を改善するための介入には，賞賛，保証とノーマライゼーション，および励ましが含まれている。患者の環境もしくは経験の構造化，問題点に名前をつけること，合理化，リフレーミング，最小化，明確化，直面化，および解釈のような心理的機能を改善する介入は，不安を軽減する，もしくは気づきを増やす。適応スキルの向上を目的とした介入では知識を伝える。その例として，アドバイス，指導，先を見越してのガイダンス，およびモデリングが含まれる。これらの一つの領域が向上すると，他の領域での改善も促進されることが多い。

応用ポジティブ心理学としての支持的療法

　支持的精神療法は効果的であり，それ以外のことを言おうとしてはいない（Cuijpers et al., 2008）。むしろ我々は，それが**どう**効果を示すか，つまり作用のメ

カニズムについて新しい概念化を提供する。前のセクションで説明した"ポジティブ感情とネガティブ感情の併存"という仮定を用いて，我々は，支持的精神療法の**作用メカニズム**は新しいポジティブ体験——高まったポジティブ感情，強まったエンゲージメント，およびより効果的なストレングスの活用——であると考えている。このメカニズムは伝統的な作用メカニズムより明快で簡潔であると考える。

　ここで提案したメカニズムは，支持的療法の異なったフレームワークを支持している。基本的な前提は，一次的な治療行動は，ネガティブな連続線上というよりは，ポジティブな連続線上で起こるというものである。つまり，支持的精神療法は，良くない気持ちにならないようにする，というよりも，もっと良く感じられるようにする，ということです。したがって，我々の支持的療法の概念化は根本的に，その強調点を，ネガティブな連続線上に介入することから離れる方向に移行している。我々は，"伝統的な臨床的アプローチ"のセクションで用いられた精神療法を説明する際に同じフレームワークを用いて，この考え方を具体的に説明する。

　ポジティブ・モデルを使用したセッションの焦点は，意味があり，ポジティブで，かつ充実していた経験である。治療者は確かに，喪失，欲求不満，憤り，恐怖，および抑うつを強調し，尋ねる。しかしながら，楽しさ，満足感，喜び，充実感，敬意，成功，および意味などの患者の生活と経験の領域にも特別な注意が払われる。治療者は，現在および過去の経験がゆっくりと深みを持って説明され経験されるように，治療関係のなかに"ポジティブな空間"を作りだすことを試みる。ポジティブな空間は，耐えられないネガティブ感情を抱える環境（holding environment）としての治療関係というWinnicott学派の考え方と似ている（Winnicott, 1960）。治療の**ゴール**は，本質的に伝統的なモデルと同じであるが，ポジティブ情動を経験する能力をさまたげる，というパターンを最小限にするという目標が加えられた。

　支持的精神療法をポジティブな経験を高めることに焦点を当てた試みとしてみることは，典型的な支持的**介入**をリフレーミングする可能性を切り開く。事実，通常の支持的精神療法の方略と，ポジティブ心理学研究の焦点であるポジティブな介入との間には，驚くほど共通点が存在している。

　ポジティブ経験を促進するための方略がいくつか特定されている。これらの方略には，感謝の気持ちを高め，気づきとポジティブ情動の頻度を高め，個人のストレングスを用いることを奨励するテクニックが含まれる（Bryant et al., 2005 ; garland et al., 2010 ; Johnson et al., 2013 ; Otake et al., 2006 ; Seligman et al., 2005 ; Sin & Lyubomirsky, 2009 ; Wood et al., 2011）。これらのテクニックは，非臨床群の人たちの人生満足度を高めるアプローチとして提供されることが多いが，臨床場

面でも用いられる。これまでさまざまな形態のポジティブな精神療法が説明され，研究されてきた。たとえばSeligmanら（2006）は，抑うつ状態にある大学生のためのマニュアル化されたポジティブ精神療法の集団セッション版と個別セッション版について研究した。グループ治療のプロトコールは次のエクササイズを含んでいた。それは，特徴的なストレングスを用いること，3つのよいことを考えること，ポジティブな追悼記事を書くこと，感謝の訪問を続けること，積極的で建設的な応答をすること，そして深く味わうこと（セイバーリング；savoring）である。その治療は週に2時間，6週間にわたって行われた。グループでの治療的介入の結果，1年後のフォローアップで，抑うつレベルが低下していた。個人の治療プロトコールは，12のポジティブなエクササイズに基づいており，たったの12週間で14セッション行われた。この個人治療介入は，通常の治療や，通常治療もしくは通常治療と薬物療法の併用と比較して，高い寛解率を示した。

　我々は，支持的精神療法が捨て去られ，新たにブランド化されたポジティブ療法がとって変わるべきだと言っているのではない。むしろ我々は，臨床家が，これまで認識されていなかったポジティブなテクニックの活用に対して明確な意識を持つことによって，支持的精神療法の特異性と，望ましくは有効性を向上できるようになると考えている。こうした理解は，自分たちが支持的に治療している患者へのアプローチを治療者が明確化する助けになる可能性がある。

　この点をさらに発展させるために，表9-3では，Misch（2000）によって記載された伝統的な支持的精神療法の介入をリスト化し，それらがポジティブな介入ではどのようにリフレーミングされるのかを提案した。また，これまで研究されてきたポジティブ心理学の介入方法と似ていると思える介入についても記載した。

臨床例

　支持的精神療法の臨床記載によって，これらのポイントが描き出される。短く其れまでの経緯を紹介をしたあと，伝統的なモデルと新しいポジティブ・モデルの両方を用いて定式化し，続いて，我々が提案したモデルで示された伝統的なテクニックとポジティブなテクニックの両方について検討する。

　　アネットは55歳の女性で，再発性の抑うつの長い病歴を持っていた。彼女の以前の治療は，抗うつ薬と長期にわたる精神力動的治療で，それによって彼女はかなり洞察を深めたが，いまでも抑うつの再発を体験していた。彼女は，支持的な結婚生活を長く送っていた。彼女

には，成人した二人の娘がいる。彼女は聡明で，高学歴で，よく旅行をし，信心深かった。彼女は長くに渡って高度な教育に携わっており，学生に教えることに特別のやりがいを感じいた。彼女は文学と芸術を楽しんでいた。彼女は長く付き合っている友人がおり，兄弟ともなかか抑，義理の姉妹のルイーズととくに親しかった。

アネットの母親は大うつ病性障害およびアルコール使用障害を有しており，そして最終的に自殺した。彼女の母親は，アネットが一流の学術研究員として海外で勉強しているときに亡くなった。アネットは，自分も自殺してしまうのではないかと心配になった。彼女は，以前，忙しくしていて肉体的に活動的になることで気分が改善したことに気づいていた。しかしながら彼女は，年を取るにつれて，抑うつを抑えるために十分に活動的でいられなくなるのではないかと恐れるようになっていた。彼女は，自分の母親のように"深く落ち込んで，壊れる"ことを恐れた。落ち込んでいないときでも，アネットは，自分が自分の可能性を最大限に生かせていないと思い込んでいたために，自分自身に対する失望感を抱き続けていた。

彼女の現在の抑うつ症状は，気分低下，無価値感，過度の罪悪感，計画もしくは意図を伴わない受身的な自殺念慮，集中力の障害，精神的活力の欠如，緩慢，過眠，糖分の渇望を伴う過食，および拒絶感受性であった。彼女は働くのが難しく，他の活動を控えていた。彼女は他人と一緒にいるときでも，切り離されているように感じ，"体裁を繕っている"ようだった。

伝統的な症例定式化

アネットは，洞察力，有意義な活動へのエンゲージメント，親密な関係性，および教育面の成果を含む，複数のストレングスを持っている。彼女は活動的でなくなることが，失意と自殺につながるのではないかと恐れていた。伝統的な支持的精神療法の治療者であれば，治療同盟を育み，絶望感と罪悪感といったネガティブ感情を抱え込み，いくつかの健康的な反応のロールモデルとなり，行動活性化を勧め，過度に野心的でない程度に以前の活動状態を取り戻すように促していくだろう。アネットは自分のストレングスと活動性を活かし，治療者は，彼女が回避に取り組み，そして通常の生活に戻っていくように手助けするだろう。アネットの場合は，自尊感情の改善，自己効力感の向上，さらに望むなら，それに伴う抑うつの自律神経症状の改善を感じられるようになることが期待されるだろう。

新しい症例定式化

ポジティブ志向の支持的精神療法の治療者は，たしかに，前述したことすべてに同意するだろう。しかしながら，アネットは強く苦しんでいて，非機能的なコーピング方略——たとえば，ネガティブなバイアスのかかった知覚と自己体験と回避——

204 | 第3部　ポジティブ精神医学における治療介入

表9-3　伝統的な支持的精神療法介入とポジティブ心理学的介入の比較

典型的な支持的精神療法の方略	リフレーミングしたポジティブ心理学的方略	知られているポジティブ心理学的介入[a]
患者アセスメントと症例の定式化	ポジティブ情動の経験，感謝，楽観性，環境への働きかけ，自己価値，自己効力感，およびポジティブな人間関係，などのポジティブな特性を評価する	ポジティブおよびネガティブな感情の要素を評価するPANASのような標準化された測定尺度を用いる
	最適な機能の期間，キャラクターのストレングス，ストレングスの活用について探る	個人のストレングスを同定する（例：VIA Strength Inventory）（Seligman et al., 2005），広い心を持った感情的コーピング（Jonson et al., 2013），思い出を語る（Bryant et al., 2005）
治療同盟を育み保護する	温かさ，コラボレーション，信頼，および情動の安全性を通したポジティブな関係性の経験を促進する	資本化（Gable et al., 2004）
	患者の生活のなかのポジティブな出来事に積極的かつ生産的に反応する	
転移に対処する	ネガティブな反応に対処し，治療者へのポジティブな感情反応を促進するために，心からの温かさと興味を用いる	—[a]
患者を抱え包み込む（hold and contain）	一貫性のある自己体験，自己への尊敬，および予測性を促進する	—[a]
精神的構造に働きかける	性格のストレングスを高めるためのロールモデル	—[a]
適応的コーピング方略を最大にする	関わりを絶って問題を回避するのではなく，エンゲージメントを促進し，コーピングスタイルにアプローチする	新しい方法でストレングスを書き出す
	新しい態度と行動を用いて成功体験に焦点をあてる	
	サポートネットワークと利用可能な資源の適切な使用を奨励する	
同一化のロールモデルを供給する	モデリングを通したキャラクターのストレングス	—[a]
アレキシサイミアを減らす	感情に名前をつけることで，自己意識と達成感を高める	感謝のエクササイズ（Seligman et al., 2005）
	ポジティブな情動状態および経験をはっきりと探索することによってポジティブな感情によりそう	広い心を持った感情的コーピング（Jonson et al., 2013）

第 9 章　支持的療法と精神力動的療法におけるポジティビティ | 205

典型的な支持的 精神療法の方略	リフレーミングした ポジティブ心理学的方略	知られている ポジティブ心理学的介入[a]
	ポジティブ情動の期間を増やして，ネガティブ情動に対するポジティブ情動の比率を上げる	ポジティブ感情を向上させる介入 (Garland et al., 2010)
患者の行動，他人の反応，および結果もしくは出来事をつなぎあわせる	自己意識と社会的知能を高める	3つのよいことエクササイズ (Seligman et al., 2005)
	自己効力感とポジティブな期待を構築する	許しの介入 (Wade et al., 2014)
		意味を創り出す行為と人生のナラティブ
自尊感情を高める	ポジティブな自己体験を促進する	3つのよいことエクササイズ (Seligman et al., 2005)
	"ポジティブなスペース"を創り出す	感謝のエクササイズ (Seligman et al., 2005)
絶望を和らげる	未来に対するポジティブな期待を促進する	_[a]
今ここに焦点を当てる	現在を中心に考えてポジティブ感情を高める	マインドフルネスと瞑想 (Garland et al., 2010)
	適切な時にポジティブな感情および出来事を含めるように焦点を移す	親切を数える (Otake et al., 2006)
		感謝のエクササイズ (seligman et al., 2005)
患者の行為を促す	現実的な目標設定，および"患者を成功できる状態にする"コーチングによる達成体験を促す	ストレングス介入を同定して用いる (Seligman et al., 2005 ; Wood et al., 2011)
	セラピーセッションにおいて，成功した行為とその結果生じたポジティブ情動についてはっきりと話し合うことで，それを強化する	3つのよいことエクササイズ (Seligman et al., 2005)
	よりポジティブな体験を創り出す可能性のある活動に患者を導く	親切を数える (Otake et al., 2006)
患者（と家族）を教育する	ポジティブ体験に向けて戦略的に計画できる能力を高める	_[a]
環境を操作する	報酬を感じられる対人接触，快情動，および達成体験の機会のようなポジティブ体験にアクセスする機会を増やす	集団ポジティブ精神療法 (Meyer et al., 2012 ; Seligman et al., 2006)

注　PANAS=Positive and Negative Affect Schedule
a 現時点では実証的な裏づけがない
出典：Misch, 2000 から引用した伝統的なサポート方略の記述

を用いているかもしれないが，彼女はポジティブ体験ができる優れたキャパシティを継続して持っている。二次元連続線モデルの観点から言えば，彼女は，高いネガティブ経験と高いポジティブ経験の持ち主である。ポジティブな支持的精神療法家は，治療的関係のなかにポジティブなスペースを広げるように働きかけ，彼女がポジティブ情動とストレングスについて熟慮しそれらを感じられるようにするだろう。彼女が自分の性格のストレングスを同定し，新しい方法でストレングスを活かせるように手助けすることが重要になるだろう。

ポジティブ支持的精神療法アプローチ

　前のセクションで提示された臨床例のアネットは，ポジティブ・モデルを用いて治療された。最初のアセスメントでは，治療者がアネットの人生のポジティブな側面について積極的に質問した，たとえばそれは，成功した行動の例，支持的な関係性，およびポジティブ情動状態である。セラピーが進むにつれて，ポジティブなテクニックが中心的な役割を果たすようになった。たとえばそれは，ストレングスを基礎にした介入，ポジティブな経験の促進，ポジティブ情動のセイバーリング（savoring；深く味わうこと），感謝の念を醸し出すこと，活用化である。

過去の成功とポジティブな関係性のアセスメント

　初診時にアネットは，25年前に飲酒をやめたと報告した。治療者は，彼女がどのように，そしてなぜ酒を飲まなくなったのか丁寧に尋ねた。妊娠と彼女の不幸な幼年期が動機になっていた。彼女の義理の姉妹のルイーズもまたアルコール依存の家庭に育って，アネットとルイーズは，アルコールの入らない安定した家庭で子どもを育てる約束をした。何年にもわたって，家族の休暇のときも誕生日にも，彼女たちの家庭ではアルコールを飲まなかった。ルイーズは自信を持っていた。「クリスマスのようなときは，子どもを中心に考えて楽しく過ごしたい思っていました。皆が酒を飲んで言い争いをするというのではなく。私たち二人は子どもと楽しく過ごせていました」治療者は十分に賞賛しながら患者に感想を述べた。「あなた方がお酒を飲まなかったのは，子どもさんたちにご自分たちの子ども時代とは違った形で家族との時間を過ごしてほしいと本当に考えられたからなのですね。あなた方のお子さんへの愛が，あなた方にとって強い動機となっています。これはお子さんに対するコミットメントを表しています。ルイーズもその価値を共有したようですね。あなたたち二人は一緒に，クリスマスのような家族との時間が特別で幸せであるよ

うにしています。ご自分たちの子ども時代とはまったく違っていたのですね。あなた方はパターンを変えました。あなたは，そのことについてどのように感じていますか？」

　次に，治療者はルイーズに関する情報について聞いた。アネットはいつも週に1，2回ルイーズと会って，一緒に散歩をしたりコーヒーを飲んでいた。ルイーズは話し好きで，ユーモアのセンスと広い心を持っていた。アネットはいつも彼女の近くにいるのが好きだった。お気に入りの活動は，毎年恒例になっている家族一緒の休暇の計画を一緒に立てることだった。しかし最近，彼女はルイーズに，前ほど頻繁には電話をしていなかった。「結局，誰が話を聞きたいのでしょう？　誰かが私を助けられるわけでもないし，なんで迷惑かけなきゃいけないのでしょうか？　私にはそんなふりをできるエネルギーもないです。ルイーズは自分のことで精いっぱいなのです。私はルイーズをわずらわせたくないのです」さらに話を聞いていくと，アネットは，ルイーズが過去の抑うつエピソードの間にも自分を支えてきてくれたことにしっかりと気づいていた。そこで治療者は，もう少ししっかりとルイーズと連絡を取り合って，一緒に時間を過ごすようしてみるように勧めた。

ポジティブ情動の源と快活動を同定する

　治療者はポジティブ体験について尋ねた。「あなたは，若い人たちと一緒に活動することが本当に好きだとおっしゃいました。これは，あなたの人生の明るい面だと思います。そのことについてもっと私にお話いただけませんか。どのようなことが一番楽しかったですか？　もう少し詳しく私に教えていただけますか？」職場で，アネットは大学院生にアドバイスをしていた。彼女はとくに留学生と仕事をするのが好きだった。それは，その学生たちの文化を学んだり，留学生の"代理の親"として手伝ったりすることが楽しかったからである。アネット自身，大学時代にスペインに留学して勉強したことが楽しい思い出となっており，2年前，彼女はスペインの美術を学ぶために6カ月間スペインに行った。スペインの"芸術と言葉は美しく"，刺激的な体験だった。

ストレングスに基づいた介入

　アネットは明らかに，親切さと向学心というストレングスを持っていた。それは，ストレングスに基づいた介入のためには良い基盤である。治療者はしっかりと，アネットの経験と価値観に基づいたリフレクションと現実的な賞賛を用いて，彼女が自分のストレングスに気づけるようにしていった。治療者はまた，VIA Survey of

Character Strength（Seligman et al., 2005）の質問に答えるようアネットに話した。次に治療者とアネットは，行動を起こす準備をするための先を見越したガイダンスを用いて，ストレングスを実践する新しい機会を探った。アネットは移民の教会メンバーのために英語を教えるボランティアを始め，彼女はそれにやりがいを感じた。

快情動を高めるための活動を推奨する

治療者は，アネットが芸術と文学を楽しむことに気づき，美を楽しむ活動をおこなうように励ました。治療者から勧められたことで，アネットは，活動を増やし快情動を高める方法を見つけた。治療初期は，集中力の低下のために読書をしてもあまり楽しめなかったために，アネットは代わりに映画に行き，オーディオブックを聞いた。彼女は友人と美術展に出かけた。集中力が改善してくると，アネットは読書クラブへの出席を再開した。

活用化によるポジティビティの増加，感謝，およびセイバーリング（svoring；深く味わうこと）

アネットは興奮してあるセッションに訪れた。彼女の昔の教え子が名誉のある学術賞を受賞し，その教え子がアネットを授賞式に招待したのである。そこには大学の重要な人たちが参列していて，アネットは，優れた指導をしたと賞賛された。その学生自身も，休日に自分を自宅に招いて論文指導を行ったアネットの親切な行為に感謝した。授賞式の間，アネットは，そこでの音，色，さらには食べ物の味など，その経験のすべてを詳細に感じて"［自分の］心の写真を撮る"ように試みた。セッションの間，アネットは一緒にその詳細を味わい，自分の情動にラベルを貼って，それによって自分の体がどのように感じたのかを話した。またそれを治療者に話してどのように感じたかについても述べた。"私の心は温かく，すべてが一体となって感じられました。壊れるような感じはまったくありませんでした。楽しかったです。そして今，先生に話してみて，一人でただ思い出しているのとは違った感じがしています。それはもっとどこか強いものになっていて，先生と共有したくてたまりませんでした。"続いて彼女は，自分自身のに対する評価が高まったことを話し，そして重要な違いを生み出した他の人々の具体例について話した。

アネットの新しい経験について検討した後，治療者はアネットに，他の人と良い知らせを共有することについて尋ねた。誰かにこのことを話してみたか？ その人たちはどのように反応したか？ 治療者は，良いニュースを理解してくれる親しい人たちと共有することはポジティブ情動をさらに高める，という心理教育を行った。

アネットは，そのことを話すためにルイーズに電話する計画を立てた。彼女は，ルイーズが興味を持って励ましてくれるという自信があった。

サマリー

　情動体験の二次元連続線モデルを構築することによって，このセクションで我々は，支持的精神療法が，ポジティブ情動，ストレングス，およびエンゲージメントを向上させるためにデザインされた一連の介入とみなすことができると論じてきた。支持的精神療法では幅広い介入が行われ，この概念化によって，これらの介入が共通に持っているものや，本質的な作用メカニズムを反映しているものを簡単かつ明確に理解することができるかもしれない。我々の臨床例は，非機能的なパターンを最小化することに注意を払うというよりは，ポジティブな経験を増やすことを強調している。

精神力動療法におけるポジティビティ

　次に，我々は，精神力動療法の理論と実践へのポジティブ心理学の貢献について考察する。伝統的な精神力動療法のモデルは，基本的に，昔の苦痛な経験の探索，およびそれが現在の経験に対して及ぼしている歪んだ影響の解明が基盤になっている。我々は。ポジティブ心理学が，このモデルとその治療への応用に多くの興味深く価値ある内容を加える可能性があると信じている。以下に示す4つの観察は必然的に推測に基づくものであり，確固たる結論というよりはむしろ将来の研究への出発点である。

治療同盟

　患者は苦しんでいるために治療に訪れるが，関係性のなかに持ち込む苦痛と苦悩を感じながらも，同時に治療者と新しいポジティブ体験をする結果，治療にかかわるようになり，治療同盟を形成するようになると我々は推測している。Bordin（1979）は，治療同盟は次の3つの要素で形成されていると考えている。それは，治療目標の共有，患者と治療者によって行われる課題についての相互理解，そして患者と治療者の間に生まれてくる感情的絆である。ちょうどFredrickson（2001）が，彼女の拡張－形成理論（broaden-and-build theory）研究で，ポジティブ感情状態が不安を引き起こすような活動を行う患者の能力を向上させることを見出したように，患者のポジティブ感情は，必要ではあるが困難な治療の作業，つまり正直さ，言語化，

および内省にコミットすることを促進する可能性がある。感情の絆は，ポジティブ感情体験によってさらに強められる可能性すらある。このように，Bordin が説明している 3 つの要素のうち 2 つは，ポジティブ感情の存在によって深められる。同様に，Tronick ら（1978）は，母親と乳幼児の観察を通して，ネガティブ感情が関係性の強さを弱めるということを見出した。

　もしも患者のポジティブ感情が治療同盟にとって決定的に重要な要素であるとすれば，それは何をもたらすだろうか？ それは患者のなかに自然に生まれるものなのだろうか，それとも治療者のポジティブ感情の反映なのだろうか？ 治療者の情動，とくにポジティブ情動を考えると，逆転移の活性化についての，および対人関係領域で誰がどのような感情を生み出しているのかについての議論が行きづまってくる可能性がある。我々がここで行っている観察はそれよりも簡単なものである。患者に対するポジティブな気持ちは，治療者自身から生まれて，治療者自身の価値観を反映しているのであるが，それが治療同盟の形成を促進する可能性があるということである。もちろん，これは，偽りの熱意ではない純粋なポジティブ感情で治療者が患者に反応する方法を見つけることを前提としている。初期の精神療法におけるポジティブ感情は，患者のポジティブ体験について話し合うように治療者が励ますことでも生じてくる可能性がある。早期のポジティブ感情的かかわりを増やす新しいアプローチは，より強力な治療同盟を構築することによって，実質的な治療早期の脱落率を低下させ，治療の有効性を高める可能性がある。

ポジティブ体験

　ポジティブ感情は，支持的精神療法で我々が示唆したの同じくらい，精神力動療法でも重要な役割を果たす可能性がある。不安，恐怖，および怒りといった通常の予測できる隠れたネガティブ感情とともに，ポジティブ感情も観察され議論されるべきである。問題を解決するために言葉で表現するように伝統的に勧められてきていて，それが精神療法的活用の多くの基礎となっているが，これは，患者はポジティブ感情をきちんと言葉にすべきであり，それによってさらにポジティブ感情が高まるようになるということを同時に伝えている処方概念であるかもしれない。ポジティブ感情をより生じさせるために，患者はポジティブ感情を明瞭に表現すべきであるという，この考え方は，支持的精神療法におけるポジティブ介入とその中心的な役割についてさらに深められた議論と関係している。

　臨床家は通常，支持的介入に過度の注意をはらうと探索的精神力動療法の基盤を壊すことになるのではないかと心配してきた。しかしながら，治療がポジティブ感

情の探究と表出として概念化されれば，あまり矛盾は存在しなくなる。結局，もしポジティブ感情とネガティブ感情が相関していなければ，ポジティブ感情について議論しそれを強化したからといって，ネガティブ感情を言葉にして表現することが少なくなるということはない。それは，ポジティブ情動とネガティブ情動をへの注意をどのように組み合わせるかを決定する戦術の問題なのである。共感は患者に関心をもつことを必要とし，苦痛と喪失の議論の最中にポジティブな面を陽気に提案することは，確かに無神経であるし逆効果である。しかしながら，おそらく精神力動療法の戦略では，苦痛に目を向けなくさせてしまうのではないかという恐怖を伴わずに，ポジティブ体験についてより多く尋ねるようにする必要がある。もし治療がネガティブな感情と問題を議論するために行くだけの場所でなくなれば，精神力動治療の効果はより高まるだろう。

徹底操作

　精神療法の徹底操作の困難なプロセスは，ポジティブ感情を考えることによって，より効果的になるであろう。これは，昔の気持ちおよび考えと現在の体験とを繰り返し比較する徹底操作の精神力動療法版においても，認知行動療法における非機能的思考修正および新しい行動反応の評価においても，確かに言えることである。ポジティブな色彩の強い状況でFredrickson（2001）が見出したより優れた認知の柔軟性と問題解決能力は，変化に必要な自己観察，動機，および柔軟性を伸ばし向上させる。このことはおそらく，なぜ洗練された皮肉とユーモアが治療にとても役立つのか，そしてなぜ困難な経験は，それが過ぎ去って患者がリラックスし安全に振り返られるようになった後にはじめて処理されるのかということの説明になるだろう。ポジティブ感情のそのときに自己観察すると，患者は，自分自身および他者を新しい方法で見ることができるようになり，難しい感覚に耐えて創造的な反応を見出すことができるようになる可能性がある。

終結

　精神療法の終結に関する文献は，主に，症状，葛藤，および問題の解決に焦点を当てている。伝統的な精神力動的精神療法は，治療関係を終結することを体験し，そのことについての洞察を得ることを治療の重要な側面であるとみなしている。それは，新たな光のもとで古い損失を再体験させ，価値のある治療的関係の喪失を悼むことを可能にする。患者は，受診時の問題が十分に改善した時点で終結の準備ができているとみなされる。

終結に関するポジティブな視点は，治療のこの段階に別の視点をもたらす。それ
は，患者がどの程度まで将来の人生におけるストレス要因に対してレジリエンスを
もって応答する能力を達成したかということと，患者のキャラクターストレングス
の性質と程度がどのようなものなのかということである。ポジティブな視点を組み
込むことによって，症状の改善とストレングスの成長の最適なバランスがとれたと
きに終結が可能になるいう，視点の変化が生まれる。おそらく，一部の患者は，受
診に至った問題の一部がまだ残っていたとしても十分なレジリエンスを達成してい
れば，現在行われているよりも早く治療を終結できるようになるだろう。同様に，
一部の患者は，気分が良くなり治療を離れるかもしれないが，人生の荒波を和らげ
る能力を身につけるためにさらに援助が必要な場合は，もっと長く治療を続けなく
てはならない。

　レジリエンスとキャラクターストレングスを評価することは，症状の改善の程度
を評価するよりもはるかに難しいが，それを行う臨床家の能力には改善の余地があ
る。たとえば，一定期間のストレスフルでネガティブな体験に対処するための患者
の能力を評価するとう特定の目的ために約3カ月から6カ月のフォローアップの予
約を入れることが標準的な精神力動的終結のテクニックになり得るだろう。

医学教育におけるポジティブ心理学の適用

　ポジティブ心理学は，精神療法への重要性に加えて，アカデミックな医学のさま
ざまなレベルにおいて適用できる潜在的な可能性があり，我々は医学教育を，さら
なる革新のための実りの多い領域であると考えている。ポジティブ心理学の実践
は，学術的医療センターの組織的な運営および学部での医学教育でも使われるよう
になっている。精神医学トレーニングプログラムでは，精神医学の教育者は，スー
パービジョンおよび講義にポジティブ心理学を組み込むこともできるだろう。

アカデミックな医学における組織文化

　アカデミックな医療センターレベルでの医学教育にポジティブ心理学が登場して
きている。Appreciative Inquiry（AI）は，組織の文化を理解し変化させるために
組織のポジティブな機能に光を当てるマネジメント手法であり，問題の同定，原因
分析，および修正措置という，欠損に焦点を当てた伝統的なモデルのアプローチと
は対照的なものである。（Cottingham et al., 2008 ; Plews-Ogan et al., 2007）。AI の
中核となっているのは，発見，熱望，および変容のための刺激として何がうまくいっ

ているのかについて質問することが基礎になるというものである。アカデミックな医療センターでは，AIを通して組織的な変化を促進するためにポジティブな手法が用いられる。

　例として，インディアナ大学医学部とバージニア大学の2施設の事例を紹介する。2003年にインディアナ大学医学部では，公式の能力ベースのカリキュラムと非公式の医学部教育カリキュラムとの調整を目的とした，縦断的な文化変革プロジェクトが発足した（Cottingham et al., 2008）。彼らのチームは，それは，組織のすべてのレベル（医学生，レジデント，病院のスタッフ，および教員である医師）で最高のパフォーマンスをした話題を引き出すための価値を見出すインタビューから開始した。これらのインタビューから，4つの中心的なテーマが明らかになった。それは，医学の驚き，連携の重要性，自分の仕事への情熱，誰もが学び成長する力を持っていると信じること，である。これらのテーマについて振り返ることは，関係する組織文化に新しいイニシアチブと変化をおこす刺激を与えていた。取り組みの成果としては，学生が作成して2004年の白衣授与式で配布された高いポイントの専門職の経験に関するハンドブックの出版，関係志向性の強い学生を募集する入学プロセスの再検討，および共有と協働を勧める新しい会議形式が含まれていた。

　同様に，2006年に，バージニア大学では，大学院医学教育プログラムを改善するために，AIベースの組織変革プロジェクトを開始した（Plews-Ogan et al., 2007）。彼らのチームは，自分の最高の状態にある，および価値と天職の感覚に結びついている話を引き出すための価値を見いだすインタビューで始まった。これらのインタビューから，4つのテーマが浮かび上がった。それは，コミュニティとしての協働，自己認識とリフレクション，人間的つながりと共感，そして興奮，喜び，および革新，である。AIプロジェクトの波及効果には，白衣授与式で1年生に与えられた刺激的な医学生体験に関するポケット手帳，開かれた会議で価値を見出すチェックインを用いること，良いニュースについて"価値を見出すうわさ話"を広めること，およびLeadership in Academic MedicineコースにAIを取り入れること，が含まれていた。

学部の医学教育

　ポジティブな実践は，学部の医学教育でも行われるようになっている。Garman（2007）は，カリフォルニア大学サンディエゴ校医学部において縦断的なプライマリケアの臨床実習中のポジティブなフィードバックが医学部3年生の臨床スキルに及ぼす影響に関する研究を行った。その研究では，学生は，コーチンググループ（グループあたり4〜5人の学生）に無作為に割り当てられた。コーチンググループでは，

214 | 第3部　ポジティブ精神医学における治療介入

教員が，標準化された患者に対する学生の臨床行為のビデオ録画に対して，AIを
ベースにした形式化されたフィードバックを提供した。コーチンググループのセッ
ションは，ポジティブおよびネガティブな内容のフィードバックのコメントをする
ために，音声録音されコード化された。Garmanは，臨床スキル実技テストで，ク
ラス平均よりも1標準偏差高い得点のコーチンググループの学生たちは，個々のネ
ガティブな表現に平均3.8のポジティブな内容のフィードバックを行っていたとい
うことを明らかにした。クラス平均よりも1標準偏差低い得点のコーチンググルー
プの学生は，個々のネガティブな表現に平均1.2のポジティブな内容のフィードバッ
クを行っていた。この研究結果に基づいて，カリフォルニア大学サンディエゴ校医
学部の教員は，臨床実習プログラムで，ポジティブな内容のフィードバックを強調
するすることを続けた。
　もう一つの例の南フロリダ大学ヘルスモルサニ医学部は，2011年に，Scholarly
Excellence Leadership Experiences Collaborative Training（SELECT）研修プロ
グラムの最初の医学部生のクラスを開始した（Martin, 2011）SELECT研修は，ポ
ジティブな個人のリーダーシップ能力，自己認識，および情動的レジリエンスを育
むためにデザインされた特別のプログラムである。通常の入試のプログラムに加え
て，SELECTの入試プロセスは，情動知能を評価するための"行動イベントイン
タビュー"が取り入れられている。学生たちは，学業成績だけではなく，感情知能
にも基づいて採用された。この研修には，医学における情動知能が高いリーダーを
育てるための一対一のコーチング，小グループ，およびセミナーが含まれている。

スーパービジョン

　ポジティブ心理学の指導は，精神科のスーパービジョンのなかに組み込むことが
できる。その意図は，レジデントが（患者の苦悩とともに）患者のポジティブな潜
在能力を評価し，ウェルビーイングの向上のためにポジティブな介入を用いること
を学ぶことにある。我々は，スーパービジョンにおける次の教育要素を推奨した。

・臨床例に，二次元連続線を適用すること
・症例の概念化に患者のポジティブな能力を組み込むこと
・ポジティブな介入を用いたコーチング
・スーパービジョンにおける，スーパーバイザーの行動と態度を通したモデリング

　スーパーバイザーは，二次元連続線モデルを導入し，臨床アセスメントを行うた

めの関連情報を収集するように助言するべきである。医学教育において伝統的な医学モデルが優位に立っているために，レジデントは，患者のストレングス，ポジティブな関係性，快情動の機会，および人生のエンゲージメント領域について質問するように促される必要があるかもしれない。次に，治療志向性にかかわらず，スーパーバイザーは，レジデントが，バランスのとれた症例の概念化に臨床情報を統合できるように手助けすることができる。この概念化には，患者特有のポジティブ感情とネガティブ感情の組み合わせ，ポジティブな能力，およびストレングスについての記述も組み込むべきである。症例の概念化にもとづいて，スーパーバイザーは，ポジティブな介入を適用する機会を示し，その使用についてレジデントにコーチすることができる。

　明白な指導を受けることに加えて，レジデントは，スーパーバイザーの姿勢および行動から学ぶ（Wear & Skillicorn, 2009）。スーパービジョンにポジティブな焦点を組み込むことによって，スーパーバイザーは，レジデントに，ただ**言葉で説明する**だけでなく，望まれる姿勢と技法を**実際に見せる**ことができる。このモデリングは，レジデントの成功および苦労について話し合う場所にスーパービジョンをすることから始まる。精神療法の場合と同じように，スーパービジョンは，レジデントの苦労と疑問とともに，治療によって何がうまくいっているのかの議論も含めるべきである。レジデントは，臨床的意味づけと，成功した治療で自分が何をしたのかを正確に明示的に議論することを通して学んでいく。何がうまくいったのかを考えることは，知識を強化し，達成感を高める。そして，それは，ネガティブな側面と同様に，ポジティブな側面について話し合うことの価値を示している。おそらくもっと重要なのは，スーパービジョンは，ネガティブな逆転移についてだけでなく，患者を援助することからくるポジティブな情動について話し合う場でもある。

　トレーニングの初期には，レジデントは，患者に対する情動の強さに驚くかもしれないが，そのなかには，達成感，興奮，感謝，および温かさのようなポジティブな気持ちが含まれている。レジデントは，より患者との距離が近づいたと感じ，良い結果を得るために力を注ぎ，治療の特別な瞬間に興奮するかもしれない。スーパーバイザーは，レジデントの経験のこうした側面について，丁寧に質問をすることによって，ポジティブさに価値を置くモデルとなる。さらに，レジデントのポジティブ情動および関わりの体験に積極的かつ建設的に応答することによって，スーパーバイザーは，ポジティブ情動を活用し，意味のある専門的な仕事に感謝しつつセイバーリングを行うモデルとなる。このようにして，スーパーバイザーの姿勢は，患者のポジティビティと苦悩への志向性，エンゲージメント感覚，およびポジティブ

216 | 第3部　ポジティブ精神医学における治療介入

情動をセイバーリングし十分にエンゲージメントするようなポジティブ習慣を育てていくことになる。

教室のカリキュラム

　ポジティブ心理学の研究がウェルビーイングを定義し，意味があり繁栄した存在に寄与するするための要因を同定し始めた。ポジティビティに科学的裏づけがあるにもかかわらず，これらの本質的な概念は，現代の精神医学教育では重きを置かれていない。トレーニングの大半は，疾患，欠陥，および苦悩の軽減に焦点が当てられている。医学生およびレジデントは，症状を分類し，病気を同定し，疾患による影響を軽減する治療を行うことを学ぶ。最大でも，指導者は，患者のストレングス，人間性，およびレジリエンスを認識するように研修者に教える程度である。ポジティビティを増やす介入のトレーニングはきわめて稀である。我々は，精神医学教育では，従来の医学モデルに加えて，ポジティビティに明確に焦点を当てる必要があると考えている。

　カリキュラムのレベルで，ウェルビーイングの定義，ポジティブ心理学理論の紹介，およびウェルビーイングに貢献する要因の研究の概説も指導されるべきである。トレーニングにはまた，実証的に妥当性が検証されたストレングスと感謝の介入のような臨床的活用も含めるべきである。

要約

　ポジティブ心理学は，新しい理論，実践適用，および価値のある実証的研究を通して，精神医学に大きく貢献してきた。我々は，支持的精神療法を応用ポジティブ心理学として再概念化することを提案し，精神力動療法にいくつかの新しい視点を提供し，これらの新しい考え方に基づいた医学教育への新しいアプローチについて説明した。

臨床上のキーポイント

- ポジティブ感情およびネガティブ感情は併存しており，臨床評価では別々に評価すべきである。
- ポジティブな感情，体験，およびエンゲージメントを高めることは，支持的

精神療法の中心的な作用メカニズムである。

- ポジティビティを高める具体的なテクニックは実証的に研究されてきており，これらのアプローチが効果的な支持的精神療法の基盤になっている。
- 精神力動療法においてポジティブ感情に注目することは，治療同盟の形成，ストレングスの向上，および徹底操作のプロセスを促進する可能性があり，終結の際の重要な検討事項となるだろう。
- ポジティブ感情への注目は，個人の学習者およびアカデミックな医療センターの組織文化に対する効果的な医学教育のきわめて重要な構成要素である可能性がある。

参考文献

Bordin ES: The generalizability of the psychoanalytic concept of the working alliance. Psychotherapy 16:252–260, 1979

Bryant FB, Smart CM, King SP: Using the past to enhance the present: boosting happiness through positive reminiscence. J Happiness Stud 6:227–260, 2005

Costa PTJr, Fagan PJ, Piedmont RL, et al: The five-factor model of personality and sexual functioning in outpatient men and women. Psychiatr Med 10(2):199–215, 1992 1615160

Cottingham AH, Suchman AL, Litzelman DK, et al: Enhancing the informal curriculum of a medical school: a case study in organizational culture change. J Gen Intern Med 23(6):715–722, 2008 18389324

Cuijpers P, van Straten A, Andersson G, et al: Psychotherapy for depression in adults: a meta-analysis of comparative outcome studies. J Consult Clin Psychol 76(6):909–922, 2008 19045960

Danner DD, Snowdon DA, Friesen WV: Positive emotions in early life and longevity: findings from the nun study. J Pers Soc Psychol 80(5):804–813, 2001 11374751

Davidson RJ, Harrington A: Visions of Compassion: Western Scientists and Tibetan Buddhists Examine Human Nature. New York, Oxford University Press, 2002

Fredrickson BL: The role of positive emotions in positive psychology: the broaden-andbuild theory of positive emotions. Am Psychol 56(3):218–226, 2001 11315248

Gabbard GO: Textbook of Psychotherapeutic Treatments. Washington, DC, American Psychiatric Publishing, 2009

Gable SL, Reis HT, Impett EA, et al: What do you do when things go right? The intrapersonal and interpersonal benefits of sharing positive events. J Pers Soc Psychol 87(2):228–245, 2004 15301629

Garland EL, Fredrickson B, Kring AM, et al: Upward spirals of positive emotions counter downward spirals of negativity: insights from the broaden-and-build theory and affective neuroscience on the treatment of emotion dysfunctions and deficits in psychopathology. Clin Psychol Rev 30(7):849–864, 2010 20363063

Garman K: Broadening and Building Medical Students' Clinical Performance: An Action Research Study. Poster Presentation. Washington, DC, Gallup International Positive

Psychology Summit, October 4-7, 2007

Harker L, Keltner D: Expressions of positive emotion in women's college yearbook pictures and their relationship to personality and life outcomes across adulthood. J Pers Soc Psychol 80(1):112-124, 2001 11195884

Johnson J, Gooding PA, Wood AM, et al: A therapeutic tool for boosting mood: the broadminded affective coping procedure (BMAC). Cognit Ther Res 37:61-70, 2013

Martin M: New medical education program selects students for "emotional intelligence." 2011. Available at: https://www.aamc.org/newsroom/reporter/december2011/268876/emotional-intelligence.html. Accessed August 26, 2014.

Meyer PS, Johnson DP, Parks A, et al: Positive Living: a pilot study of group positive psychotherapy for people with schizophrenia. J Posit Psychol 7:239-248, 2012

Misch DA: Basic strategies of dynamic supportive therapy. J Psychother Pract Res 9(4):173-189, 2000 11069130

Otake K, Shimai S, Tanaka-Matsumi J, et al: Happy people become happier through kindness: a counting kindness intervention. J Happiness Stud 7(3):361-375, 2006 17356687

Peterson C: A Primer in Positive Psychology (Oxford Positive Psychiatry Series). New York, Oxford University Press, 2006

Plews-Ogan M, May NB, Schorling JB, et al: Feeding the Good Wolf: Appreciative Inquiry and Graduate Medical Education. Chicago, IL, ACGME Bulletin, 2007

Seligman ME, Steen TA, Park N, et al: Positive psychology progress: empirical validation of interventions. Am Psychol 60(5):410-421, 2005 16045394

Seligman ME, Rashid T, Parks AC: Positive psychotherapy. Am Psychol 61(8):774-788, 2006 17115810

Sin NL, Lyubomirsky S: Enhancing well-being and alleviating depressive symptoms with positive psychology interventions: a practice-friendly meta-analysis. J Clin Psychol 65(5):467-487, 2009 19301241

Summers RF, Barber JP: Psychodynamic Therapy: A Guide to Evidence-Based Practice. New York, Guilford, 2010

Tronick E, Als H, Adamson L, et al: The infant's response to entrapment between contradictory messages in face-to-face interaction. J Am Acad Child Psychiatry 17(1):1-13, 1978 632477

Wade NG, Hoyt WT, Kidwell JE, et al: Efficacy of psychotherapeutic interventions to promote forgiveness: a meta-analysis. J Consult Clin Psychol 82(1):154-170, 2014 24364794

Watson D, Clark LA, Tellegen A: Development and validation of brief measures of positive and negative affect: the PANAS scales. J Pers Soc Psychol 54(6):1063-1070, 1988 3397865

Wear D, Skillicorn J: Hidden in plain sight: the formal, informal, and hidden curricula of a psychiatry clerkship. Acad Med 84(4):451-458, 2009 19318777

Winnicott DW: The theory of the parent-infant relationship. Int J Psychoanal 41:585-595, 1960 13785877

Winston A, Rosenthal RN, Pinsker H: Introduction to Supportive Psychotherapy. Washington, DC, American Psychiatric Publishing, 2004

Wood AM, Linley PA, Maltby J, et al: Using personal and psychological strengths leads to increases in well-being over time: a longitudinal study and the development of the strengths use questionnaire. Pers Individ Dif 50:15-19, 2011

推薦相互参照

感謝に関しては，第12章（ポジティブ精神医学の臨床実践への統合）と第13章（ポジティブ精神医学の生物学），精神療法に関しては，第5章（精神疾患におけるリカバリー）と第8章（ポジティブな精神療法的・行動的介入），ポジティブな情動に関しては，第3章（レジリエンスと心的外傷後成長）で論じられている。

第10章

補完的および代替的，統合的な医学的介入

Helen Lavretsky, M.D., M.S.

Taya C. Varteresian, D.O., M.S.

　西洋医学は，予防もしくはウェルネスよりも疾病および急性期のケアに焦点を当てる傾向があり，結果として患者もケア提供者も，自らが持つストレングスおよび能力に目が向けられなくなっている。ホリスティック医療および補完，代替，統合医療（complementary, alternative, and integrative medicine）（CAIM）は，ストレングスと弱さを持つその人全体に焦点を当てる（McBee, 2008）。さらに，ホリスティック医療では，予防とウェルネスが重視される。ヘルスケア提供者は今後，加齢に伴う最も一般的な疾病の治療および予防のために，西洋医療とホリスティック医療を併用するベビーブーマー世代患者の数が急増するのを目の当たりにするだろう。CAIM療法を丁寧に実施することで，治療者と患者の理解を促進していくことができる。CAIMの利用が広く普及しつつある今，CAIMに対する意識を高め，より深い理解を得ることは，ヘルスケア提供者の喫緊の課題である。本章では，加齢に伴う精神疾患の予防と治療において，レジリエンスを高めるためのCAIMアプローチの活用を裏づけるエビデンスを検証する。まず，CAIM療法の主要領域の定義を行い，加えて，生物学的療法（オメガ3脂肪酸，S-アデノシルメチオニン（SAMe），セント・ジョーンズ・ワート（セイヨウオトギリ・イチョウ；ハーブサプリメント），心－身医学（mind-body medicine）（ヨガ，太極拳，エクササイズ），代替医療システム（鍼療法，アーユルヴェーダ），およびその他のCAIM療法（宗教およびスピリチュアリティ，表現療法）を含む治療法について検証する。

CAIM の現在の普及状況

　現在 CAIM は，ウェルビーイングを維持し，種々の身体疾患および精神疾患を治療するために米国全土で広く利用されている。2007 年の米国国民健康調査（National Health Interview Survey）の一つとして行われた最も新しい CAIM に関する包括的評価では，約 40％の米国人の成人が過去 1 年以内に少なくとも一種類の補完・代替医療（CAM）の療法を利用したことがあることがわかった（Barnes et al., 2008）。気分障害および不安障害の治療における CAIM の利用例には，鍼療法，深呼吸法，マッサージ療法，瞑想，自然療法，ヨガがある（Barnes et al., 2008）。

　CAM 療法を利用している成人の割合は，33％と推測される（Barnes et al., 2008）。高齢者における CAM 療法の利用目的として主なものは，記憶力向上におけるアンチエイジング効果および気分症状の軽減が挙げられる。ベビーブーマー世代の高齢化に伴って，高齢者による CAIM の利用が近年中に加速するとみられており，高齢期の気分障害および認知障害に関する CAIM 関連技術の実践的な知識をメンタルヘルス専門家が持つことの重要性が明らかに高まっている。本章の目的は，高齢期の気分障害および認知障害に関連するいくつかの CAIM アプローチの有効性と安全性について検証することである。

高齢者の気分障害および認知障害における CAIM 療法に関する研究

　気分障害および認知障害は，高齢者層に広く見られる。プライマリケアの患者の 10 ～ 15％が抑うつ症状を有していることに加え，人口の "高齢化" に伴い，認知機能障害を持つ患者の数は増加している。アルツハイマー病（AD）は認知症の最も一般的な原因であり，現在米国で 540 万人（成人のおよそ 8 人に 1 人）の患者がいるとされる（Alzheimer's Association, 2010）。2030 年までに，米国における 65 歳以上の AD を持つ人の数は 50％増加し，770 万人に達するとみられている（Alzheimer's Association, 2010）。このような傾向にもかかわらず，高齢期の気分障害および認知障害の治療および予防ための CAIM 療法に関する研究の数は限られている。

　高齢者の気分障害のための CAIM 療法のランダム化比較試験（RCT）に関する文献レビューでは，レビューの対象となり得る条件をそなえた比較試験の数は 33件で，そのうちの多くが気分障害よりも睡眠および不安に焦点を当てたものであっ

た（Meeks et al., 2007）。この 33 件の比較試験のうちほとんどに方法論的な限界が認められた。また，67％の比較試験でポジティブな結果が見られたものの，ポジティブな研究は，平均して，ネガティブな結果の報告よりも方法論的な質が低かった。

アメリカ国立衛生研究所は，Agency for Healthcare Research and Quality の Evidence-Based Practice Centers が実施した従来式の CAM 療法について，広範囲にわたる文献レビューを実施した。このレビューでは，アルツハイマー病および認知低下の潜在的リスク要因および保護因子に関する既存の臨床文献が対象とされた（Williams et al., 2010）。レビューには，25 件のシステマティック・レビューおよび，種々の因子（栄養，健康状態，処方箋薬および非処方箋薬，社会的，経済的および行動因子，有毒環境因子，遺伝要因）に関する 250 件の一次調査研究（primary research studies）が含まれる。複数の観察研究および発表されている RCT において，アルツハイマー病と認知低下に共通して関連づけられた因子は，わずか数種類だった。アルツハイマー病および認知低下のリスク増加に関連づけられた因子は，糖尿病，アポリポ蛋白 E（APOE4），喫煙，抑うつだった。アルツハイマー病および認知低下のリスク低下に関連づけられた要素は，認知的エンゲージメントおよび身体的な活動であった。報告された関連性に関するリスクの改善度は低度から中程度が多かった。また，現在発表されているデータは限られており，全体的に強度が弱いとされた。同レビューでは全体として，行動，ライフスタイル，および薬物療法による介入および変容に関連する明確な推奨を行うには，さらなる研究が必要であるという結論づけられた。

しかし同時に，CAIM が広範囲に普及しつつある現状をふまえると，メンタルヘルスケア提供者は，CAIM 治療に関する意識を早急に高める必要に迫られている。本章では，図 10-1 にまとめたように，高齢期の気分障害および認知障害の治療および予防での活用を視野に入れて，CAIM 療法について考察する。

生物学的療法および自然生成物

オメガ 3 脂肪酸

オメガ 3 脂肪酸は，現在最も広く使用されているサプリメントの一つである（Barnes et al., 2008）。オメガ 3 脂肪酸は主に魚から採取されるが，種およびナッツにも含まれる。オメガ 3 脂肪酸の 2 つの主成分であるエイコサペンタエン酸（EPA）およびドコサヘキサエン酸（DHA）は，毎日摂取することが必要とされる。オメガ 3 による抗うつ作用はデータによって支持されており，膜流動性の変化に関

224 | 第3部　ポジティブ精神医学における治療介入

領域	介入の例	コメント
生物学的療法	薬草（植物）療法，ビタミン，ビタミンおよびミネラル以外の自然生成物（オメガ3脂肪酸，適応促進薬など）	ビタミンおよびミネラル以外の自然生成物は，米国人の成人の18%により利用されている。
心身医学	生体自己制御法，瞑想テクニック，ヨガ，太極拳，エネルギー療法（光療法，気功，ヒーリング・タッチなど）	この領域は，脳，心，体，行動の相互作用にフォーカスすることで，身体機能に影響を及ぼし，健康を促進する。
手技療法と身体技法	カイロプラクティック矯正，マッサージ療法，ムーブメント療法（ピラティスなど）	この領域は，骨，関節，軟組織，循環器系およびリンパ系を含む体の構造的および機能的システムにフォーカスする。
代替医療システム	針治療，アーユルヴェーダ，ホメオパシー，自然療法，伝統的なヒーラー（アメリカン・インディアンのヒーラーなど）	この領域は，超健康および幸福（ウェルビーイング）にフォーカスする。
その他の補完，代替，統合医療	スピリチュアリティ，パストラルケア，表現療法など	この領域は，これまでに正式に分類されてはいないが，広く一般に受け入れられているものを含む。

図 10-1　統合医療・ホリスティック医療の領域と例

連すると思われるうつ症状のある患者において，オメガ3の欠如が確認されている。老年期うつ病におけるオメガ3補給を支持するデータは，量は限られているものの良好な結果を示している。老年期うつ病に関するランダム化比較試験では，オメガ3補給による抑うつ症状の緩和と生活の質（QOL）の改善が見られた（Rondanellie et al., 2011）。このRCTの対象者は，介護施設に入居している女性で，大うつ病性障害または持続性抑うつ障害（気分変調）を持ち，標準的な抗うつ薬は投与されていなかった。使用されたオメガ3の配合はEPAがDHAよりも多く（DHAが0.83g，EPAが1.67g），これは抗うつ効果に関する既存文献と共通していた。このように，老年期の患者におけるオメガ3の抗うつ効果は，データにより支持されている。

　オメガ3の補給は，抗酸化作用，抗炎症作用および抗アミロイド作用によって，神経防護作用をもたらす可能性がある（Fotuhi et al., 2009）。複数の疫学的研究のレビューでは，魚の摂取がアルツハイマー病の予防に関連していることがわかっている（Fotuhi et al., 2009）。しかし，オメガ3の補給と認知症のリスク軽減に関するデータは，さまざまであった。あるメタ分析は，軽度認知障害（MCI）患者の認知障害に対するオメガ3脂肪酸の使用を支持しているが，認知症の治療または予防

の目的では支持していない（Mazereeuw et al., 2012）。同分析では，オメガ3の補給が軽度認知障害患者における注意力と認知処理速度を改善したと結論づけている（Mazereeuw et al., 2012）。

しかし，オメガ3補給による改善効果は，認知障害のない高齢者およびアルツハイマー病患者に対しては見られなかった。コクラン・データベース（Sydenham et al., 2012）に含まれる3件のRCTは，約4,000名を対象として3年にわたって行われ，オメガ3の補給が認知障害のない成人におけるアルツハイマー病の発症を予防しなかったと結論づけた（Sydenham et al., 2012）。つまり，オメガ3補給は認知症の治療またはその発症の予防には効果がないが，軽度認知障害における認知低下の進行を遅くする効果はあると考えられる。オメガ3脂肪酸のサプリメントによる補給と，食事によるオメガ3の摂取には，明確な違いがあり，食事での摂取は，ある一定のグループに対して認知低下を軽減する効果がより強く認められる。このため，アルツハイマー病の発症を予防したい高齢者に対しては，オメガ3の食事による摂取を推奨し，軽度認知障害のある高齢者に対しては，注意力と記憶の改善のためにオメガ3補給の重要性を説明することが可能だろう。

S-アデノシルメチオニン（SAMe）

SAMeは，通常は複数段階からなる代謝経路において，アミノ酸の一種であるL-メチオニンから生成される天然由来の化合物で，さまざまなホルモンおよび神経伝達物質の生成においてメチル基供与体（メチルドナー）として作用する（Mischoulon & Fava, 2002）。初期のSAMe系抗生剤は比較的不安定で，非経口投与が必要とされた。しかし最近になって，安定した経口製剤が開発されたため，より広い範囲での試験と使用が可能になった。

SAMeは，セロトニン，ノルアドレナリン，およびドーパミンの生成の必須補因子であるため，抑うつに効果があると考えられている。経口SAMeのみに注目し，さまざまな年齢層（18〜80歳）の被験者を対象に行われた非盲検試験では，伝統的な抗うつ薬に対して不完全な反応を示す患者に対する強化戦略としての効用を支持している（Alpert et al., 2004）。複数の試験のうち，SAMeの1日の経口投与は400mgから1,600mgまでさまざまだったが，ほとんどの試験では1日800mgから1,600mgの投与で効果が見られた（Mischoulon & Fava, 2002）。つまり，抗うつ目的でのSAMeの非経口製剤での使用はエビデンスにより強く支持されており，経口投与への支持も強まりつつある。

セント・ジョーンズ・ワート

　セント・ジョーンズ・ワート（セイヨウオトギリ）は古くから医療用に用いられてきた野の花で，その利用の歴史は何千年にもおよぶ。この自然の栄養補助食品について，標準化された種々の抽出物を対象とした研究が行われている。主な臨床効果は，抗うつ作用である。

　ヨーロッパでは，セント・ジョーンズ・ワートは抗うつ薬として一般的に用いられており，成人による利用についてはこれまでに数多くの研究が行われている。セント・ジョーンズ・ワートの一般的な用量は 300 ～ 1,000mg ／日と幅があるが，300mg を 1 日 3 回投与するのが最も一般的な投与量である。高齢者に対するセント・ジョーンズ・ワートの抗うつ目的での使用については，エビデンスは限られている。軽度のうつ状態にある高齢者（60 ～ 80 歳）を対象として，セント・ジョーンズ・ワート（抽出液 LoHyp-57，800mg）とフルオキセチン（20mg）を比較した小規模な RCT では，6 週間にわたる抗うつ作用において両者の有効性は同等であるという結果が出た（Harrer et al., 1999）。つまり，高齢者を対象に含むいくつかの研究では，抑うつ症状へのセント・ジョーンズ・ワートの効果が支持されている。

イチョウ

　イチョウの葉の抽出物は，ハーブサプリメントとして広く市販されている。効用はフリーラジカルの除去，酸化的ストレスの低減，神経損傷の低減，血小板凝集の低減で，抗炎症，抗がん，抗老化活性であり，その主要な臨床効果は，認知障害に対するものである。

　種々の認知障害を持つ患者に対するイチョウの利用に関する RCT の多くで，互いに相反する結果が出ている。よくデザインされたイチョウの記憶への影響評価研究〈Ginkgo Evaluation of Memory（GEM）Study〉と呼ばれる RCT は，5 年にわたって 75 歳以上で認知機能が正常な被験者と軽度認知障害を持つ多数の被験者（3,072人）を対象に行われた。この研究では，イチョウの認知症の進行予防効果は認められなかった（Dekosky et al., 2008）。全体として，現時点で検証可能なうち最も強固なエビデンスでは，イチョウの認知症予防効果は支持されていないことになる。

　イチョウ（抽出物 EGb 761，240g）は，アルツハイマー病および加齢に関連する認知機能の低下における特定の病態生理学的経路において活性のある，マルチターゲットの化合物である。認知症および軽度認知障害の症状に対する効用があることは示されているが，認知症予防効果に関する臨床試験によるデータの解釈は，重要な方法論的問題点があるため，複雑化している。軽度から中度のアルツハイマー病

または血管性認知症を持つ 50 歳以上の通院患者を対象に，24 週間にわたって行われた RCT では，イチョウ（抽出物 EGb 761，240g）の有効性が示された（Ihl et al., 2012）。この研究では，イチョウの認知，精神神経症，機能的能力に対する治療効果が示された。つまり，イチョウにはアルツハイマー病の進行を防ぐ効果はないと考えられるが，すでに認知症にかかっている人の認知機能の低下に対して効果を持つ可能性がある。このため，イチョウの効果を最も有用に利用できるのは，すでに認知症を罹患しており，認知機能障害のための薬理学的管理よりも，代替医療的なアプローチを望む患者である。

心身医学

マインドフル身体運動

　心身医学には，さまざまな CAIM 治療法が含まれる。その一部が，マインドフル身体運動と総称されるさまざまなテクニック（気功，ヨガ，太極拳など）である。マインドフル身体運動は，心理的なウェルビーイングを改善する方法として，広く採用されるようになってきており，"瞑想的に深く内面に向けて意識を集中する身体的な運動" と定義される（La Forge, 2005, p.7）。そして，マインドフル身体運動には以下の 5 つの主要な要素が含まれる。一つ目が，競争を含まない中立的で瞑想的な要素，二つ目が，低度から中度の筋肉の運動をしながら，筋肉の動きに意識を集中し固有受容を意識すること，三つ目が深呼吸（centered breathing），四つ目が身体構造の調整（つまり，背骨，胴体，骨盤）と正しい姿勢へのフォーカス，五つ目が，バイタル・ライフ・フォースまたは気などとも呼ばれる内在エネルギーの流れを意識すること，である。マインドフル身体運動による介入は，高齢者の抑うつ症状への対策として有望である。たとえば，抑うつを伴う 82 名の高齢者を被験者とした研究では，被験者が 16 週間の気功の練習または新聞を読むことのいずれかの活動にランダムに振り分けられた。この結果，気功に振り分けられた患者は，気分，自己効力感，および個人的なウェルビーイングにおいて著しい改善が見られた（Tsang et al., 2006）。

ヨガ

　ヨガは，古代から続く多角的な健康法で，さまざまなポーズ，呼吸法，および瞑想を用いて体のエネルギー・センター（energy centres）のバランスをとることを目的としており，発祥の地であるインドだけでなく広い範囲で実践されている。ヨ

228 | 第3部　ポジティブ精神医学における治療介入

ガの実践は，通常，専門的なインストラクターの指導によって行われ，その効果を最大化するためには，週に数回のセッションと，練習を勤勉に継続することが必要とされる。ヨガは，抑うつ，不安，およびストレスに関連する障害の治療において，他の治療法と組み合わせて用いられることが多い。

　高齢者の不安および抑うつへのヨガの利用についてのデータは，高齢者以外への利用に比べて限られている。ただし，インドで行われた重要な研究で，69名の高齢者を被験者として，ヨガの効果をアーユルヴェーダおよび待機群と比較したものがある（Krishnamurthy & Telles, 2007）。ヨガ群の被験者は，6カ月の期間中，ポーズ，リラクゼーション・テクニック，呼吸法，歌唱などの活動を行ったほか，週に7時間以上の講義を受けた。抑うつ症状について，老年期うつ病評価尺度（Geriatric Depression Scale）の簡易版を用いて測定したところ，ヨガ群では，平均して，ベースラインの10.6から3カ月で8.1となり，6カ月で6.7減少した。同じデータを使った別の研究では，ヨガの実践と，睡眠の質およびうつ症状の程度への影響に注目し，ヨガ群と他の2群を比較した。すると，他の2群では有意な効果は認められなかったが（Manjunath & Telles, 2005），ヨガ群では，入眠にかかる時間が平均10分短くなり，睡眠時間は60分長くなった。この結果，ヨガ群の被験者は6カ月の試験期間後，より深い休息感を得た。

　気功，太極拳，ヨガなどのマインドフル身体運動のうつへの有効性を示すエビデンスは増えているが，マインドフル身体運動そのものを検証する研究の数は不足しており，また記憶力増強の効果についても十分に研究されていない。閉塞後の女性を対象とした，ヨガによる包括的な治療アプローチは，遠隔記憶，精神的なバランス，注意力と集中力，遅延想起と即時想起，言葉による記憶，識別テストなどの認知機能の改善に効果があった（Chattha et al., 2008）。我々の8週間にわたる研究では，認知症患者の高齢の介護人を比較した。患者の実験群がヨガの瞑想法の一種であるキルタン・クリヤ瞑想を1日12分行い，対照群はインストルメンタル音楽を1日12分鑑賞したところ，ヨガ瞑想法の実践と，気分，精神状態，認知および脳代謝，テロメラーゼ量，遺伝子発現の改善に関連が見られた（Black et al., 2013; Lavrestky, 2012）。したがって，代替的なものであっても包括的なものであっても，伝統的な治療を行いながら補足的にヨガを用いるアプローチは，老年期抑うつの転帰を改善する方法として有望である。双極性障害を持つ高齢者のヨガに対する反応についてはまだ検証されておらず，認知障害のある高齢者の反応も明確になっていない。

　我々が実施した，認知症患者の介護をする家族とヨガ瞑想法の最近の研究によれ

ば（Lavrestky, 2012），家族のために無給で，何カ月も，時には何年もの期間，24時間体制で過酷な介護労働を行う介護人が，1日20分瞑想を行なった場合，精神的苦痛の軽減に非常に大きな効果が認められる。幸いにも，このような介護労働の苦痛は，ストレス軽減テクニックによって緩和することができる。介護を経験している人の多くが，抑うつおよび不眠の緩和と，対処能力の改善がみられたと報告している。

太極拳

中国武道である太極拳を実践することにより，さまざまな健康状態に有用な効果が見られることが報告されている（Abbott & Lavretsky, 2013）。運動の少ない高齢者を対象としたRCTでは，6カ月にわたり，1週間に3回の太極拳の実践による睡眠への影響を，ストレッチを実施した場合と比較した（Li et al., 2014）。この結果，対照群と比べて，太極拳を実施した群は著しく睡眠潜時が改善し，合計睡眠時間が長くなった。この試験はうつ病患者を対象としては完了されなかったものの，この結果は，気分障害の一部として睡眠の問題を抱える運動の少ない高齢者にとって，このアプローチが有用なものであることを示唆している。我々の行なった研究では，抑うつを持つ高齢者を対象に，太極智（Tai Chi Chih：マニュアル化された簡易版の太極拳）を実践する群と健康教育クラスを受講する群を比較したところ，太極智を実践したグループは健康教育クラス受講群と比べて気分，認知，身体機能，C反応性タンパク（CRP）が改善した（Lavretsky et al., 2011）。さらに，身体的制約のある対象者にも，適切な形であれば太極拳をさまざまな状況で適用することができ，たとえば介護施設入居者の身体的および精神的な健康に関する生活の質を改善できることが示唆されている（Lee et al., 2010）。つまり太極拳を利用して，高齢者の身体的および精神的なウェルビーイングに，安全で効果的な介入を行うことができる。

ライフスタイル介入

ライフスタイルの変化によって，健康状態が改善し個人的なウェルビーイングが高まることで，レジリエンスの強化につながる可能性がある。大規模な疫学調査により，食事と炎症，抑うつおよび心疾患などの障害の間に強い関連あることがわかっている。精製された穀物，加工した肉，砂糖，飽和脂肪酸およびトランス脂肪酸が多く，果物，野菜，全粒穀物が少ない食事は，炎症を促進する（Kiecolt-Glaser et al., 2010）。高脂肪の食事は血糖値の上昇と中性脂肪の増加を引き起こし，その

結果インターロイキン6とCRPの分泌が促進される（Kiecolt-Glaser et al., 2010）。これに対して，果物と野菜が多い食事は，炎症の低下と関連していて，飽和脂肪酸の多い食事による炎症誘発作用を中和する可能性がある（Kiecolt-Glaser et al., 2010）。このため，栄養摂取の改善で得られる抗炎症経路により，健康状態とウェルビーイングへの臨床効果が期待できる。

　最近の研究（Payne et al., 2010）で，高齢者コホートにおけるうつ病と抗炎症作用食材の食事摂取の横断的関連性の検証がなされている。この研究では，1999 〜 2007 年にわたって，278 名の高齢者（うち 144 名がうつ病を持つ患者，134 名がうつ病を持たない患者）を対象に，ブロック 1998 食物摂取頻度調査票を使って，抗酸化物質，果物，野菜の摂取の評価が行われた。うつ病群は対照群と比較してビタミンC，ルテイン，β-クリプトキサンチン（ビタミンAの前駆体）の摂取量が著しく低かった（p<0.05）。さらに，抗酸化食品とみなされる果物と野菜の消費も，うつ病をもつ人のほうが対照群より低かった。年齢，性別，教育，血管併存疾患スコア（vascular comorbidity score），ボディマス指数，食事脂肪量，アルコールを調整した多変数モデルでは，ビタミンC，β-クリプトキサンチン，果物および野菜は有意なままであった。高齢期の抑うつを持つ人の抗酸化物質，果物，および野菜の摂取量は，対照群と比較して少なかった。これらの関連性は，抑うつをもつ高齢者の患者の循環器疾患リスクが高いことと部分的に関連があると考えられる。またこの研究から，抗酸化物質をサプリメントではなく食事によって摂取することが重要であることがわかった。食事およびストレスは免疫システムに影響するため，この 2 つの要素の相互関係を今後の研究で検証していく必要がある。

エクササイズ

　エクササイズも，高齢者のウェルビーイングを維持する上で重要であることがわかっている。エクササイズの強度，1 回のエクササイズの時間，頻度などの要因が，身体訓練と同じく，抗老化において重要な役割を果たすものと考えられる（Salmon, 2001）。ヒトおよびその他の動物を対象とした研究で，エクササイズは脳の機能のさまざまな側面に影響し，全体としての脳の健康に幅広い効果があることがわかっている。エクササイズの効果は，特に高齢者において，学習と記憶，神経変性の予防，抑うつの軽減において最も明確になっている。エクササイズは直接シナプス構造に影響し，シナプス強度を高めるほか，シナプス可塑性を支えるニューロン新生や代謝，血管機能などのシステムを強化するため，シナプス可塑性が高まる。このようにエクササイズによって引き起こされる構造的および機能的な変化は，脳のさ

第 10 章　補完的および代替的，統合的な医学的介入 ｜ 231

まざまな領域において確認されているが，最も研究が進んでいる領域は海馬である（Cotman et al., 2007）。

　エクササイズが抑うつの治療および予防に効果的であることを示すエビデンスが新たに報告されてきている（Cotman et al., 2007）。抑うつの予防と治療は，解明が非常に重要な分野である。抑うつは認知障害と関連があり，世界の公衆衛生に与える負荷は，虚血性心疾患，脳血管障害，または結核よりも重大である。抑うつに対するエクササイズの治療効果は，ヒトを対象とした研究において明確に示されている。複数のランダム化クロスオーバー臨床試験で，有酸素運動または抵抗運動（2～4カ月）が，若年層と高齢者層のいずれにおいても抑うつの治療に有効であることが明らかにされている（Blumenthal et al., 1999）。すなわち，エクササイズは，気分の改善効果をもつ強力な介入方法であり，ウェルビーイングを促進し，結果的にレジリエンスを高めるものと考えられる。

スピリチュアリティ，瞑想，およびパストラルケア

　メンタルヘルスの問題について，宗教的なコミュニティに属さない治療者よりも，牧師，ラビ，神父等に助けを求めることを好む人もいる。伝統的な信仰に基づくコミュニティに属するカウンセラーの間では，精神障害をもつ人をサポートするために，祈りやスピリチュアリティの実践に合わせて心理療法や薬物療法を取り入れていくことの必要性がより強く認識されつつある。宗教的なサポートおよび社会的なサポートについては，それぞれがうつ病の転帰に影響することが証明されているが，宗教性は社会的サポートを著しく反映していると理論づけている研究者もいる。ある研究では，宗教的対処は社会的サポートに関連づけられるが，同時にうつ病の転帰に単独でも関連づけられるとしており，結論として，高齢者のうつ病患者を治療する医師は，うつ病の転帰改善の手段として，スピリチュアリティと宗教的対処について患者に尋ねることを考慮するべきであるとしている（Bosworth et al., 2003）。医師が患者の文化的背景を考慮に入れた評価を実施し，各患者に合わせた介入を行う場合には，生活の質，ウェルビーイング，およびレジリエンスの向上に，スピリチュアリティが効果をもたらす可能性がある。

　瞑想も，ウェルビーイングとレジリエンスへの効果が期待し得るライフスタイル介入の一つである。瞑想の臨床効果は，身体的および心理的な症状の幅広いスペクトラムに対して影響があり，不安，痛み，抑うつの軽減や，気分と自信の改善，ストレスの低減などを引き起こす可能性がある。瞑想の効果は，繊維筋痛，がん，高血圧，乾癬の患者を対象に研究が行われている。瞑想の実践は，患者の慢性疾患体

験に良い影響があり，1次的，2次的，3次的予防戦略として利用され得る。瞑想の実践について患者に尋ね，セルフケア活動の一環として瞑想を推奨することで，医療従事者として全人的なアプローチをサポートする姿勢を示すことが可能になる。マインドフル瞑想のシンプルなテクニックは，臨床の現場において教えることが可能である。慢性疾患を持つ人がマインドフルな生活を送ることの意味は，さらなる成果が期待される研究分野であり，病気という体験において意識の持ち方が果たす役割をサポートするエビデンスは，今後増えていくものと予想される。すなわち，高齢者の気分症状において，日常的な心理療法および精神薬理学的管理に加えて，患者が前向きな姿勢のもとで抱いているスピリチュアリティや宗教的信仰心について臨床家が尋ね，推奨することが，補足的な戦略として効果的であると考えられる。

症例例

　レナは，アルツハイマー病患者の母親と，脳卒中による認知症を持つ姉（妹）の介護をする65歳のアフリカ系アメリカ人の女性で，瞑想に関する我々の研究に参加した。レナは，ハミルトンうつ病評価尺度（HDRS）による評価ではスコア12で，中程度の抑うつであった。毎日の瞑想を開始して2週間以内に気分の落ち込みに改善がみられ，2週目に再度評価を行なった結果HDRSスコアは1まで改善した。レナのHDRSスコアは第2週から4週にかけて上下したが，その後研究が終了する頃には低い値で安定した。レナは，ストレスの多い環境に対処し，自ら客観的にその評価を行うことができるようになり，瞑想の実践を始める前に感じていたようなレベルの怒りや憤りは感じなくなったと報告した。また，自分の楽しみのために時間を確保することを学び，自分が"囚われの身"であるという感覚や，"やむにやまれぬ状況の被害者"であるという感覚を感じなくなったという。介護提供者という役割のもとでストレスを感じていたレナは，毎日の瞑想と，自らの心理的なニーズを自覚することにより，レジリエンスを高め人生におけるストレス源に対処する能力を身につけた。また，健康であること，レジリエンス，自立といった考え方によって，より自分のことを力強く感じるようになった。レナの強みは，偏見なく物事を受け入れる姿勢と，自らの考え方を変えて経験から学ぶことができる柔軟さであった。

代替医療システム

鍼療法と伝統中国医学

　鍼療法は，体の特定の箇所に針を挿入し，体のエネルギーの流れを調整すること

で内分泌系のバランスを整えたり，心拍数や体温を制御したりする体中国の治療法で，感情の変化の制御にも効果がある可能性があるとされる。高齢者の抑うつに対する鍼療法の効果に関する研究文献は限られているが，気分とウェルビーイングに前向きな効果が見られた予備研究が1件存在する（Williams & Graham, 2006）。伝統中学医学の診断である“中風後うつ病（post-wind stroke depression）”の成人患者101名を対象にした中国の研究では，“気分をリフレッシュし抑うつを抑える”鍼療法は，低用量のドキセピンと日常的な鍼治療の併用と同様の効果があり，日常的な鍼治療のみの場合よりも効果が高かった（Li et al., 1994）。

　抑うつもしくはストレスに対する鍼療法の効果については，非常に数多くの研究が行われてきているが，認知症への効果を検証したものはごくわずかである。ZhouおよびJinによる中国の研究（2008）では，アルツハイマー病に関連のある脳の領域に対応する部分の頭皮に鍼治療を行った。アルツハイマー病の診断を受けている26名の患者に対し，4つの経穴への鍼療法の施術と同時にfMRIが行われた。この結果，右脳と左脳の両方で，アルツハイマー病において頻繁に障害が起こる脳の領域と同じ領域で，活性化が認められた。これらの領域が認知機能（記憶，理性，言語，実行機能など）と強く関連していることから，この結果は鍼療法がアルツハイマー病に効果があるという可能性を支持するエビデンスであると言える。鍼療法は臨床現場において，不安および抑うつを含むさまざまな症状に用いられているが，その効果についてのエビデンスは現段階では限られており，気分障害および認知障害の両分野において，しっかりとデザインされたより大規模な研究が待たれる。

アーユルヴェーダ

　アーユルヴェーダは，“生命の科学”という意味の言葉で，“生きるための知識”と描写される。5000年以上前にインドで始まった自然なヘルスケアのための総合的なシステムで，メンタルヘルスと老化の領域において，記憶力増強と不安の軽減のために用いられてきた。抗炎症治療により免疫システムの機能を活性化するアーユルヴェーダは，プライマリ・ヘルスケアのシステムとしてインドで広く用いられている。アーユルヴェーダでは，各個人に合わせて，食事，瞑想，薬草，およびその他の要素を合わせて治療法を組み立てることに重きが置かれるため，抑うつを含む多くの疾患の治療にアーユルヴェーダを用いることへの関心が世界中で高まっている。アーユルヴェーダでは，ヨガおよび超越瞑想のテクニックを用いて，ライフスタイルを変え，ストレスや緊張の解消法を学ぶことが推奨される。さらに，アーユルヴェーダは老化に伴う慢性疾患の治療を対象としており，抑うつ，不安，睡眠

234 | 第3部　ポジティブ精神医学における治療介入

障害, 高血圧, 糖尿病, パーキンソン病, およびアルツハイマー病の研究において, アーユルヴェーダの利用に関する有望な予備的結果が出ている (Sharma et al., 2007)。

その他の CAIM 治療法：表現療法

　創造的な芸術に関わることは, 引退, 目的の喪失, 社会的孤立など, 通常の老化の過程で起きる気分の落ち込みにつながりかねない変化に対処するための前向きな対処戦略としての可能性を持っている (Flood & Phillips, 2007)。このような活動に関する公式の研究は限られているが, 心理学および神経生理学的な老化に関する理論においては, 充実感と喜びをもたらすような活動は, 全体的な身体および精神の健康に前向きな効果があることが支持されている。たとえば, 12カ月の合唱プログラムに申し込んだ高齢者は, 身体的な健康の著しい改善, 道徳観の向上, 孤独感の軽減, 全体的な活動量の増加が見られたことを報告している (Cohen et al., 2006)。

　さらに, リズムとダンスや屋外で行う体操を取り入れた総合的なプログラムと, 創造性, 哲学, コミュニケーションに関する複数のセミナーが著しい効果を持つことが, 複数の測定基準で示された (Cohen et al., 2006)。この研究では, 4カ月間のプログラムに申し込んだ75名の高齢者が, 個人またはグループでの複数のセッションに毎週参加した。公式試験により, 対象者は生きることの目的に対する意識の改善, 抑うつ症状の減少, 心気症の緩和がみられたと報告したことが明らかになった。このような効果は, 介入後調査が行われた6カ月後も継続していることが確認された。つまり, 老化の過程でばらばらになり, 減退していく恐れがある自己の感情的側面, 身体的側面, および認知的側面を, このような介入によって, 経験に基づいて一つのものとして統合していくことが可能になると考えられる。

要約

　高齢期の気分障害および認知障害は, 補完, 代替, および統合医療を利用する理由として最も一般的なもののひとつである。気分障害および認知障害の治療における統合医療の有効性を支持する正確な科学的データは, 成年に関するものも未だにその量が非常に限られており, 高齢者に関してはほぼ存在しないも同然である。高齢者の気分障害および認知障害の治療における CAIM の効果を検証するための, しっかりとデザインされた大規模な RCT を用いたさらなる研究が必要とされている。最終的な目的は, これらの深刻で大きな弊害をもたらす症状を予防し, ストレ

第 10 章　補完的および代替的，統合的な医学的介入 | 235

スへのレジリエンスとウェルビーイング，およびポジティブな老化を増進するための，効果的で患者に痛みを与えない，安全な治療法を開発することである。

臨床上のキーポイント

- 補完，代替，および統合医療は，ウェルネスと心のバランス，身体，および精神を対象とした，全人的で統合的なアプローチであり，心－身医学とや自然生成物およびサプリメントの使用などの多角的な介入が含まれる。
- 食事，エクササイズ，スピリチュアリティなどのライフスタイルの要素は，身体的かつ精神的なウェルビーイングを実現することで，レジリエンスおよびポジティブな老化を増進することにつながり得る。
- サプリメントおよび薬草は，慎重に評価し，賢明に利用することで，副作用を最小限に抑えながら健康を促進することができる。
- マインドフルなエクササイズの影響は，身体的健康の改善だけでなく，心理社会的な効果ももたらす。

参考文献

Abbott R, Lavretsky H: Tai Chi and Qigong for the treatment and prevention of mental disorders. Psychiatr Clin North Am 36(1):109–119, 2013 23538081

Alpert JE, Papakostas G, Mischoulon D, et al: S-adenosyl-L-methionine (SAMe) as an adjunct for resistant major depressive disorder: an open trial following partial or nonresponse to selective serotonin reuptake inhibitors or venlafaxine. J Clin Psychopharmacol 24(6):661–664, 2004 15538131

Alzheimer's Association: 2010 Alzheimer's disease facts and figures. Alzheimers Dement 6(2):158–194, 2010 20298981

Barnes PM, Bloom B, Nahin RL: Complementary and alternative medicine use among adults and children: United States, 2007. Natl Health Stat Rep 12(12):1–23, 2008 19361005

Black DS, Cole SW, Irwin MR, et al: Yogic meditation reverses NF-κB and IRF-related transcriptome dynamics in leukocytes of family dementia caregivers in a randomized controlled trial. Psychoneuroendocrinology 38(3):348–355, 2013 22795617

Blumenthal JA, Babyak MA, Moore KA, et al: Effects of exercise training on older patients with major depression. Arch Intern Med 159(19):2349–2356, 1999 10547175

Bosworth HB, Park KS, McQuoid DR, et al: The impact of religious practice and religious coping on geriatric depression. Int J Geriatr Psychiatry 18(10):905–914, 2003 14533123

Chattha R, Nagarathna R, Padmalatha V, et al: Effect of yoga on cognitive functions in climacteric syndrome: a randomised control study. BJOG 115(8):991–1000, 2008 18503578

Cohen GD, Perlstein S, Chapline J, et al: The impact of professionally conducted cultural programs on the physical health, mental health, and social functioning of older adults. Gerontologist 46(6):726-734, 2006 17169928

Cotman CW, Berchtold NC, Christie LA: Exercise builds brain health: key roles of growth factor cascades and inflammation. Trends Neurosci 30(9):464-472, 2007 17765329

DeKosky ST, Williamson JD, Fitzpatrick AL, et al; Ginkgo Evaluation of Memory (GEM) Study Investigators: Ginkgo biloba for prevention of dementia: a randomized controlled trial. JAMA 300(19):2253-2262, 2008 19017911

Flood M, Phillips KD: Creativity in older adults: a plethora of possibilities. Issues Ment Health Nurs 28(4):389-411, 2007 17454290

Fotuhi M, Mohassel P, Yaffe K: Fish consumption, long-chain omega-3 fatty acids and risk of cognitive decline or Alzheimer disease: a complex association. Nat Clin Pract Neurol 5(3):140-152, 2009 19262590

Harrer G, Schmidt U, Kuhn U, et al: Comparison of equivalence between the St. John's wort extract LoHyp-57 and fluoxetine. Arzneimittelforschung 49(4):289-296, 1999 10337446

Ihl R, Tribanek M, Bachinskaya N; GOTADAY Study Group: Efficacy and tolerability of a once daily formulation of Ginkgo biloba extract EGb 761® in Alzheimer's disease and vascular dementia: results from a randomised controlled trial. Pharmacopsychiatry 45(2):41-46, 2012 22086747

Kiecolt-Glaser JK, Christian L, Preston H, et al: Stress, inflammation, and yoga practice. Psychosom Med 72(2):113-121, 2010 20064902

Krishnamurthy MN, Telles S: Assessing depression following two ancient Indian interventions: effects of yoga and ayurveda on older adults in a residential home. J Gerontol Nurs 33(2):17-23, 2007 17310659

La Forge L: Aligning mind and body: exploring the disciplines of mindful exercise. ACSM's Health and Fitness Journal 9:7-14, 2005

Lavrestky H: Resilience, stress, and late life mood disorders. Annu Rev Gerontol Geriatr 32:49-72, 2012

Lavretsky H, Alstein LL, Olmstead RE, et al: Complementary use of tai chi chih augments escitalopram treatment of geriatric depression: a randomized controlled trial. Am J Geriatr Psychiatry 19(10):839-850, 2011 21358389

Lee LY, Lee DT, Woo J: The psychosocial effect of Tai Chi on nursing home residents. J Clin Nurs 19(7-8):927-938, 2010 20492037

Li C, Huang Y, Li Y, et al: Treating post-stroke depression with "mind-refreshing antidepressive" acupuncture therapy: a clinical study of 21 cases. International Journal of Clinical Acupuncture 5:389-393, 1994

Li F, Fisher KJ, Harmer P, et al: Tai chi and self-rated quality of sleep and daytime sleepiness in older adults: a randomized controlled trial. J Am Geriatr Soc 52(6):892- 900, 2004 15161452

Manjunath NK, Telles S: Influence of yoga and Ayurveda on self-rated sleep in a geriatric population. Indian J Med Res 121(5):683-690, 2005 15937373

Mazereeuw G, Lanctôt KL, Chau SA, et al: Effects of ω -3 fatty acids on cognitive performance: a meta-analysis. Neurobiol Aging 33(7):e17-e29, 2012 22305186

McBee L: Mindfulness-Based Elder Care. New York, Springer, 2008

Meeks TW, Wetherell JL, Irwin MR, et al: Complementary and alternative treatments for late-life depression, anxiety, and sleep disturbance: a review of randomized controlled trials.

J Clin Psychiatry 68(10):1461-1471, 2007 17960959

Mischoulon D, Fava M: Role of S-adenosyl-L-methionine in the treatment of depression: a review of the evidence. Am J Clin Nutr 76(5):1158S-1161S, 2002 12420702

Payne ME, Steck SE, George RR, et al: Fruit, vegetable, and antioxidant intakes are lower in older adults with depression. J Acad Nutr Diet 112(12):2022-2027, 2012 23174689

Rondanelli M, Giacosa A, Opizzi A, et al: Long chain omega 3 polyunsaturated fatty acids supplementation in the treatment of elderly depression: effects on depressive symptoms, on phospholipids fatty acids profile and on health-related quality of life. J Nutr Health Aging 15(1):37-44, 2011 21267525

Salmon P: Effects of physical exercise on anxiety, depression, and sensitivity to stress: a unifying theory. Clin Psychol Rev 21(1):33-61, 2001 11148895

Sharma H, Chandola HM, Singh G, et al: Utilization of Ayurveda in health care: an approach for prevention, health promotion, and treatment of disease. Part 1—Ayurveda, the science of life. J Altern Complement Med 13(9):1011-1019, 2007 18047449

Sydenham E, Dangour AD, Lim WS: Omega 3 fatty acid for the prevention of cognitive decline and dementia. Cochrane Database Syst Rev 6:CD005379, 2012 22696350

Tsang HW, Fung KM, Chan AS, et al: Effect of a qigong exercise programme on elderly with depression. Int J Geriatr Psychiatry 21(9):890-897, 2006 16955451

Williams J, Graham C: Acupuncture for older adults with depression-a pilot study to assess acceptability and feasibility. Int J Geriatr Psychiatry 21(6):599-600, 2006 16783799

Williams JW, Plassman BL, Burke J, et al: Preventing Alzheimer's Disease and Cognitive Decline. Evidence Report/Technology Assessment No 193 (Prepared by the Duke Evidence-Based Practice Center under Contract No. HHSA 290-2007-10066-I; AHRQ Publ No 10-E005). Rockville, MD, Agency for Healthcare Research and Quality, 2010

Zhou Y, Jin J: Effect of acupuncture given at the HT 7, ST 36, ST 40 and KI 3 acupoints on various parts of the brains of Alzheimer's disease patients. Acupunct Electrother Res 33(1-2):9-17, 2008 18672741

推薦相互参照

瞑想とヨガに関しては，第12章（ポジティブ精神医学の臨床実践への統合）で，スピリチュアリティに関しては，第2章（ポジティブな心理的特性）と第13章（ポジティブ精神医学の生物学）で論じられている。

推薦文献

Abbott R, Lavretsky H: Tai Chi and Qigong for the treatment and prevention of mental disorders. Psychiatr Clin North Am 36(1):109-119, 2013 23538081

Barnes PM, Bloom B, Nahin RL: Complementary and alternative medicine use among adults and children: United States, 2007. Natl Health Stat Rep 12(12):1-23, 2008 19361005

Blumenthal JA, Babyak MA, Moore KA, et al: Effects of exercise training on older patients with major depression. Arch Intern Med 159(19):2349-2356, 1999 10547175

Williams JW, Plassman BL, Burke J, et al: Preventing Alzheimer's Disease and Cognitive Decline. Evidence Report/Technology Assessment No 193 (Prepared by the Duke Evidence-

238 | 第3部 ポジティブ精神医学における治療介入

based Practice Center under Contract No. HHSA 290-2007-10066-I; AHRQ Publ No 10-E005). Rockville, MD, Agency for Healthcare Research and Quality, 2010

第11章

予防的介入

傷ついた大人を治療するよりも強い子どもを育てるほうが簡単である。
(Frederich Douglass)

Carl C. Bell, M.D., DLFAPA, FACPsych

　伝統的な医学では，患者がネズミに咬まれて医者に行くと，医者は傷口を消毒し，包帯を巻き，抗生物質を処方し，破傷風の予防注射をする。その医者が公衆衛生活動も行っている場合には，患者への治療を行うだけではなく，さらに一歩踏み込んで，誰かをその地域に赴かせ，ネズミ捕り器を仕掛けるだろう。この章では主に，個人および集団を対象にした精神医学における予防的介入と，公衆衛生について検討する。

　本章では主に，リスクの特定された集団や個人ではなく，ある集団全体を対象にした全般的な予防的介入に焦点を当てる（O'Connell et al., 2009）。この方略は**一次予防**として知られているもので，疾病をその症状が発症する前に防ぐ，公衆衛生的な取り組みと言える。ここでは予防の一般的な方略を一部扱い，その後に子どもと大人に対する具体的な予防的介入について見ることにする。また，公衆衛生および医療格差に甚大な影響を及ぼす可能性がある指示的予防的介入についても扱う。指示的予防的介入とは，精神的，情動的，もしくは行動的な障害の予兆となる，微小ではあるものの検出できるレベルの兆候や症状を呈するリスクが高い個人を対象にした介入，および介入時に診断基準は満たしていないものの，ある障害の素因があることを示す生物学的マーカーに焦点を当てた予防的介入のことである（O'Connell et al., 2009）。このレベルの予防措置は，症状が発現した際にその進行を遅らせたり阻止したりする，昔の二次予防によく似ている。しかし，初期段階での予防を強調することは，**選択的な予防**，すなわち精神的，情動的，もしくは行動的な障害を発症するリスクが平均に比べて有意に高い，個人または集団を対象にした予防的介入を軽視するものではない（O'Connell et al., 2009）。選択的介入は，発症した段階

240 | 第3部　ポジティブ精神医学における治療介入

でその進行を阻止することを意図した治療を指す三次予防に似ている。本章では，精神的，情動的，および行動的な障害の予防法を強調するが，それは，残念なことに，精神医学において予防が可能であることを知らない人がいるためである。

予防介入の方略

公衆衛生学では，疾患の予防策としてバイオ技術的介入と心理社会的介入の二種類の介入がある。そのうち，より容易に実施できるのはバイオ技術的介入である。たとえば，食生活でのヨードの不足によって発症する**クレチン病**と呼ばれる病態は，甲状腺機能低下による脳障害を引き起こす（ヨードは甲状腺ホルモンの生産に必要な微量元素である）。米国では，一般的な食卓塩にヨードを添加するバイオ技術的介入により，この身体的精神的健康問題を解決した。また，心理社会的介入は実施するのがこれよりも困難であるが，それは心理社会的介入が人々の行動の変化に関するものであり，行動を変化させることは容易ではないからだ。行動は複雑で，多様な因子により決定されるものである。身体的，精神的，そしてスピリチュアルな疾患を引き起こす行動を止める取り組みの中で，メンタルヘルスの専門家はそのような行動の原因を理解しなくてはならない。しかし，行動の原因には直感的であり，かつ直観に反するものであるため，メンタルヘルスの専門家は，行動の複数の真の原因を明らかにするために，科学を必要とするのである。

行動予防のための概念のフレームワーク：三者影響理論

身体的，精神的，およびスピリチュアルな疾患を引き起こす行動を防ぎ，健康を保つための実施可能な科学的方法の一つが，三者影響理論（theory of triadic influence；TTI）である（Flay et al., 2009）。TTI では，文化／環境的，社会／家族的，そして性格／生物学的な要因が行動に与える影響を考慮する。そして，健康的な行動を促す効率的で効果的な方法を試し習得できるような科学的なフレームワークを提供する（Bell et al., 2002）。一般的に，複雑な行動変容の理論を社会全体に適用するのは難しく，個人と集団，どちらの行動も変化させるのが困難となる（O'Connell et al., 2009）。そこで TTI を，社会の人々が容易にアクセスでき，簡単に利用できるような形にすることが必要となった。その結果，TTI から，全般的な 7 つのコミュニティの場の原理（community field principles）が生み出された。（Bell et al., 2002）。

レジリエンスと健康行動変容を育む 7 つのコミュニティの場の原理
ムラの再構築・社会的機構の構築

　人間は社会的な生き物である。誕生から死に至るまで，人がよりよい人生を送るため，つまり "長寿と繁栄" のためには，常に他者を必要とする。人は，昔の人々が**ムラ**と呼び，現代の科学者が**社会的機構** (social fabric) とか**集団効力感** (collective efficacy) と呼ぶものを必要としている (Sampson et al., 1997)。こうした生活に必要なものが，欠けていたり擦り減っていたりするならば，それを新たに構築するか，構築し直すのが賢明だ。100 年前にシカゴで，南ヨーロッパや東ヨーロッパからの移民による青少年犯罪が相いだとき，地域組織化の取り組み（ムラの再構築）の先陣を切ったのは，ノーベル賞を受賞したソーシャルワーカー，Jane Addams だった。彼女はまた，初の少年裁判所——家族の結びつきを強め非行を減らすことを目的とした施設で，古くからの心理社会的技術の一例である——の開設にも関与した (Beuttler & Bell, 2010)。より最近では，近隣住民同士そして家族同士の付き合いを地域のすべての大人に奨励する取り組みも行われている。そうした中でムラ意識が醸成され，ある種の町内会が確立されることで，地域内の全住民（大人と子ども）がお互いに見守り，健康的に発展することが支援されているのである。たとえば，若者のスポーツ活動の組織化によって(例：アメリカ青少年サッカー協会によるサッカー活動；http://www.ayso.org/）は，健全な環境の下で，親と子ども（青少年）が集まり，社交的および感情的スキルを学び，自尊心を育て，子どもたちがすくすくと逞しく育つように大人からのサポートを高められるようにしている。別の事例では，シカゴ公立学校群（Chicago Public Schools：CPS）が，地域内の宗教的な学校と地域とが協力的なネットワークを作ることを支援し，個別指導や家族の絆を深めるサービス，および社会的なサービスを提供した。宗教コミュニティと協力することによって，生徒の出席率が向上し，学校の環境も改善された。これは，青少年がこうした社会的な活動とつながるとてもよいロールモデルとなった。こうした連携を通して，CPS は，宗教団体と協力して，市内一帯を回る反暴力のデモ行進の実施にも貢献した。さらに，この非宗教組織と宗教組織とのネットワークは，指導教育プログラム，学外での居残りおよび地域サービスプログラム，放課後宿題センター，学校，地域活動，若者へのアウトリーチワーカーへの支援を行った。さらには，"歩くスクールバス"（子どもを連れて学校に通学，帰宅してくれる大人）を実現し，反暴力のワークショップも開催した。こうして，公立学校はシカゴの地域におけるムラを増やすことに成功し，それに伴い暴力件数も減っていったのである (Bell et al., 2001)。

社会的サポートは，現実的な形だけでなく仮想的な形でも提供可能だ。インターネットによる社会グループの支援により，①カリキュラムに基づいた予防法の利用拡大，②内容について話し合い，社会文化的な妥当性を高める機会の提供，③社会的サポートへと導きその利用を増やす（Jeste & Bell, 2011）などのメカニズムの一つを通じて，カリキュラムに基づく介入を改善する可能性を提供する。たとえば，オーストラリアの ReachOut は，オンライングループの参加者が，1年間，グループに参加し続けることを示し，この媒体が社会に対してきわめて高い訴求力があることを立証した（Jeste & Bell, 2011）。

古代および現代の医療技術（バイオ技術および心理社会技術）への アクセスの提供

ω-3 多価不飽和脂肪酸は昔から知られている，そして近年再発見された"現代"バイオ技術による予防的介入の良い例であろう。"魚は脳の食べ物"という昔からの格言とω-3 脂肪酸が脳の働きを保護するという現代のエビデンスについて考えてみれば，そのことがわかるだろう（Jeste & Bell, 2011）。また，現代科学は，昔から行われてきた3つのボールを使ったカスケードジャグリングが，脳の神経結合を高めることを明らかにしている（Boyke et al., 2008）。もちろん，私たちは，新しいバーチャルなムラであるインターネットがどこに向かおうとしているのか関心を持っている。なぜならインターネットは人々がお互いを見守り，つながりあう1つの方法だからである。

結びつき，愛着，そして絆のダイナミクスを強化する

社会的な動物である人間には，他者との絆が必要で，この絆は人生のすべての段階において人を支えるものである。そして，それ以外の必需品と同じように，この絆は育てることが可能なのだ。残念ながら，人間はあまりにも進化したため，ムラが原型をとどめていた頃には人々が自然にやっていたことを，社会的なサービスプログラムなしには行えなくなっている。ただ幸いなことに，こうした公的なものだけでなく，自宅訪問や社交クラブといった非公的な活動も，家族や子どもを支援し続けている。

自尊心の強化

Bean（1992）は自尊心のさまざまな特性には，以下の4つがあると述べている。①力の感覚（自己効力感もしくは自分の能力で達成できるという自信としても知ら

れている），②モデルの感覚（例；どのようにして物事がうまく進むかがわかると，誰もが好きな"なるほど！"と思う体験ができ，良い気分になって自尊心が高まる），③唯一無二の感覚（たとえば，民族的，人種的，もしくは文化的同一性），④絆の感覚，である。自尊心の発達を支援するには，さまざまな方法がある。

社交的スキルと情動スキルの向上

　社交的スキルを持つ人は，社会の集団から歓迎される。また，情緒をコントロールできる情動スキルを持つ人は，物事がうまくいかないときに動揺して，状況がさらに悪化してしまうという事態を避けやすくなる（Bell & McBride, 2010）。自己コントロールのための感情スキルの欠如は，ティーンエイジャーや非行者に最も顕著に認められる特徴である。欲求不満への耐性の欠如，感情の爆発，自己破壊的な行動，および他者との関係の乏しさの問題は，さまざまな精神疾患として診断される。若年者は，発達という観点からはまだ未熟である。この未熟さは，脳が発達して成熟するまでに長い時間がかかることに起因している。脳には，重要なシステムが2つ存在する。一つは生存（逃げるか，戦うか，すくむか）に関わるシステム，もう一つは思考（判断，知恵，洞察力）に関わるシステムだ。一般的に前者は辺縁系，後者は前頭葉に関連している。一般的には，まず辺縁系，つまり，生存に関与する脳の部位が十分に発達したあとで，前頭葉，つまり，脳の思考に関与する部位が発達する。脳がどのように働くかについては，専門的な話よりも，簡単な例えのほうが分かりやすいもしれない。若者は，ちょうどガソリンだけが積まれたブレーキもしくはハンドルのない車のようなものだと考えられる（Bell & McBride, 2010）。このことから，大人や地域社会には，若者がブレーキとハンドル，つまり，感情制御能力を育めるように支援する責任があるのだ。

大人による防御盾と見守りの再確立

　危険な道に踏み入らないための支援を得るためには，誰かが守ってくれている，行動を注意して見守ってくれているということに気づいていることが，きわめて重要である。自分たちの行動規範について，互いに責任を持ちあえる人々は，そうでない人に比べ，よりよい人生を歩むことができる。大人は若者に自己コントロールの方法を教えることができる。大人は，若者が"成熟"するまで，安全を確保し正しい道に向かうように，彼らにブレーキとハンドルを提供する必要がある。これが，大人による防御盾の原理で，これにはムラが必要となる。脳は通常，前頭葉が完全に機能し始める26歳頃に発達が完了する。若者はそれまでに，感情コントロール，

もしくは自己コントロール能力を発達させる。そしてそれによって，行動の結果を考える力を身につけ，行動を起こす前に考えることができるようになる（National Academy of Sciences, 2013）。

　少年司法の世話になる若者は，自己コントロールの点で，多くの問題を抱える傾向がある。そのような若者の多くは，ブレーキとハンドルになるべき責任のある大人と地域社会との生活上の関わりが希薄か，人生がきわめて困難なために若者を育成するどころではなく，むしろ害してしまうような環境で育っている。社会を守ることだけでなく，若者が自己コントロール能力を身につけるまでは，自分自身およびさまざまなコントロール不能なリスクの高い行動から，彼らを守ることが必要だ。社会を守る必要性と，脳と子どもの発達を明らかにした研究とが相まって，非行少年に対する新たなアプローチが求められるようになってきている。非行者への対応は，単に犯罪後に懲罰的なアプローチをとるだけでは十分ではなく，より複雑なものになってきている。子どもの発達への認識が不十分なまま社会の保護だけを強調すると，懲罰的なアプローチから児童福祉的視点を踏まえた少年司法制度へとアプローチを転換するのが妨げられてしまう。このことは，少年司法制度が100年前にどのようにして始まったかを反映している（Beuttler & Bell, 2010）。少年司法では，若者に対して償いと懲罰に比重をおきすぎるという過ちを犯してきた。これは，まったく逆効果のアプローチだが，少年司法制度の改革に対する合理性と要求は高まってきている（National Academy of Sciences, 2013）。

トラウマの後遺症を最小化にし，自己統制力または自己効力感を醸成する

　ストレス，苦悩，およびトラウマ性ストレスは，人生で避けることができない。しかし，こうした出来事そのものに通常，害はない。問題はそれに直面した時に感じる個人の無力感である。特にトラウマ性ストレスの場合はそれが顕著だ（Bell, 2001）。トラウマ性ストレスは，少年司法と里親制度の現場でよくみられるものである。Abram ら（2004）は，非行若年者にとってトラウマが日常的なもので，調査対象の56.8％が6回以上のトラウマを経験していることを明らかにしている。そのため，若年者を収容している施設では，彼らに対してトラウマを理解したアプローチをどのようにとるべきか知っておく必要がある。児童保護サービスを受け里親に出された若者は，育児放棄，ネグレクト，および虐待という形でトラウマを経験しているからだ。さらに，米国国立児童心的外傷性ストレスネットワーク（National Child Traumatic Stress Network, 2014）は，少年拘置所および里親には，心理学的な応急処置が基本的な技能として必要であると提唱している。心理学的応急処置

表 11-1　子どものための心理学的応急措置の中心的特質：
３つの学年別カテゴリーにおける課題と応急処置の適用

就学前		3－5学年		6学年以上（思春期の若者）	
課題	適用措置	課題	適用措置	課題	適用措置
無力感と受動性	サポート，落ち着き，心地よさ，食事，遊ぶ機会の提供する	出来事があったときの自分の行為への執着	出来事についての秘密の想像の表出を支援	孤立，恥，罪の意識	出来事について，また何ができたかに関する現実的な期待について話すよう勧める
全般性恐怖	大人による防御盾を再確立する	トラウマ的な出来事を思い起こさせるものによる具体的な恐怖	出来事を思い起こさせるものの特定と明瞭化を支援し，一般化しないよう指導する	恐怖や脆弱性の自覚	このような感情が大人の特質であることを理解するのを助け，仲間に理解や支援を促す
認知的混同	具体的な明確化を繰り返し提供する	トラウマ的遊び	語り，演じるのを許可し，ゆがみを是正し，感情と反応が正常であると認めてやる	心的外傷後の行動化：薬物使用，非行，性行為	行動化は，反応を麻痺させたり，出来事についての憤りを声にしたりする努力の表出であることを理解する手助けをする
言語化の欠如	全般的な感情と不満の言語化の支援する	圧倒されることへの恐怖	協力的な環境で自分の感情を表現することを奨励する	自己破壊的または事故につながるような行動	向う見ずな行動への衝動を改善し，暴力への衝動をコントロールする取り組みにつなげる
睡眠障害	親や教師に知らせるよう促す	集中力と学習における障害	学習に障害がおよぶ際には，親や教師に知らせるよう促す	人間関係の唐突な変化	家族や仲間との人間関係で予想される緊張について話し合う
不安型愛着	一貫したケアの提供	睡眠障害	夢について報告することを促し，なぜ人が悪い夢をみるのか説明する	復讐の願望や計画	復讐に関する具体的な計画について聞き出し，その行為がもたらす具体的な結果について話し，トラウマ的な無力感を軽減する建設的な代替案を勧める

246 | 第3部　ポジティブ精神医学における治療介入

表 11-1　子どものための心理学的応急措置の中心的特質：
3 つの学年別カテゴリーにおける課題と応急処置の適用（つづき）

就学前		3 – 5 学年		6 学年以上（思春期の若者）	
課題	適用措置	課題	適用措置	課題	適用措置
退行症状	時間的制約を設けたうえで，退行症状を許容する	自分や他者の安全についての懸念	心配を共有する手助けをし，現実的な情報によって安心させる	生活態度の変化	態度の変化を出来事のインパクトと結びつける
死についての不安	死の身体的な現実について説明する	攻撃性と無謀さ	衝動のコントロールという課題に対処する手助けを行う	未成熟なまま大人になる	トラウマ的な出来事や悲しみへの反応を処理するための過激な意思決定を延期することを勧める
		身体的不調の訴え	出来事がおきた時に感じた身体感覚を特定する手助けをする		
		親に対する懸念	親に感じていることを話す手助けをする		
		犠牲者に対する懸念	負傷または亡くなった人の代わりに建設的な活動をすることを勧める		
		深い悲しみ	より侵入的でトラウマ的な記憶を乗り越える中で，肯定的な記憶を保つのを手助けする		

　の核となる要素は，取り入れやすいものであり（表 11-1），トラウマを受けた若者をケアする大きな機関で実施されている（Jeste & Bell, 2011）。里親を持つ若者が初期の虐待とネグレクトに打ち勝てるように支援することは，重要な目標である。また，将来逆境に直面したときに対処できるスキルを身につけられるように支援することも有益である。なかには生まれながらに保護因子を多く持っている若者もい

るが，保護因子を生活のなかに溶け込ませることによって，虐待とネグレクトの経験のある若者のレジリエンスを高めることができる（Jeste & Bell, 2011）。したがって，若者が保護因子を育て持っていれば，リスク因子は予測因子ではなくなる。里親に預けられた若者のトラウマ予防は，大惨事にあった若者のトラウマ予防に似ている。したがって，公衆衛生の観点からは，里親，少年司法，および惨事などの困難な状況に陥った人々には，彼らのレジリエンスを育む支援が重要になる。（Hobfoll et al., 2007 ; Jeste & Bell, 2011 ; National Academy of Sciences, 2013）。

7つのコミュニティの場の原理の適用

　7つのコミュニティの場の原理を実現する具体的な活動の事例を表11-2に示す。どれか一つでもリスク行動の認められる若者と成人は，それ以外の非常に危険な行動にも関わる可能性が高くなる。集団をターゲットにした，いくつかの予防的な介入（Bell & Mc- Bride, 2011 ; Bell et al., 2001, 2008 ; Redd et al., 2005）の結果が示すように，予防的介入は若者の保護因子を高め，ウェルビーイングに悪影響を及ぼし得る多くのリスク因子から若者を守る。同時期に行われた別の研究では（Jeste & Bell, 2011），抑うつ状態にあった親の子どものレジリエンスが高い場合に，それらの子どもに認められる三つの特質として，深い人間関係（絆）を築く能力，年齢相応の発達的課題（自尊心の構築）遂行能力，および内省と自己理解（社交的および情動的スキル）の能力があることが示されている。リスクの高い性行動に及ぶ若者は，薬物，暴力，自殺，無断欠勤，および退学を含むリスクのある行動を行いやすい（Flay et al., 2009）。人間の身体のさまざまなシステム（たとえば，呼吸系，循環系，消化系，および神経系）は，最適に機能するために一体となって働く必要があるが，それと同様に，7つの全般的なコミュニティの場の原理は，身体的，精神的，およびスピリチュアルな疾患を防ぎ，ウェルビーイングを高めるために，相互に影響しあいながら一体となって働いているということを理解しておくことが重要である。これらの原理は，さまざまな大規模な予防的介入の効果を高めるのに有用である（Bell & McBride, 2011）。これらの行動変容に関する7つの全般的なコミュニティの原理は，他の介入研究の手引きとしても，若者と成人のレジリエンスと行動変容を促す場合にも，役に立つことがわかっている（Breland-Noble et al., 2006 ; Kaslow et al., 2010 ; Redd et al., 2005）。この原理が普遍的であると思えるのは，さまざまな状況下で使うことができ，内容にありきたりな部分はあるものの，全体としては正しい方向を向いているからである。また，柔軟性もあるため，それぞれの文化的背景に合わせて形を変えることも可能である。

248 | 第3部　ポジティブ精神医学における治療介入

表11-2　三者影響理論から派生する7つの場の原理

場の原理	原理を実現するための活動
ムラを再構築する・社会的な機構の構築する	利害関係者を一同に集め，社会資本（個人または，近隣地域などの地理的な実体に応じた機能としての，社会的ネットワーク，関係，信頼，力）を開発するという共有のヴィジョンに同意してもらう。そうした社会資本は，利害関係者間のつながり，安心，安全，相乗効果を生み出すために設計された人々，機能，サービスの相互依存的なネットワークの構築のために使われる
現代および古代の技術（バイオ技術，心理社会的）へのアクセスを提供する	エビデンスに基づく技術を，個人，家族，集団のケアのために活用する（例：複数の家族グループ，心理学的応急措置，エンパワーメント評価の枠組みとエンパワーメントを可能にする活動，協力を育成する技術の現状と課題）
結びつき，愛着，絆のダイナミックスを向上させる	若者からケア提供者へ，若者から学校へ，ケア提供者から学校，そして，ケア提供者から近隣住人と地域社会への愛着を促進させる。利害関係者に肯定的でプロアクティブな地域社会および組織システムに対する愛着をもたせ，自尊心を向上させる
自尊心を高める	個人の力の感覚（自己効力感），唯一無二の感覚，モデルの感覚，そしてつながりの感覚を高める
社交的および感情的スキルを向上させる（例：感情制御）	コミュニケーションスキル（例えば：「『私』を主語とするメッセージ」），育児スキル，断るスキル，交渉スキル，リーダーシップおよびマネジメントスキルを教え，それらの活用を促す
大人による防御盾，見守りを再確立し，安全を確保する	ケア提供者による若者の監視システムおよび若者を保護する地域社会システムを確立する
トラウマの後遺症を最小化し，達成感，自己効力感を高め，希望を生み出す	個人の自己効力感を育成する。安心，社会的ネットワーク，社会機構の感覚を醸成する。「学習された無力感」を「学習された有能感」に変える

　最後になるが，TTIモデルとコミュニティの場の原理は，若者，高齢者を問わずすべての年代にうまく適用することができる（Flay et al., 2009）。具体的な予防的介入は，個人レベルでも集団レベルでも，また子どもでも大人でもそれぞれに合わせて設計されている。この取り組みの背景にある中核となる原理をきちんと理解すれば，こうした原理が健康な行動変容のための7つの全般的なコミュニティの場の原理のスキーマに容易にフィットすることがわかるだろう。このあと，二つのセクションを使って，個人および集団レベルで子どもと大人それぞれに対する具体的

な予防的介入について説明している。そのなかで，ある予防的介入では，あるコミュニティの原理がその他の原理よりも強調されることがあるのに気づくだろう。しかし実際には，すべての原理を積極的に使わなければ，介入が成功する確率は低くなる。もう一つ重要なことは，介入が全般的，選択的，あるいは指示的のいずれであったとしても，生活するなかで，所属するムラ，技術へのアクセス，絆，社交的，情動的なスキル，自尊心，安全，および希望がある方がうまくいくということである。アメリカ合衆国の第 16 代公衆衛生局長官であったデヴィッド・サッチャーがあえて指摘したように，HIV に対するワクチンが開発されても（これはバイオ技術的介入にあたる），住民にこの進歩について知らせ，ワクチンを提供するムラがなければ，ワクチンの接種が遅れるか，最悪の場合ワクチンを接種できなくなってしまうのである。

一般集団ベースの臨床記載：7 つのコミュニティの場の原理を使って，変化を促すために，共通の基盤とヴィジョンの共有を図る

2000 年，イリノイ州では，家族から引き離された子どもの割合は，平均 4.3 人/1,000 人中だったが，マクリーン郡とペオリア郡のアフリカ系アメリカ人でのその割合は，それぞれ 23 人/1,000 人と 24 人/1,000 人であることが明らかとなった（Redd et al., 2005）。この隔離率を低下させる計画は，対象地域におけるサービス環境と状況因子の評価から始まった。7 つのコミュニティの原理を概念的な手引きとして用いながら，この計画に関わるスタッフは既存のサービスシステムの品質向上と新しいサービス導入のための事業計画を立てた。介入の開始から 2 年後，家庭から引き離されたアフリカ系アメリカ人の数は，半分以下に減った（11.1 人/1,000 人）。

個人および集団レベルでの子どもへの具体的な予防的介入

学校での失敗，反社会的行動と少年非行，思春期における抑うつ，危険な性的行動，およびトラウマ関連障害とストレス関連障害は，予防的な介入によって効果的に防ぐことができることが示されてきた（O'Connell et al., 2009）。それらの介入は例外なく，7 つの全般的なコミュニティの場の原理の 1 つないし複数の要素を，公式ないし非公式に含んでいる。そして，こうした原理は，健康的な行動変容を促し，個人および集団レベルでの子どもの保護因子を育てることでレジリエンスを高めるよう設計されている。こうすることによって，リスク因子が悪い結果の予兆となるのを防いでいるのだ。

胎児性アルコールスペクトラム障害

　学校での失敗は，親が最も心配することの一つである。その原因のなかで，最も予防可能な問題は，妊娠中に胎児がアルコールにさらされる問題だ。発話および言語障害，特定の学習障害，注意欠陥・多動性障害，および知的障害の原因で予防可能なもののうち，最もよく知られているのは，**胎児性アルコールスペクトラム障害**（FASD）である（Stratton et al., 1996）。この予防可能な公衆精神衛生上の問題の有病率は 100 人 /1,000 人中である（May & Gossage, 2001）。近年，DSM-5 で**出生前のアルコール曝露に関連する神経行動障害**（neurobehavioral disorder associated with prenatal alcohol exposure；NDA-PAE）と呼ばれる FASD の問題は "今後研究を要する病態" と指定された（American Psychiatric Association, 2013）。この指定が重要であるのは，Bell（2014）が指摘したように，シカゴのサウスサイドにある貧しいアフリカ系アメリカ人社会の診療に訪れる精神疾患を持つ患者の 3 分の 1 以上が NDA-PAE の基準に適合する症状を持っていたからだ。NDA-PAE は，おそらく，貧しいアフリカ系アメリカ人とアメリカ先住民社会における予防可能な最大の公衆衛生上の問題であろう。妊娠中に飲酒する危険性について無理解であったり気に留めなかったりする女性もいるが，大半の女性は自分が妊娠していると分かるまでそのことを知らず飲酒し，知った時点で初めて止める。しかし，そのときにはすでに子どもに被害が及んでいるのだ。

　女性が妊娠中に飲酒するのを防ぐ，古典的な心理社会的な取り組みのモデルは，旧約聖書（Judges 13:3-5）のサムソンの母の物語と同じくらい古いものだが，今では妊婦の飲酒行動を変える心理社会的な予防的介入がいくつかある。"現代の"バイオ技術による予防的介入は，ビタミンを使ってアルコール摂取による脳障害を防ぐというものだ。現代の神経科学研究は，妊婦に大量のコリン（ビタミン B に再分類），葉酸，およびビタミン A を与えるバイオ技術による予防的介入で，子どもが NDA-PAE を発症するのを防げるというエビデンスを蓄積している（Bell, 2014）。さらに，出生後，子どもへのコリン投与がどのように NDA-PAE を患う子どもの症状を改善し得るかに関する研究も続けられている（Bell, 2014）。

臨床例：市販の栄養素と感情コントロール障害の減少

　18 歳の青年ロンは後見人である自分の祖母に連れられ家庭医のクリニックにやってきた。祖母の娘の厄介な飲酒問題により，児童保護サービスは彼女が "適性を欠いた" 親であると判断した。精神医学的評価により，ロンは衝動抑制，欲求不満耐性，感情コントロール，多動，読み，数学，理解するスキル，判断，社会的認識，および記憶に問題を抱えていること

が明らかになった。その上，ロンには，目頭の皮膚の襞の痕跡，小さな目，扁平な顔面中央，不明瞭な人中，薄い上唇，斜視もあった。また，祖母はロンが未熟児で生まれ，心雑音を指摘されたことも報告した。ロンは10代の初めに双極性障害と診断され，さまざまな気分安定剤を使った治療を受けたが，大きな改善には結びつかなかった。彼は現在，気分安定剤（バルプロ酸）を服用しているが，1週間のうちに数度は感情を爆発させることがある。ロンと彼の祖母は，ロンの既往歴からすると，彼はおそらくNDA-PAEであると告げられた。臨床経験を基に，臨床医はロンに市販されているビタミンと栄養素を購入し，コリン500mgを1日2回，葉酸400mgを1日2回，ビタミンAを7000IU，そしてω-3 500mgを1日2回摂取することを勧めた。推奨された栄養素サプリメントを6カ月摂取したところ，まだバルプロ酸を服用しているものの，落ち着きつつあり（過活動が弱まり），衝動的行動が減り，感情コントロールが改善し，欲求不満になることも減ったと報告されている。彼の祖母によれば，"月とすっぽん"のような差があるとのことだ。もちろん，一患者の臨床記載は科学には値しないが，信頼のおける臨床的観察が優れた科学的臨床研究に先立つことはよくあることだ。

学校での失敗の心理社会的な予防

Good Behavior Game（GBG）は，子どもが小学校で社交的および情動的スキルを磨くのを手助けするためのもので，研究に基づいた全般的な予防プログラムである（Jeste & Bell, 2011）。このゲームは人生の早い段階でこうしたスキルを発達させることを促すものである。そのため，子どもたちは生活に支障を来す攻撃的な行動を抑制することを学ぶことになる。このゲームでは，クラスのチームが一丸となって，集団で協力的にチームの課題に取り組み，それを達成していく。そしてあらかじめ示されている教師の期待に応えることができれば，良い行動に対するトークンが報酬として渡される（Jeste & Bell, 2011）。この方法により，破壊的行動が大幅に減り，学業のためにより多くの時間が確保できるようになった。アメリカ（ボルチモア）の学校での複数の大規模で長期的な研究により，GBGは小学1年時の攻撃的・破壊的な行動を減らし，常に攻撃的だった少年たちについては，彼らが思春期に行為障害，その後の人生で反社会性パーソナリティ障害の診断を受ける可能性を下げることが明らかになっている（O'Connell et al., 2009）。GBGは自殺行動およびアルコールや違法薬物の使用のリスクを減らすだけなく，メンタルヘルスと薬物療法のサービスの利用を減らした。GBGの便益はそのコストを上回っており（O'Connell et al., 2009），カナダのマニトバ州の学校では，小学1年時の全学級でGBGを実施している（Manitoba, 2011）。

252 | 第3部　ポジティブ精神医学における治療介入

反社会行動と非行の予防
家庭訪問

　反社会行動と非行の予防戦略の一つである家庭訪問は，妊娠と乳幼児の発達がう
まくいくのを目的とした集中的介入である。このプログラムの実施に当たっては，
さまざまな問題があるため，家庭訪問プログラムはさまざまな方法で実施されてい
る。主な方法は，看護師もしくは専門的助手が女性の妊娠中または妊娠後（あるい
はその両方の期間）に訪問するというものである。この訪問は，子どもが幼児期を
過ぎても続くことがある。育児，子どもの発達，社会的サポート，良好な親子関係，
ケア管理，そして人的サービスへのアクセスが家庭訪問プログラムの主な焦点であ
る（O'Connell et al., 2009）。家庭訪問プログラムの評価では，このプログラムを受
ける家庭と子どもは，このプログラムを受けない家庭と子どもよりも社会的および
情動的機能の面で優れており，プログラムの費用対効果が高いことが示されている
（Bell & McBride, 2010）。

　最も研究されている家庭訪問プログラムは看護師－家族パートナーシップ
（Nurse-Family Partnership；NFP）である。NFPは非行のいくつかの原因（母－
乳児の絆，親の喫煙）を標的とした効果的な介入であり，子どものその後の感情コ
ントロールに直接影響を与える。NFPは，妊娠の転帰，母親によるケア，および
母親の人生のコースを改善し，子どもの反社会行動を予防することが分かってい
る（O'Connell et al., 2009）。Healthy Families New Yorkプログラムと呼ばれるラ
ンダム化比較試験では，初回妊娠時の女性を対象とした時，専門的助手による家庭
訪問の利用によりNFPと同等の予防効果が得られることが示唆された（O'Connell
et al., 2009）。NFPと同様に，Healthy Families New Yorkは心理的に脆弱な女性
に対して，より大きな影響を与えた。

養育プログラム

　自分の両親が自分に関心を持っていないと感じる思春期の若者が，何か問題が起
きた際，そのことについて両親に相談するのは困難である。そして，友人の助言に
基づいて重大な決定をし，結果として自分の身体的かつ精神的な健康を損ねてしま
うことがある（Bell & Mc- Bride, 2011）。このような問題のために，人との絆，社
交的および情動的スキル，および大人による防御盾の欠如が生まれる。したがって，
養育プログラムの形で家族内の絆を促進する社交的および情動的スキルトレーニン
グを実施することで，長期的に攻撃的で反社会的な行動が減ることが示された。

思春期うつ病の予防

　臨床的なうつ病は，機能障害を伴う精神医学的気分障害であり，最低でも症状が2週間続く。人はよく，単に不幸せであることを，うつ病だと勘違いすることがある。実際には臨床的にうつ病と診断される子どもは稀だ。うつ病は思春期になると増加する。思春期の若者の約5%が臨床的なうつ病を患っている可能性がある。そして思春期の若者の約20%が，彼らの思春期時代に臨床的なうつエピソードを経験する。これは大人と同等の割合である（O'Connell et al., 2009）。若年者の臨床的うつ病の予防のための介入は，主に3つのリスクファクターに焦点を当てる。1つ目は，うつ病を持つ親（親がうつ病の思春期の若者はそうでない若者に比べ，うつ病になる確率が3〜4倍高い），2つ目は，否定的，反芻的，悲観的，無気力的，落胆的な思考法，そして3つ目が，うつ症状の悪化とうつ病の既往である（Beardslee et al., 2011）。うつ病を防ぐ最も一般的な方法は，社交的および情動的スキル（つまり，認知−行動戦略）を教えることだ。具体的には，家族ベースのアプローチでリスクを抱えた人にモデル（たとえば，問題に直面した際の無力感について理解し，それを回避する方法のモデルの感覚）を提供することである。うつ病の親を持つ思春期の若者の場合，親と自分自身に関係するうつ病に対する教育的なアプローチが，リスクを持つ若者がうつ症状を発症するのを防いできた。

　Beardslee ら（2011）は，うつ病の親をもつ思春期の若者に，親の病気は自分のせいではないことを理解させるために社交的および情動的スキルを訓練することは，思春期の若者が自分自身の人生を自由に進めるようにするため，有用であると指摘している。Beardslee et al. は，養育プログラムが若者におけるうつ症状を軽減し，うつ病の発症を低下させることを見出した。インターネットの普及により，インターネットを使って思春期の若者のうつ病を予防しようという関心が高まってきている。インターネットによるうつ病予防の研究で，小〜中程度の効果量（対象となる変数の強さをはかる統計的手法の1つ）の研究が6つある。たとえば，CATCH-IT（認知行動的かつ人道的対人関係トレーニングによる十分に力のある成人への移行：Competent Adulthood Transition with Cognitive-Behavioral, Humanistic Interpersonal Training）はプライマリケアをベースにしたウェブサイトで，認知行動療法，対人関係療法，および行動活性化（社交的および情動的スキルすべて）の統合を通じて，思春期の若者のうつ病の予防に焦点を当て，ホームワークと短いやり取りによって利用者と関わるものである（Jeste & Bell, 2011）。Penn Resiliency Program という学校で行われた別の研究（Gillham & Reivich, 2014）では，否定的でうつ的な思考に対抗する方法を用いて，思春期の若者の多様な集団でも良

い結果を示すことができた（O'Connell et al., 2009）。

ハイリスクの性行動の予防

　ここ 30 年間，10 代の若者の妊娠件数は低下している（Kost & Hen-shaw, 2008）。しかし，10 代の若者の妊娠予防に関しては，あまり研究されていない（O'Connell et al., 2009）。研究者は，うまくいっていることについては，あまり研究しないのだ。ハイリスクの性行動は，10 代での妊娠や性感染病につながる。Bell と McBride（2011）は，文献レビューにより，親による見守りと権威型の養育方法，つまり，大人による防御盾は，リスクのある性行動，性交渉相手，妊娠などの少なさ，高いコンドーム使用率と関連があることを示した。このような家族ベースの予防的介入では①支持的な親およびコミュニティの行動の改善，②親子のコミュニケーションの改善〈例："私"を主語とするメッセージ（I message）の使い方の教育，これは相談しにくい事柄についての伝え方のモデルとなる〉，そして，③ムラ，人との絆，モデルの感覚，および大人による防御盾を再構築するという原理をそれぞれ用いることによって，親の見守りと限界設定を強化すること，に焦点を当てる（Bell et al., 2008）。さらに，母親の感受性を高め乳幼児の愛着を強める目的で実施されるさまざまな家族ベースの介入が，社会的および情動的な学習を促し，レジリエンスを高め，精神病理のリスクを低下させることが，洗練された分析によって示されている（Bell & McBride, 2011）。

　全般的なコミュニティの原理を活用して，絆，愛着，および絆を強め，ハイリスクな性行動を抑えるもう一つの戦略は，CPS（Chicago Public School；シカゴ公立学校群）における揺り籠から教室へプログラム（Cradle to Classroom Program）である（Bell et al., 2001）。この長期的な予防戦略では，10 代の母親が自分の赤ん坊との絆を構築し，育児に必要なスキルや地域の情報源へアクセスできるようにその方法を教える。"揺り籠から教室へプログラム"は，実践的かつ情報志向的な取り組みだ。家庭内暴力に関するカウンセリングを実施し，出産前の，栄養学的な，医学的な，社会的な，そして子どものケアのためのサービスを提供する。2002年，CPS の子どものいる 495 人の高校 3 年生は，全員が卒業し，78%が 2 年制か 4 年制の大学に進学した。また再度妊娠したのはわずか 5 人にとどまった（Bell & McBride, 2011）。シアトル社会開発計画（Seattle Social Development Project）では，小学生の親，教師，および生徒を巻き込んだ同様の介入を行なった。この介入は，メンタルヘルスにポジティブな影響を 10 年以上も及ぼし続けることが示された（O'Connell et al., 2009）。

第 11 章　予防的介入　｜　255

若者のトラウマおよびストレス関連障害の予防

　フロイトによる観察にはじまり，暴力に晒された子どもに関する初期の地域ベースの研究，そして，より最近の少年期の逆境の経験に関する大規模研究（Center for Disease Control and Prevention, 2010）に至るまで，さまざまな精神医学的観察研究が，トラウマ性のストレスや苦痛がさまざまなハイリスクの行動に結びつきやすいことを一貫して示してきた。若年者におけるトラウマおよびストレス関連障害を予防するための全般的かつ一次的な対策は，とても重要だが，科学的研究の対象としては，この領域はまだ比較的新しい領域である。予防戦略の一環として，若年者のレジリエンスを育むという全般的な概念には，とても大きなメリットがある（Bell, 2001）。この分野では，ランダム化比較試験を実施するのは困難である。しかし，エキスパートによるコンセンサスパネルは，（7つの全般的なコミュニティの場の原理の中から導き出された）短期的もしくは中期的なトラウマ介入における5つの必須要素に注目し（Hobfoll et al., 2007），それらが，①安全だという感覚，②心を落ち着かせること，③自己効力感および集団効力感，④絆，そして⑤希望であることを明らかにしている。レジリエンスに関する文献は非常に多岐にわたる。これはレジリエンスという予防因子が，多くの異なる分野（例：精神医学，心理学，社会学，生化学，文化，スピリチュアル）で探求されてきたからだ。レジリエンスをこうした観点から再考した結果，Bell（2011）は，レジリエンスに含まれる因子には，①生物的因子（知的および身体的能力，強靭性），②心理的因子（自我のレジリエンスなどの適応的なメカニズム，精神的安定などの情動的属性，および認知スタイルなどの認知的属性），③スピリチュアルな特性，④トラウマ後の成長に関する特性，⑤社会的な特性（対人スキル，対人関係，絆，および社会的支援），⑥環境因子（ポジティブな人生の出来事と社会経済的地位）があることを指摘した。いくつかの研究では，楽観主義が生活のストレスの影響を緩和し，人によっては，予防因子，具体的には，適応的な対処スキル，自己効力感の向上，逆境的経験を肯定的に再解釈する方法，社会的支援を求める戦略などが高まることが示されている。したがって，今では心理社会的機能およびレジリエンスを高めるための方法についての研究も行われている。こうした研究が進むと，レジリエンスの共通基盤が明らかになってくるであろう。当面は，メンタルヘルスの専門家や親は，スポーツで"心"を鍛えるような，若者を強化する古典的技術に頼ってもよいだろう（Bell, 2011）。

特殊教育，少年司法，児童保護サービス

　David Satcher は第16代米国公衆衛生局長官だった際，国が効果的に子どもの

予防をするには，特殊教育，少年司法，および児童保護サービスを子どものニーズに合わせるように取り組む必要があると指摘した（U.S. Public Health Searvice 2000）。学校での失敗（つまり，特殊教育を受けることになる子ども）の予防と児童保護サービスの課題については，本章の始めの部分で触れた（たとえば，"胎児性アルコールスペクトラム障害"，"学校での失敗の心理社会的な予防"，"トラウマの後遺症の最小化および自己コントロール力または自己効力感の醸成"の項を参照）。ここでは，子どもへの予防的介入の少年司法における課題について検討する。なぜなら，そうした子どもたちは，少年司法のシステムそのものからトラウマを受けることが多いからだ。

　最近の米国科学アカデミー（2013）による報告書では，不正行為について若者が責任を負うこと，さらなる犯罪を予防すること，そして彼らを公正に扱うことの必要性が強調されている。この報告書の知見を基に少年司法の改正の方向性が提唱されている。それは，罪を宣告し，拘束し，長期間監禁するという懲罰モデルから，修復的正義，社交的および情動的スキルの構築（エビデンスに基づく"感情コントロール"のトレーニングなど，自尊心を育む），向社会的行動，および若者の発達をサポートする環境におくこと，を奨励するモデルへ移行するというものだ。研究の知見からは，健全な成長を支える親もしくは親のような存在と強い絆で結ばれていて，向社会的な行動や学業の面での成功を実現できるような仲間との関わりがあり，自律的な意思決定とクリティカル・シンキングの力がつくような活動に関わっていれば，思春期の若者が非行の道に進んだり，そこに留まろうとする傾向が弱まることが明らかになっている（National Academy of Sciences, 2013）。

個人および集団レベルでの成人に対する具体的な予防的介入

　精神，情動，および行動の障害の観察から，精神科医は小児の発達期に特徴的に起こる障害（たとえば，DSM-5で神経発達障害に分類されている自閉スペクトラム症症）もあれば，成人期もしくは老年期に始まる障害（たとえば，アルツハイマー病）もあることを理解している。それでもときに（小児期に発症した）神経発達障害の成人患者について，患者の疾病が小児期に始まったことに気づかず，成人の精神疾患の一つとして誤って分類してしまうことがある。このような障害の発症機序がより深く解明されるまでは，精神科医は現時点で判っているわずかな知識を駆使して発症を予防し，患者を治療するために最善を尽くさなくてはならない。

　成人における精神，情動，および行動の障害は，仮に思春期かそれ以降に発症し

ていたとしても，成人期か老年期になるまでは，臨床的に明らかになる症状が明らかになる（つまり，社会的，職業的，もしくはその他の重要な活動におけるその人の能力が障害される）ことがないかもしれない。そのため，疾病の初期の症状とかなり後になってから出てくる臨床症状とを結びつけることが困難で，予防が一筋縄にはいかないのである。

成人におけるトラウマおよびストレス関連障害の予防
文化，洞察，そしてマインドフルネス

　人生では，ストレス，苦痛，そしてそのスペクトラムの果てにあるトラウマ性ストレスにしばしば見舞われる（Jeste & Bell, 2011）ということを考えると，トラウマおよびストレス関連障害の予防は，もっと理解を深めるべき重要な分野である。こうした障害の全般的な予防戦略は，トラウマ的な出来事に晒されるのを防ぐことだ。たとえば，シートベルトやエアバッグのような"バイオ技術"を使って，死者や重傷者がでるような自動車事故を減らすことで，この目的の一部が達成されるであろう。Bell（2011）は，文化のもつ予防的な側面を強調し，さまざまな文化で認められる予防因子について概説している。首尾一貫した文化的な習慣は，トラウマおよびストレス関連障害を全般的に予防する古代からの技術と言えるかもしれない。また，精神科医が洞察と呼ぶ社会的および情動的スキルである自己についての知識もまた，成人でこうした障害を発症しにくくする。簡潔に言えば，人は自分自身について知れば知るほど，自分の意思によって行動を順応させ制御するのが容易になるのだ。現在，西洋文化圏では，自分自身を知るまたは洞察力を深めるという普遍的な古代の知恵を現代科学によって裏付けようとしている（東洋文化では，このような社交的かつ情動的スキルは**マインドフルネス**と呼ばれている）。研究者たちはこのスキルがレジリエンスを育み，トラウマおよびストレス関連障害を防ぐ包括的な方法であると考え始めている（Bell, 2001）。Davidson と McEwen（2012）は，瞑想とマインドフルネスが作りだした神経精神学的変化の概要をまとめた。マインドフルネスの現在の研究は，現代の神経科学が古代の技術と知恵を実証しているもう一つの事例である。

心的外傷後ストレス障害

　トラウマ関連障害でよく知られている障害に心的外傷後ストレス障害（PTSD）があるが，この発症リスクが高い人には，選択的／二次的な予防の取り組みが推奨されている。急性ストレス障害（ASD）という診断は，その診断が PTSD の予防

を促進するのではないかという期待から生み出された。しかし，ASD と PTSD の
関係を検討した結果，ASD 患者が自動的に PTSD の発症に至るわけではないこと
が明らかになった。実際，ASD から PTSD を発症するのは例外的で，一般的では
なかった。PTSD 発症の主な予測因子は，出来事について悲劇的な解釈をしやすく，
自己効力感が弱いことであると分かっている（Bell, 2011；Jeste & Bell, 2011）。こ
のような特徴は，ネガティブな情動的および精神的な癖に気づくことで変えていく
ことが可能である。意思の力を使うことによって，このような否定的な期待をより
ポジティブで保護的な期待に変えていくことができるのだ。

　一旦 PTSD を発症してしまえば，心理社会的な介入が効果的であることが明ら
かになっているが，PTSD を予防する心理社会的な介入となると，その結果にはば
らつきがあり，一致した結論が得られていない（Jeste & Bell, 2011）。これまでそ
の効果が最も検証されてきた単発の介入（心理学的デブリーフィング）は，**緊急事
態ストレスデブリーフィング**（critical incident stress debriefing；CISD）であ
る。CISD では，メンタルヘルスの専門家がトラウマ的な出来事の体験者と通常 3
〜 4 時間を費やしてストレス反応をノーマライズし，心理教育を行い，コーピング
スキルを教え，自分の経験について語る手助けをする。しかし，研究の結果による
と，CISD は良くても効果なし，悪ければ有害であることが示されている（Jeste &
Bell, 2011）。しかし，ASD を持つ人に対するトラウマに焦点をあてた認知行動療
法（本質的には社交的および情動的スキル）の変法および長期間曝露療法には，効
果があることが示されている。患者の不安の強さにあわせて介入の強度を調整する
のは，PTSD の予防に役立つもう一つのアプローチである。最も効果の薄いアプロー
チは，出来事から数日以内に行う介入であることが明らかとなっている。逆に最も
効果的なアプローチは，少し間をあけてから（出来事の数週間か数カ月後），数回
にわたって行う介入である（Jeste & Bell, 2011）。PTSD 予防のバイオ技術的，薬
理学的アプローチも提唱されているが（例：プロプラノロール，クロニジン，また
はグアンファシンによる脳のアドレナリン作用性受容体の遮断，オピオイド，コル
チゾール，選択的セロトニン再取り込み阻害薬），トラウマに曝露された被験者を
集めて，ランダム化比較試験をするのは困難である。

初回エピソード精神病の予防

　まだ十分ではないものの，これまでの研究から精神病は予防できることを示す
一定のエビデンスが明らかになっている。米国医学研究所の報告（O'Connell et al.,
2009）は，精神病患者の約半数は 10 代前半で精神病的な兆候を経験するものの，

数年後まで診断および治療を受けないことを指摘している。精神病症状の発現から治療開始までに，1〜2年かかることもあるが，こうした精神病の未治療期間は，精神疾患の予後に悪影響を及ぼす(Jeste & Bell, 2011)。この点においても，ヨーロッパやオーストラリアの精神医学は米国よりもずっと進んでいる。スクリーニング手法の一つであるボン大学基本症状評価尺度（the Bonn Scale for the Assessment of Basic Symptoms）は，精神病の初期症状を正確に検知することが可能である（Jeste & Bell, 2011)。精神病初期症状を呈する思春期の若者や若年成人および精神疾患を発症するきわめて高いリスクを抱えた人々を対象にした研究では，ω-3脂肪酸を与えるというバイオ技術的介入により精神病の発現が低下することが示されている(Jeste & Bell, 2011)。

　研究によると，薬物療法および心理社会的介入によって，精神病の前駆症状から実際に精神病が発症する割合を，予想される半分の比率にまで抑えられることが分かっている（Jeste & Bell, 2011)。この介入の難しさは，精神病を持つ患者は，自分の障害の性質に対して洞察を欠く傾向があり，通常は何もおかしなところはないと主張することである。実際，多くの臨床医が，自分の疾病の性質に対する洞察を欠いていることが，統合失調症の主な特徴であると指摘している。たとえば，Yale's Prevention through Risk Identification, Management, and Education (PRIME）の予防的介入の研究では，精神病変転換を防ぐために薬物療法が行われている。この介入によって精神病への転換率が50％低下したが，この研究は，患者のリクルートと研究参加継続に苦労してきた（Jeste & Bell, 2011)。決定的かつ客観的な臨床検査が発見され，このような大変な疾病に対する予防的介入に対して一般の人が臆病にならないことが望まれる。

産後うつ病の予防
スクリーニングとリスク因子
　一般的に産後うつ病は，出産6週後までの産後期に生じ，10項目からなる自記式の評価尺度で，非常に高い妥当性をもつエジンバラ産後うつ病尺度（Gibson et al., 2009）を使って比較的容易にスクリーニングできる。この尺度はインターネットで簡単に入手でき，また，1〜5分で記入でき，採点も容易である。その結果，病院の多くの産科病棟で産後うつ病の可能性を評価するために使われている。前向き研究では，妊娠中の不安および気分症状が産後うつのリスクを増大させることが明らかになっている（American Psychiotric Association, 2013, p. 187)。産後うつ病を発症した多くの女性が実際には，妊娠最終月に発症している（つまり，妊娠の

最終月か出産後の最初の数週間で発症）（American Psychiotric Association, 2013, p. 186）。この尺度は貴重な公衆衛生学的な介入であるにもかかわらず，完全には予防策（全般的／一次的予防）として機能していない。というのも，この介入は選択的／二次的な予防策もしくは，指示的／三次的な予防策だからである。そこで，現代的なテクノロジーであるインターネットを使った，全般的な産後うつ病の予防的介入が最近検討された。そのひとつが母子インターネットプロジェクト（Mothers and Babies Internet Project）である（University of California San Francisco, 2014）。このような調査には，参加者を数多く集められ，実施しやすいといった長所がある。

　産後うつ病の全般的な介入については，広く妥当性が確認されている検査ツールがないため，臨床的な評価が産後うつ病発症のリスクを抱えた女性を早期発見する最善の戦略となる（Jeste & Bell, 2011）。このような臨床的評価では，うつ病エピソード，月経前症候群の既往，現在過去のストレス因子，および家族のうつ病既往の情報を集める。さらに，非常に重要なことに，この臨床的評価では，社会的支援のリスト，すなわち子育ての支援を行える人々についての情報も得るが，これはまさに，新米の母親が利用できるムラの評価になる（Jeste & Bell, 2011）。

社会的支援と産後うつ病

　保健師もしくは助産師の利用は別として，公的な支援システムが産後うつ病の予防に効果があるかははっきりしていない。私的あるいは自然な社会的支援システム（つまり，家族，地域社会，および文化に内在する予防支援システム）に関する研究の多くは，このようなシステムが産後うつ病の発現リスクを低下させていることを示唆しており，相互に深いつながりをもつ文化圏の多くでは，産後うつ病が認められない（Jeste & Bell, 2011）。したがって，妊娠している間に，女性がムラを再構築する手助けをすることが，より効果的な予防的アプローチになる可能性がある。

栄養素，エクササイズ，睡眠

　産後に生物的なレベルで身体が劇的に変化することが，産後うつ病のリスク因子であるというのが現時点で最も一般的な仮説である。したがって，脳と身体を健康に保つことが，最適なレジリエンスに不可欠であり，脳の活動を支援する栄養素（ω-3 脂肪酸，コリン，葉酸，ビタミン B12，鉄，ビタミン D）が保護的に働く可能性がある。このような栄養素の不足が，抑うつの強さと関係していることは研究から明らかである。また，これらの栄養素が母親から胎児や母乳に回され，赤ん坊の発育を支援するよう生理学的にデザインされていることが研究から明らかと

なっていることから，これらの必須栄養素が母親から流出している可能性がある。ω-3 脂肪酸を豊富に含んだ魚介類の多い食事は，産後うつ病の発症率を低下させる（Jeste & Bell, 2011）。また，エクササイズと睡眠がレジリエンスを高めることは，言うまでもない。

高齢者のうつ病の予防

　高齢者のうつ病は，その罹患率の高さ，脳血管発作，心筋梗塞，およびがんによる死亡率を引き上げること，自殺のリスク，そしてその治療抵抗性ゆえに，大きな公衆衛生上の問題になっている。高齢者（65 歳以上）は，統合もしくは絶望という課題に直面し，解決，もしくは徳といった智慧を人生のこの段階で身につけていく。智慧は実在的アイデンティティ，または統合の意識の確立を可能にし，人々が加齢による身体の衰えを乗り越える手助けをしてくれる。高齢者のうつ病を予防する有望な介入が開発されつつはあるが（Jeste & Bell, 2011），高齢者のうつ病の全般的／一次的な予防策がまだ十分でないことは明らかである。それは，こうした予防策は人生のもう少し早い段階で始めなくてはならず，こうした問題についてメンタルヘルスの専門家は研究を始めたばかりだからである。しかし，自己効力感とレジリエンスを促進する介入は，今後有望なうつ病の予防的介入のように思われる。さらに，革新的で現代的なアプローチ（つまりインターネットから利用できるバイオ技術戦略）の利用も有意義かもしれない（Jeste & Bell, 2011）。このような探求は 7 つの全般的なコミュニティの場の原理の文脈に非常にうまくフィットする。大半のうつ病の予防戦略はうつ病治療をモデルとしており，指示的／二次的介入か選択的／三次的介入である。繰り返しになるが，全般的／一次的な予防を強調することは，他の形の予防を軽んじることではない。高齢者のうつ病は，心不全，心筋梗塞，バイパス手術，脳梗塞（脳卒中患者の少なくとも 3 人に 1 人がうつ病を発症），およびがんによる死亡率の高さと関連するために，深刻な問題である。そのため，うつ病の効果的な検査と治療は公衆衛生に甚大な影響を与える（Jeste & Bell, 2011）。

　こうした予防的介入はまだ数少ないものの，高齢者のうつ病への予防的介入に向けて，しっかりとした先行的な取り組みが実施されつつある。高齢者の睡眠障害，孤独，健康問題は最も重要な研究対象となっている。同様に，軽度認知機能障害，死別，BMI の増加もしくは減少，歩行障害，慢性疼痛，およびエクササイズの欠如はすべて，うつ病のリスク因子であると考えられている。

　問題解決療法の効果を検証する研究が現在実施されているところである（Jeste & Bell, 2011）。さらに，保健師によって実施されている段階的介護の効果を示す研

究も進行中である。段階的介護予防は，注意深い待機，読書療法，および問題解決療法からなる。これらの介入がうまくいかず，うつ病の症状が持続する場合には，治療のために，家庭医に紹介される。最後に，高齢者のプライマリケアにおける自殺予防の共同研究である PROSPECT（Prevention of Suicide in Primary Care Elderly: Collaborative Trial ; PROSPECT）研究では，家庭医による治療が高齢者の希死念慮の発生率をどのようにして半減させるかを明らかにしている（Jeste & Bell, 2011）。

認知症の予防
アルツハイマー病

　認知症のなかでもっとも一般的なのはアルツハイマー病である。アルツハイマー病は，変性神経精神疾患の一つだが，初期には認知機能低下（最も顕著なものは記銘力低下）が，そして末期には身体障害が目立つ疾患である。しかし，その確定診断は剖検でのみ可能である。世界の人口は高齢化しており，アルツハイマー病の罹患率が劇的に増加することが予測されている。そのため，この病気が高齢者に影響を及ぼすのを防ぐために，剖検前に障害を特定するバイオマーカーを見つけるための激しい競争が繰り広げられている。2010 年，国立衛生研究所は，最先端科学会議の声明文を発表した（Daviglus et al., 2010）。残念なことにその声明文では，アルツハイマー病予防に関する研究の質が低いことが指摘された。ランダム化比較試験というゴールドスタンダードは，慢性的な多因子遺伝病の原因を特定するには最良の手法ではなく，集団ベースの追跡調査の方が良いのかもしれない。声明の発表者たちも，その批判者たちも，複数の調節可能なリスク因子を標的にしたアルツハイマー病への予防的介入がより有意義であること，現行の予防的介入が，症状がかなり進行したあとで開始されているために効果が出ていないことについて，認識が一致している。また，彼らは医療の専門家が対処しなければ，アメリカを荒廃させかねないこの大変な疾患の予防策について，一般集団ベースの追跡研究を使って追求すべきであるとする点でも同意している（Jeste & Bell, 2011）。

認知症予防の生物学的アプローチ

　認知症に関連する生物学的なリスク因子（例：糖尿病，現在の喫煙，うつ病，アポリポタンパク質 E 遺伝子，多発性脳血管性認知症による血管性認知機能障害，高血圧，その他のより特殊な神経学的認知症，近年一般人にもより認知されるようになった頭部損傷による認知症）への介入は，バイオ技術による予防的介入，つま

り，薬物療法を支持する医師にとってきわめて魅力的である。残念ながら，国立衛生研究所のレビューによれば，栄養補助食品もしくはハーブ系サプリメント，食事療法，運動，薬物（処方および市販）のアルツハイマー病もしくは認知機能低下の予防への価値はまったく実証されていないことが分かっている。また運動や飽和脂肪が低く野菜が多い食事療法に関する研究によれば，それらがアルツハイマー病と認知機能低下に対して予防的であるというエビデンスが得られている（Daviglus et al., 2010 ; Jeste & Bell, 2011）。

認知症予防の心理社会的アプローチ

　孤立していて社会活動に参加せず，社会的なつながりに乏しいと（積極的にムラに住まないと），認知機能低下やアルツハイマー病の発現のリスクが高まるかどうかについての研究はこれまでにもなされてきた。しかしその関連性について，一人暮らしか，パートナーと一緒に住んでいるかが，どのように認知機能低下もしくはアルツハイマー病の発症リスクにかかわっているかは，一貫したエビデンスが得られていない（Jeste & Bell, 2011）。その理由の一つに，認知機能の低下と社会的孤立のどちらが先に起きているのか同定するのが困難なことがある。同様に，老年期における知的活動と認知機能トレーニングへの参加が認知機能低下を弱め，軽度認知機能障害のリスクを下げることを示唆するエビデンスについても限定的である。生物学的アプローチと同様に，アルツハイマー病予防の心理社会的アプローチのエビデンスは，質の低いものであると考えられている（Daviglus et al., 2010 ; Jeste & Bell, 2011）。

要約

　幸い，エビデンスに基づく複数の予防的介入は，多様な年齢層，文化，状況に適用できる。残念ながら，紙面の都合で，利用可能なプログラムすべてを列挙することはできない。予防的介入が7つの全般的なコミュニティの場の原理の要素を持ち，その介入が古くからの知識，個人的体験，現代科学によって支持されるなら，その介入は有効かつ効率的で実行可能である可能性が高いと言える。メンタルヘルスの専門家は，予防的介入がうまくいくという科学的エビデンスを欠いているわけではない。個人的および政治的な意思がまだ十分でないことで，効果的であるとわかっている施策が実施できていないのだ。

　もう一つの重要な問題は，"公衆衛生は水を耕すようなもの（＝不毛なことを

している）である"ということである（C. Lopez, Chairperson, Chicago Board of Health, May 2013）。よって，問題が確定し，公衆衛生の予防的介入が整備されれば，介入をきちんと制度化することが重要である。多様な文化が手つかずのままで，まとまりがあった時代には，人間の成長を支えるための古くからの習慣が数世紀の時間をかけて作り上げられてきた。そしてそれらによって，家族は保護されてきた。しかし同時に，理解されることなく未治療のまま放置されてきた精神的，情動的，そして行動的な障害もあった。人類は，いつでも古いものと新しいものとの間でバランスをとることに苦労する。しかし重要なのは，大事なものまでいらないものと一緒に捨ててしまうことではない。そうではなく，科学と自然の保護的資源を使って，人々の状況を改善していくことが，私たちに課された課題なのである。

　米国では，バイオ技術または心理社会的なエビデンスに基づく介入を実施するのが困難である。予防的介入を制度化するためには，確固としたエビデンス，介入を適用し，広め，実施する媒体，そして，それを実現する政治的意思が必要になる。ヘルスケアの専門家によってエビデンスはすでに整えられている。医療費負担適正化法によって，そこに資金と提供する仕組みもある。しかし，ヘルスケアの専門家がすでに知っていることを実施する政治的意思が欠如しているのである（Bell & McBride, 2010）。

臨床上のキーポイント

- メンタルヘルスの専門家が発見したことは，すでに知られてはいたが実践されていない場合がよくある。
- 睡眠衛生を良い状態に保ち，身体と心のため定期的にエクササイズをし，自制心と意思を育み，智恵を求め，良好な関係を築き，安全で，手つかずのムラに住まうこと。これらは，すべて保護的に働く。
- 行動変容の難しさは，効果的な心理社会的介入の実施にある。
- バイオ技術的介入は心理社会的介入よりも実施が容易だが，いずれの介入も重要である。
- 7つの全般的なコミュニティの場の原理を使うことで，医療の専門家はしっかりとした科学的エビデンスに基づき，かつ容易に理解できるモデルを人々に提供することができる。そして，自分の健康に関わる行動を変える意思をその人たちが持てるように支援することができる。

・精神医学においても予防は可能である。

参考文献

Abram KM, Teplin LA, Charles DR, et al: Posttraumatic stress disorder and trauma in youth in juvenile detention. Arch Gen Psychiatry 61（4）:403–410, 2004 15066899

American Psychiatric Association: Diagnostic and Statistical Manual of Mental Disorders, 5th Edition. Arlington, VA, American Psychiatric Association, 2013

Bean R: The Four Conditions of Self-Esteem: A New Approach for Elementary and Middle Schools, 2nd Edition. Santa Cruz, CA, ETR Associates, 1992

Beardslee WR, Chien PL, Bell CC: Prevention of mental disorders, substance abuse, and problem behaviors: a developmental perspective. Psychiatr Serv 62（3）:247–254, 2011 21363895

Bell CC: Cultivating resiliency in youth. J Adolesc Health 29（5）:375–381, 2001 11691598

Bell CC: Trauma, culture, and resiliency, in Resiliency in Psychiatric Clinical Practice. Edited by Southwick S, Charney D, Litz B, Friedman M. Cambridge, UK, Cam- bridge University Press, 2011, pp 176–188

Bell CC: Fetal alcohol exposure among African Americans. Psychiatr Serv 65（5）:569, 2014 24788732

Bell CC, McBride DF: Affect regulation and prevention of risky behaviors. JAMA 304（5）:565–566, 2010 20682937

Bell CC, McBride DF: Family as the model for prevention of mental and physical health problems, in Family and HIV/AIDS: Cultural and Contextual Issues in Prevention and Treatment. Edited by Prequegnat W, Bell CC. New York, Springer, 2011, pp 47– 68

Bell CC, Gamm S, Vallas P, et al: Strategies for the prevention of youth violence in Chi- cago public schools, in School Violence: Contributing Factors, Management, and Prevention. Edited by Shafii M, Shafii S. Washington, DC, American Psychiatric Press, 2001, pp 251–272

Bell CC, Faly B, Paikoff R: Strategies for health behavioral change, in The Health Behavioral Change Imperatives: Theory, Education, and Practice in Diverse Populations. Edited by Chunn J. New York, Kluwer Academic/Plenum Publishers, 2002, pp 17–40

Bell CC, Bhana A, Petersen I, et al: Building protective factors to offset sexually risky behaviors among black youths: a randomized control trial. J Natl Med Assoc 100(8):936–944, 2008 18717144

Beuttler FW, Bell CC: For the Welfare of Every Child—A Brief History of the Institute for Juvenile Research, 1909–2010. Chicago, University of Illinois, 2010

Boyke J, Driemeyer J, Gaser C, et al: Training-induced brain structure changes in the elderly. J Neurosci 28（28）:7031–7035, 2008 18614670

Breland-Noble AM, Bell CC, Nicholas G: Family First: The development of an evidence based family intervention for increasing participation in psychiatric clinical care and research in depressed African American adolescents. Family Process 45（2）:153–169, 2006

Centers for Disease Control and Prevention（CDC）: Adverse childhood experiences re- ported by adults—five states, 2009. MMWR Morb Mortal Wkly Rep 59（49）:1609– 1613, 2010 21160456

266 | 第3部 ポジティブ精神医学における治療介入

Davidson RJ, McEwen BS: Social influences on neuroplasticity: stress and interventions to promote well-being. Nat Neurosci 15 (5) :689–695, 2012 22534579

Daviglus ML, Bell CC, Berrettini W, et al: National Institutes of Health State-of-the- Science Conference statement: preventing Alzheimer disease and cognitive decline. Ann Intern Med 153 (3) :176–181, 2010 20547888

Flay BR, Snyder F, Petraitis J: The theory of triadic influence, in Emerging Theories in Health Promotion Practice and Research, 2nd Edition. Edited by DiGlemente RJ, Kegler MC, Crosby RA. New York, Jossey-Bass, 2009, pp 451–510

Gibson J, McKenzie-McHarg K, Shakespeare J, et al: A systematic review of studies validating the Edinburg Postnatal Depression Scale in antepartum and postpartum women. Acta Psychiatr Scand 119 (5) :350–364, 2009 19298573

Gillham J, Reivich K: Building resilience in children: The Penn Resiliency Project. 2014. Available at: http://www.ppc.sas.upenn.edu/gillhampowerpoint.pdf. Accessed Au- gust 26, 2014.

Hobfoll SE, Watson P, Bell CC, et al: Five essential elements of immediate and mid-term mass trauma intervention: empirical evidence. Psychiatry 70 (4) :283–315, discussion 316–369, 2007 18181708

Jeste DV, Bell CC: Preface prevention in mental health: lifespan perspective. Psychiatr Clin North Am 34 (1) :xiii–xvi, 2011 21333835

Kaslow NJ, Leiner AS, Reviere S, et al: Suicidal, abused African American women's re- sponse to a culturally informed intervention. J Consult Clin Psychol 78 (4) :449–458, 2010 20658802

Kost K, Henshaw S: U.S. teenage pregnancies, births, and abortions, 2008: national trends by age, race, and ethnicity. 2008. Available at: http://www.guttmacher.org/ pubs/ USTPtrends08.pdf. Accessed August 26, 2014.

Manitoba: Rising to the challenge: a strategic plan for the mental health and well-being of Manitobans. Summary report of achievements: year one. 2011. Available at: http:// www. gov.mb.ca/healthyliving/mh/docs/challenge_report_of_achievements.pdf. Accessed August 26, 2014.

May PA, Gossage JP: Estimating the prevalence of fetal alcohol syndrome: a summary. Alcohol Res Health 25 (3) :159–167, 2001 11810953

National Academy of Sciences: Reforming Juvenile Justice: A Developmental Approach. Washington, DC, National Academy of Sciences Press, 2013

National Child Traumatic Stress Network: Psychological first aid. 2014. Available at: http:// www.nctsn.org/content/psychological-first-aid. Accessed August 26, 2014.

O'Connell ME, Boat T, Warner KE: Preventing Mental, Emotional, and Behavioral Dis- orders Among Young People: Progress and Possibilities. Washington, DC, National Academies Press, 2009

Pynoos R, Nader K: Psychological first aid for children who witness community vio- lence. J Trauma Stress 1:445–473, 1988

Redd J, Suggs H, Gibbons R, et al: A plan to strengthen systems and reduce the number of African-American children in child welfare. Illinois Child Welfare 2:34–46, 2005

Sampson RJ, Raudenbush SW, Earls F: Neighborhoods and violent crime: a multilevel study of collective efficacy. Science 277 (5328) :918–924, 1997 9252316

Stratton K, Howe C, Battaglia F: Fetal Alcohol Syndrome: Diagnosis, Epidemiology, Pre- vention, and Treatment. Washington, DC, National Academies Press, 1996

University of California San Francisco: The Mothers and Babies Internet Project. 2014. Avail- able at: https://ihrc.ucsf.edu/interventionConsole/Default.aspx?ConsoleName= MothersAndBabiesandLanguage=es. Accessed August 26, 2014.

U.S. Public Health Service: Report of The Surgeon General's Conference on Children's Mental Health: A National Action Agenda. Washington, DC, U.S. Department of Health and Human Services, 2000

推薦相互参照

社会的要因に関しては，第3章（レジリエンスと心的外傷後成長），第4章（ポジティブ社会精神医学），第5章（精神疾患におけるリカバリー），第12章（ポジティブ精神医学の臨床実践への統合）と第16章（ポジティブ精神医学の生命倫理学）で，睡眠に関しては，第12章と第14章（ポジティブ児童精神医学）で，自己効力感に関しては，第2章（ポジティブな心理的特性）で論じられている。

推薦文献

Bell CC, McBride DF: Family as the model for prevention of mental and physical health problems, in Family and HIV/AIDS: Cultural and Contextual Issues in Prevention and Treatment. Edited by Pequegnat W, Bell CC. New York, Springer, 2011, pp 47–68

Hobfoll SE, Watson P, Bell CC, et al: Five essential elements of immediate and mid-term trauma intervention: empirical evidence. Focus 7:221–242, 2009 Jeste DV, Bell CC: Preface prevention in mental health: lifespan perspective.

Psychiatr Clin North Am 34 (1) :xiii–xvi, 2011 21333835 National Academy of Sciences: Reforming Juvenile Justice: A Developmental Approach. Edited by Bonnie RJ, Chemers BM, Schuck J. Washington, DC,

National Academy of Sciences Press, 2013 O'Connell ME, Boat T, Warner KE (eds) : Preventing Mental, Emotional, and Be-

havioral Disorders Among Young People: Progress and Possibilities. Washington, DC, National Academies Press, 2009

第**12**章

ポジティブ精神医学の臨床実践への統合

Samantha Boardman, M.D.
P. Murali Doraiswamy, M.D.

2012 年のアメリカ精神医学会の会長講演で，Dilip Jeste M.D. は，ウェルネスに焦点を当てる "ポジティブ精神医学" の新しい時代を呼びかけた：

　私たちは，患者の精神疾患の治療をするだけで満足するのではなく，その人の総合的なウェルビーイングを考えるべきである。楽観主義および社会へのエンゲージメントなどのポジティブ傾向が死亡率を有意に下げることを多くの研究が示しており，我々は精神科医として，これらを精神療法や心理社会的介入に取り入れるべき格好の立場にあると私は考えている。(2012, Cassels)

　本章の目的は，ポジティブ精神医学に関連する文献，およびポジティブ精神医学を日常の臨床に取り入れるための実践的な手法および秘訣に関するの実用的な要約を提供することである。

背景

　社会学，心理学，および精神医学は，これまで何十年間にもわたってポジティブ傾向およびその介入について正式に研究してきたが，何が人生の価値を高めるかの理論および科学的研究の総称としての**ポジティブ心理学**が大きな注目を集めるようになったのは 1990 年代後半である（Seligman & Csikszentmihali, 2000）。精神疾患と病理を中心に考える古典的な精神医学および心理学とは対照的に，ポジティブ心理学は人間の強みとウェルビーイングに焦点を当てる。セリグマンは次のように

主張している。"精神の健康とは，単に精神疾患がないということ以上のものである"（Foeler et al., 1999 参照）。ポジティブ心理学は，何が間違っているかに目を向けるかわりに，同じように重要であるにもかかわらずこれまでしばしば見過ごされてきた疑問を問いかける；何が正しいのか？

　この10年間の研究は，感謝の数を数える(Seligman et al., 2005)，人に親切にする，感謝の気持ちを表現するという目標を設定する（Sheldon & Lyubomirsky, 2006），そして性格的なストレングスを活用する，といったポジティブ心理学的介入がウェルビーイングを強化し，ケースによっては抑うつ症状を改善し得るということを示している。ポジティブ心理学的洞察を取り入れたポジティブ精神医学は，精神科医の視点を広げ，メンタルヘルスと治療選択についての考え方を広げる。人間の多様な体験をバランスよく理解すればするほど，精神疾患に関する現在の知識にポジティブメンタルヘルスについての知識がより良い形で統合され，治療者と患者の双方に利益をもたらす。

バランスの取れたアプローチ

　もし治療者がうつ，不安，および怒りを軽減することを専らの目的とすると，患者の強みと可能性を見出す機会を失うことになる（Duckworth et al., 2005）。それ以上に，もし仮に治療が成功して患者のネガティブな症状を取り除くことができたとしても，その成功そのものはウェルビーイングや幸福につながるものとはならない。治療者が，ポジティブ情動，性格の強み，そして社会との繋がりなどのポジティブな資源を構築して，有意義な作業に気づけるように患者を支援することには大切な意味があり，ネガティブ症状に対処し，和らげ，将来の再発を防ぐことにもなる（Kobau et al., 2011）。

　症状の解消を提供することに加え，患者の最善の機能を探求し発展させるメンタルヘルスモデルが精神疾患を持つ人たちに恩恵をもたらすことは，明らかであろう。そうした人たちの最悪の状態だけでなく，最善の状態も含む全体像を把握することが重要である。治療者は，患者の情動の構造を深く理解することにより，より有意義で効果的な方法で患者を治療することができるようになる。まさに，将来の治療者の役割は，単に症状の改善を支援するだけでなく，患者の強みを認識し，構築し，強化し，その強みを弱さの克服に役立てるよう支援することになるだろう（Duckworth et al., 2005）。

ポジティブ精神医学のツール：間違いを直し，強みを造る

アブラハム・マズロー（1966／2002）の次の言葉は有名である "もしあなたが金槌という道具しか持っていなければ，ついついすべての物事を釘のように扱ってしまうであろう"。おそらくすべての問題が金槌を必要としないし，また，すべての問題が釘でもない。臨床家は薬物療法と古典的なセラピー（たとえば，認知行動療法，対人関係療法，支持的療法）に加え，たくさんのポジティブ精神医学の道具を道具箱に加えることができるのである。

レジリエンス

そうしたツールのひとつがレジリエンスである。この領域での Reivich と Shatte の 2002 年の研究は，レジリエンスがウェルビーイングにいかに重要であり，そればかりか，学習可能なものでもあることを示している。彼らは**レジリエンス**を，"健康的で生産的な方法で困難に対処できる能力" と定義している。しかしながら，レジリエンスとは単に厳しい挫折から回復するという以上のものであることを覚えておくべきである。レジリエンスの技術は，大きな挫折に対処するのと同様に，日々の生活の幅を広げ，豊かにするという意味で重要である。その技術とは，正確に，柔軟に，しっかりと考えることができるこころの態度（mind-set）である。

精神疾患とレジリエンスは双方向性の関係にある。精神の柔軟性と楽観主義はレジリエンスの重要な要素であり，また一方で，レジリエンスはトラウマ体験を経験した成人の大うつ病，自殺念慮，心的外傷後ストレス障害，そして薬物使用のリスクを低下させる。10 項目からなる Connor-Davidson Resilience Scale（CD-RISC；Connor and Davidson, 2003）は，医師が治療の導入時と治療後の両方で使うことができるツールの一例であり，米国市民全般と精神科患者の両方の点数が入手可能である。2 項目版の CD-RISC2 は，人の "バウンスバック（跳ね返り）" を評価する短縮版となっている（Vanishnavi et al., 2007）。

現在，兵士の心理的訓練の強化のため，1 億 4 千 5 百万ドルの予算の一部で，米国陸軍の総合的兵士訓練プログラムの一環として，レジリエンス技術の教習が行われている。レジリエンス指導者訓練コース（Master Resilience Training；MRT）がこの試行の土台である（Reivich et al., 2011）。10 日間の MRT コースのなかで，軍曹はペンシルベニア大学で開発された Penn Resilience Program，およびポジティブ心理学の領域で実際に成果が検証された他の教習課程に基づいてレジリエンスの技術を使うことを訓練される。これは MRT で訓練された軍曹が自分たちが学んだ

272 | 第3部 ポジティブ精神医学における治療介入

表 12-1　レジリエンス 6 つの核となる能力

自己認識 Self-awareness	非生産的な考え，情動，および行動と，そのそれぞれのパターンを同定する
自己制御 Self-regulation	目標を達成するために衝動，思考，情動，および行動を制御する能力と，情動を表出する意欲と能力
楽観主義 Optimism	自己および他者の長所に気づく，何が制御可能かを明確にする，現実に根ざす，非生産的な信念に取り組む
精神的アジリティ Mental agility	考えの柔軟さと正確さ，視点取得 perspective taking，新たな戦略に取り組む意欲
性格のストレングス Character Strength	自分自身と他者の最高の強みを同定する，困難さを乗り越え目標を達成する自分のストレングスを信じる，自己の枠組みの中のストレングスアプローチを育む
繋がり Connection	ポジティブで効果的なコミュニケーション，共感，助けを求める気持ち，および助けを申し出る意志を通して強い人間関係を構築する

Reivich et al., 2011 を改変

技術を兵士に教えるための"訓練者モデルの訓練"である。

　このようなプログラムの非常に重要な目的は，社会的および情動的能力，および柔軟な思考を上達させることにある（表 12-1）。これらの技術の適用範囲は比較的広く，学校，スポーツ分野，職場，そしてセラピストのオフィスで教えることができる。

　楽観的な思考様式はレジリエンスの重要な特徴である（Reivich & Shatte, 2002）。楽観的な人はより幸せで，より健康で，より生産的であり，良い関係性を持ち，より成功し，より良い問題解決者であり，そして悲観的な人よりも抑うつ的になりにくいということが研究で示されている。治療者は，レジリエンスや楽観主義といった概念を臨床の中に取り入れることによって，ポジティブ体験とネガティブ体験の両方の人間の体験について，より全体的に理解することができるようになるであろう（Kobau et al., 2011）。

ポジティブ活動介入

　Layous と Lyubomirsky（2012）は，**ポジティブ活動介入**として知られる意思に基づく活動が，精神疾患を持つ人も含め，個人のウェルビーイングを変化させる可能性がことを示した。科学的文献では，ポジティブ介入は"ポジティブな感情，行動，認知を育むことを目的とした治療法，あるいは意図的な活動"と正式に定義されている（Sin & Lyuubomirsky, 2009）。すなわち，ウェルビーイングを高め，繁

栄（flourishing）を増大させるようにデザインされた科学的根拠に基づく意図的な活動である。ポジティブ介入はもともと，治療の対象となっていない人々を対象として，健康な人々がさらに発展できるように手助けする活動として研究されてきたが，次第に精神症状に対する治療的役割についても評価されるようになりつつある（Seligman et al., 2006）。

　ある研究では，いくつかの意図的なポジティブ活動を実践することで，抑うつ症状が改善し，ウェルビーイングが増大することが示されている（Layous & Lyubomirsky, 2012）。自分独自の強みを利用する，自分に起きた感謝できる出来事の数を数える，および感謝の手紙をたくさん書く，などのポジティブ活動に関する無作為対照試験が行われている。Sin と Lyuubomirsky（2009）は，51 のポジティブ介入を検証するメタ解析を行った（2009）。その結果，ポジティブ介入は有意にウェルビーイングを改善し（効果値 0.29），抑うつ症状を軽減する（平均的効果値 0.31）ことが示されたが，これらの介入が短期で自分でできるものであることを考慮すると驚くべき結果である。この結果の意味は，軽度から中等度のうつ病に対する抗うつ薬の効果値は 0.31 か**それ以下**と考えられていることからもわかる。

　人に親切にする，ポジティブ感情で瞑想する，および楽観主義を実践するなどの他のポジティブ介入も臨床場面で有用かもしれない。これらの介入は，うつ症状を完全に取り去るというよりは，むしろポジティブな感情，思考，および体験を育むことを目的としている。

　次に挙げるポジティブ活動は，ポジティブな感情，思考，および行動を推進するもので，治療者は適切な患者に的確な介入を"処方"することを考えたくなるだろう。

感謝

　その日起こった 3 つの良い事と，それが何故良かったかを書き出すことで，ウェルビーイングを高め抑うつ症状を軽減する上で有効な手法であることが示されてきた（Seligman et al., 2005）。感謝に意識を集中することは，個人および対人関係にとって役立つことが明らかになっている（Emmons & MsCullough, 2003）。

向社会活動

　親切と日々の幸せは密接に結びついており，治療者は患者にしっかりと社会的活動に取り組むように励ましたいと考えるかもしれない。親切を行い，記録することが幸福を促進することは多くの研究が示している。たとえば，ボランティア活動は最も重要な社会貢献活動の一つであり，人生の満足度と関係している。自分の時

間を社会のために提供する人は，より社会と結びついていると感じ，長生きする（Jenkinson et al., 2013）。良質の人間関係は日々の生活においても，ストレスの高い時にも大切である。実際に，他の人を支えている人は，日々の出来事の捉え方を変えることができるので，同じ出来事を恐怖もしくはストレスとは受け取らない。たとえばある研究では，同じ坂を登る時に，一人よりも友達と一緒の方がより緩やかと感じることが判っている（Schnall et al., 2008）。親密な関係の生物学的な根拠に関する研究が，親密な社会的結びつきの恩恵についてさらに検証している。痛覚に関するある研究では，同じ痛み刺激に対して，恋人と一緒にいると痛みの身体的な知覚が軽減された（Coan et al., 2006）。もうひとつの研究は，恋人の手を握っている時に同じように痛みが軽減し，緩和されることを，神経レベルで明らかにしている（Gable & Gosnell, 2011）。患者が社会的支援を育み，対人関係を強化し，そして地域との繋がりを育くむことを支援することは，彼らの心理的ウェルビーイングにとって大変重要である。

事例紹介

ローレンスは，図書館司書を引退した 72 才の男性で，身体的に健康で，10 年前に妻をがんで亡くしている。彼の子どもたちや孫たちは，国内のあちこちに住んでいる。彼はうつ病と軽度の不安の既往がある。彼は半年前，うつ病エピソードの最中に精神科医を受診した；症状は，睡眠障害，食欲低下，エネルギーの低下，人生への興味の喪失，消極的な希死念慮，気分の落ち込み，および集中困難であった。彼は選択的セロトニン再取り込み阻害薬（SSRI）を処方された。全体的に驚くほどの改善を実感したが，彼は“自分らしさ”を感じることができなかった。ローレンスの治療者は次のようなポジティブ介入を勧めた：①毎朝車ではなく 30 分歩いて新聞を取りに行く，②地元の高齢者センターで読書クラブに入る，③中学と高校の学生の卒業レポートを手伝うボランティアをする。

ローレンスは服薬によって随分と良くなったが，常に残遺症状を感じていた。彼はこれらのポジティブ介入を実践することによって，以前よりも地域とつながっていると感じ，新しい友人ができ，旧交を温めた。高校生と一緒に作業することは，彼にとって特に有意義で，生きる活力を感じられた。

道具としての書くこと

将来のある時点の自己の最善の可能性を視覚化し書き留めることは，楽観主義，希望，およびウェルビーイングを高める。治療者がスーパーバイズした，あるいは治療者の勧めによる書くことは，患者がポジティブな情動および経験に集中するの

を助ける有効な道具となる可能性がある。

特有の強さ

「さて，あなたが困っていることについて話してみてください……」というのは，精神療法のセッションを始めるときの一般的な導入法である。この治療モデルは，精神療法で役に立つと考えられる心理的強みおよびポジティブな側面を，大部分見逃している。精神療法はクライエントの困難やストレスについて話し合う機会ではあるが，彼らの強みを同定し，その使い方を学ぶための時間にもなり得るのである。行動の価値（Value in Action,；VIA）調査（University of Pennsylvania, 2004）では，情動知能，親切心，リーダーシップ，および忍耐力を含む 24 の性格の強み（Peterson & Seligman, 2004）を測定し，分類している。その質問紙によって，個人の上位から 5 つの強みが決定される。ある研究では，新しい強みを創造的な方法で使うように求められた参加者は，幸福感が増し，抑うつスコアが低下した（Seligman et al., 2005）。

ライフスタイル・ツール
身体活動

エクササイズは，気分に対して即効性のあるポジティブな効果がある。「トレッドミルで 30 分間歩く」という一回の"処方"であっても，大うつ病を持つ患者の気分を改善することが示されている。さらに，エクササイズは軽度の大うつ病を持つ患者では薬物療法と同等の効果があり，その効果が持続する可能性があることが示されている（Blumenthal et al., 2007）。中程度のエクササイズもまたうつ病を予防する可能性がある（Mammen & Faulkner, 2013 参照）。エクササイズはまた，高齢者の実行認知機能を高め，不安を持つ患者にも有効であることが示されている（Pontifex et al., 2013 参照）。そればかりか，身体活動は，衝動コントロール，注意，および覚醒度を改善し，学習性無力感を軽減することによって学習能力を最適化することが示されている。身体活動が，症状の程度を軽減することに加え，ウェルビーイングを高め，生活の質を改善することを示している研究もある。

事例紹介

ジョンは 56 歳のビジネスマンで精神科的既往はない。治療者のオフィスを訪れる 4 週間前に膝の手術を受けていた。彼は集中困難，イライラ感，落ち着きの無さ，仕事で課題を開始し達成することの困難さ，および睡眠困難を訴えた。彼は疼痛および鎮痛剤の服用は否定

している。ジョンの症状は，過去にその既往がない事を除けば，成人の注意欠如多動性障害（ADHD）そのものであった。

さらに評価を続けると，ジョンは膝の手術を受けるまで，高校生の時から毎日8km走り続けていた。彼はランニングにより，いかに頭がスッキリとして，集中できるかについて語った。この事実は，身体活動がADHDの患者にいかに有益であるかを示している（Pontifex et al., 2013)，そしてジョンは自分で無意識に，これまでの人生を通してエクササイズを"自己処方"してきた可能性がある。その彼が手術以来まったく運動をしていなかったので，治療者は彼に週に4，5日泳ぐように勧めた。水泳は彼の膝の回復にも効果があり，その上，彼の気分は瞬く間に改善しはじめた。

瞑想とヨガ

マインドフルネス瞑想はポジティブ感情を高め，不安およびネガティブ感情を軽減する（Keng et al., 2011 参照)。マインドフルネス瞑想が初めての人も，マインドフルネス瞑想の効能を早ければ5日で体験することができる（Tang st al. 2009)。同様に，ヨガ，太極拳，およびその他のさまざまな形の瞑想も同じ程度に役に立つ。そしてヨガに関する研究の総説によれば，さまざまな精神医学的状態への効果の可能性が見出されている（Balasubramaniam et al., 2013)。

睡眠を優先する

睡眠はglymphatic systemによる神経毒の除去と，認知機能の改善のために欠かすことができないものである。治療者は睡眠障害を症状として考えがちだが，睡眠障害は同時にメンタルヘルス問題の原因でもある（Krystal, 2006)。生活様式と行動への介入によって，睡眠の質および生活の質を変化させることができる。たとえば，アルコール，ニコチン，そしてカフェインの摂取を減らす，身体活動を増やす，そして部屋を暗くして携帯電話などの気を散らす物を遠ざけることは，睡眠を改善する戦略である。

テクノロジー

テクノロジーの進化は，ウェブ介入，アプリ，そしてゲーム等のメンタルヘルスを強化する可能性がある多くのツールを提供している。チャットグループは社会との繋がりを強めるので，特に役立つ道具である。https://www.patientslikeme.com/ のようなウェブサイトは，患者がメンタルヘルスに関連する症状を検索し，ピア学習および社会的支援を強化するツールを提供している。

第 12 章　ポジティブ精神医学の臨床実践への統合 | 277

健康的習慣

　治療者が患者に推奨するもう一つの戦略は，良い習慣を創ることである。この戦略においては，**"間違ったものを修復する"**アプローチよりも**"強さを構築する"**アプローチの方がずっと簡単である（Duckworth et al., 2005）。殆どの人は，情動と気分がある種の行動に結びつくと考えているが，逆もまた真なりである。William James（1897）は常に行動と，その行動が情動に与える影響の重要性を強調していたし，研究もこの考えを支持している。たとえば，笑顔を意識的に作ることは人の気分を高めストレスを軽減し（Kraft & Pressman, 2012），また良い姿勢は力があるという感覚を強める（Carney et al., 2010）。言い換えれば"できるまで真似する"戦略を用いることは，ある種の患者に正しい流れのなかで行えば有効であろう。これらの戦略は，自分自身が自分の問題のより良い解決者になれる力を患者に与える。もし患者がひとつの健康な習慣（たとえば，1 日に 2 杯以上飲酒しない）を習得することで自分自身を律することができるようになれば，その規律は次に他の多くの習慣（たとえば，エクササイズのために朝早く起きる）の規律改善への正の連鎖に繋がる。これが，いわゆるキーストーン習慣効果 keystone habit effect である。

事例紹介

　アンドレアは 38 歳の既婚女性で，かつて弁護士であった，12 才以下の 3 人の子どもの母親である。ストレス，エネルギー低下，および圧倒される感覚の訴えのために，内科の主治医から紹介されてきた。彼女はよく眠れず，食欲もない。ジャンクフードばかり食べて妊娠中の体重からまったく減量できない。彼女は，自分はピリピリして子ども達や夫にすぐ怒り，良い母親や妻ではないことを気にしていると訴えた。希死念慮や物質使用は否定した。これまで一度も精神疾患のために受診したことはないし，そのように診断されたこともない。彼女の主訴は「私は永久に厭な気分を感じている」というものである。

　アンドレアの症状は大うつ病エピソードの診断基準に合致する。彼女は薬を飲むことは望まなかったので，治療者は別の方法として，感謝，強みを書き出すこと，身体活動，瞑想，そして向社会的活動というポジティブ介入を処方した。第一に治療者は，アンドレアに 1 日の終わりに，その日良かった出来事とその理由を書き出し（Emmons & McCullough, 2003；Seligman et al., 2005；Sheldon & Lyubomirsky, 2006），夜には，夫や子どもたちと，この訓練を使ったゲームをすることを考案するように勧めた。第二に，アンドレアは Signature Strengths Questionnaire を受け，自分の強みを新しい方法で用いるように言われた。第三に，彼女は大学時代に陸上チームに入っていて，エクササイズを取り入れるためにランニングのグループに喜んで参加した。運動前後の気分を記録することは，

彼女の意欲の維持に役立った。第四に，治療者はアンドレアに，１日５分の瞑想を勧めた。第五に，アンドレアは２番目の子どもの出産以来仕事をしていなかったが，週に３時間無料法律相談を行うことを決心した。治療者は，アンドレアの人生において何が上手く行っていないかだけに焦点を当てるよりも，むしろこれらの介入を行うことによって，アンドレアの強みと可能性を構築していことができるようになる。そして何よりも，この介入によってアンドレアが治療過程に積極的に参加するようになった。

　結果として，彼女の気分は大きく改善し，穏やかな気持ちになって，イライラが減ったと報告している。その後，彼女は自分の子どもたちや夫との関係が改善したと感じ，人生の意味と目的を今まで以上に気づけたと報告している。彼女はまた，彼女が落ちた〝落とし穴〟から自分が抜け出す方法を見つけることを，自分自身で支援できた事を誇りに思うと話している。アンドレアは，ポジティブ介入で学んだ技法は一生の物で，治療が終わっても継続しようと考えている。

栄養と食事

　治療者は，摂食障害との関連から何を摂取しているのかを尋ね，うつ病との関連から食欲について尋ねるように訓練されているが，患者が実際に何を食べているかは，治療の主要な焦点ではない。先行研究によると，健康的な食事は重度のうつ病のリスクを減らし，ジャンクフード，砂糖，および加工肉は抑うつ症状を強める可能性がある。植物性の食物，赤身肉の制限，そしてバターの代わりにオリーブオイルを用いる地中海料理は，中高年の抑うつおよび認知機能障害のリスク低下に関与している（Sánchez-Villegas et al., 2009）。米国では，（子どもの脳の正常な発達にはすべての種類の脂肪が必要であることは強調されなくてはならないが）飽和脂肪酸の多い食事が ADHD および脳機能障害に関係することが，エビデンスによって示されている。同様に，多くの向精神薬が体重増加と関連することから，患者に健康的な食事習慣についてカウンセリングを行うことは，今やポジティブ精神医学の本質的な部分である。

自然

　自然環境のポジティブ効果として自信の強化，自尊心の改善，そして人間関係の質の向上が挙げられる。自然は元気を回復させる環境を提供し，治療的になり得る（Bratman et al., 2012 参照）。森を歩くことは大脳皮質を活性化し，血液中の副腎皮質ホルモンと血圧を低下させ，免疫機能を強化し，筋肉の弛緩を促進することが明らかになっている（Park et al., 2007）。

付加的なツール
マインドフルネスに基づく認知療法
　マインドフルネスに基づく認知療法（MBCT）はマインドフルネスに基づくストレス軽減に基づいている。無作為臨床試験では，MBCTは再発性のうつ病の患者の再燃を50％低下させ，全般性不安症の治療にも有効であることが示されている（Evans et al., 2008）。MBCTは，認知療法に基づくエクササイズを情報およびマインドフルネスに結びつけ，思考がいかに情動に影響するかに焦点を当て，患者がネガティブな思考パターンに気づいてそれを解き放てるようにする。その目標は，患者が，ストレスマネジメントの効果的なスキルを獲得し，リラックスする能力をより高められるように手助けすることにある。

包括的ポジティブ精神医学的治療計画を開発する
　ポジティブ精神療法は，ポジティブ心理学的アプローチに基づいた，患者のための包括的治療計画を定義するために使われてきた用語である（図12-1）。これまでは主としてうつ病を持つ患者への効果について研究されてきた（Seligman at al. 2006）。ポジティブ精神療法とは，患者の強みを同定して，それを適用するものと言える（表12-2）。その目的は，抑うつ症状を直接対象とするというよりも，ポジティブ情動，エンゲージメント，そして人生の意味を増大させることにある。

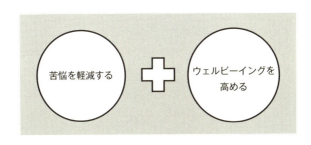

図12-1　ポジティブ精神療法

特定の障害にあわせたポジティブ精神医学
　レジリエンスの構築，社会的支援，エクササイズ，食事，ヨガ，瞑想，睡眠，およびストレス低減という幅広く有益な介入は，広い範囲の精神疾患に有益であることが報告されてきている。したがって，これらは必ずしも疾患特異的に用いられるものではない。これまでのポジティブ心理学とポジティブ精神療法の有用性に関す

280 | 第3部　ポジティブ精神医学における治療介入

表 12-2　ポジティブ精神療法の 14 セッションのまとめ

セッション 1 :

　クライエントと治療者は，ポジティブな資源（ポジティブ情動，性格の強み，および人生の意味）の欠落もしくは欠如がうつ病を引き起こし持続させ，人生を虚しいものにする可能性があるという考え方について話し合う。

　ホームワーク：クライエントは，自分が最高の状態で，かつ最高の性格の強みを活用している様子を描く現す具体的な物語が書かれた 1 ページ（約 300 語）のポジティブな序章を書く。

セッション 2 :

　クライエントは，そのポジティブな序章から自分の性格の強みを明らかにして，その性格の強みがこれまでに自分の助けになった状況について話し合う。

　ホームワーク：患者は，自分の性格の強みを明らかにするために VIA のオンライン質問表を完成する。

セッション 3 :

　クライエントと治療者は，性格の強みが，喜び，エンゲージメント，および人生の意味を育むことを促進する可能性のある特定の状況に焦点を当てる。

　ホームワーク：患者は毎晩その日に起こった 3 つの良かった事（大きなことでも小さなことでも）を書く，感謝の日記を始める。

セッション 4 :

　クライエントと治療者は，うつ病が持続する際に，良い記憶と悪い記憶が果たす役割について話し合う。怒りと辛さを持ち続けることはうつ病を持続させ，ウェルビーイングを低下させる。

　ホームワーク：患者は怒りと辛さの気持ちについて，そしてそれらがいかにうつ病を助長させるかについて書く。

セッション 5 :

　治療者は，許しが，怒りと辛さの気持ちを中立なものに，あるいは人によってはポジティブな情動にまでも，変える可能性がある強力なツールであることを説明する

　ホームワーク：クライエントは，罪とそれに関連した情動を書き表した許しの手紙を書き，（それが適切ならば）罪人を許すことを誓うが，その手紙は送らない。

セッション 6 :

　クライエントと治療者は長く続く感謝の気持ちについて話し合う。

　ホームワーク：クライエントは，これまできちんと感謝を言えなかった誰かに向けて感謝の手紙を書き，直接手渡すよう勧められる。

セッション 7 :

　クライエントと治療者は，感謝の日記をつけることと性格の強みを活用することを通してポジティブ情動を育むことの重要性を振り返る。

第 12 章　ポジティブ精神医学の臨床実践への統合　| 281

セッション 8：

クライエントと治療者は，**満足者 satisfier**（"これで十分"）は**最高追求者 maximizer**（私は "完璧な妻，食器洗い機，あるいは観光地を見つけなければならない"）よりもより良いウェルビーイングを持っているという事実について話し合う。満足することが，最高を追求すること以上に強く奨励される。

ホームワーク：クライエントは満足感を高める方法を総括し，個人的な満足計画を考案する。

セッション 9：

クライエントと治療者は，説明様式を用いて，楽観主義と希望について話し合う：楽観主義的説明様式というのは，悪い出来事は一時的で変えることができ，部分的であると考えることである。

ホームワーク：クライエントは，自分の前に 3 つの閉じたドアがあると想定し，どのドアを開けたかを考える。

セッション 10：

クライエントは自分にとって大切な人（たち）の性格の強みを認識するように求められる。

ホームワーク：治療者は，クライエントが他の人たちから伝えられるポジティブな出来事について積極的かつ建設的に反応するように教え，クライエントは自分の性格の強みと自分にとって大切な人の性格の強みを祝福する日を設定する。

セッション 11：

クライエントと治療者は家族の性格の強みと患者の持つ性格の強さがどこから来たかを認識する方法について話し合う。

ホームワーク：クライエントは，VIA のオンライン質問表をつけるために家族に尋ね，その後，家族全員の性格の強さをツリーに描く。

セッション 12：

治療者はポジティブ情動の強さと持続時間を高める技法としてのセイバリングを紹介する。

ホームワーク：クライエントは楽しい活動を計画し，計画通りに実行する。クライエントは特定のセイバリング技法のリストを渡される。

セッション 13：

クライエントと治療者は，クライエントが最も素晴らしい贈り物のひとつ――時間という贈り物――をプレゼントする力があるという考えについて話し合う。

ホームワーク：クライエントは，自分の性格の強みを必要とされる何かをすることによって，時間の贈り物をする。

セッション 14：

クライエントと治療者は，喜び，エンゲージメント，および生きる意味を統合した，人生全体について話し合う。

る研究は，うつ病もしくは不安症を持つ患者について行われてきたが，ポジティブ心理学とポジティブ精神療法が統合失調症のような状態にも有用であることを示すエビデンスが示されるようになってきている。たとえばあるパイロット研究は，集団でのポジティブ精神療法が心理的ウェルビーイング，希望，セイバリング，心理的リカバリー，自尊心，そして統合失調症を持つ患者の精神症状を改善することを明らかにした（Meyer et al., 2012）。また，ポジティブ精神医学の治療は，統合失調症を持つ患者が，これまでの治療には反応しないことが多い陰性症状に対処する能力を持てるようにできる可能性がある。同様に，コンピューターゲームを用いたポジティブ心理学は，精神障害もしくは行為障害を持つ若者の治療に役に立つ可能性がある（Ahmed & Boisvert, 2006）。明らかに，パーソナリティ傾向は幸福度の予測因子であることが知られていることから，パーソナリティがポジティブ精神医学的アプローチの適用に影響を与える可能性がある。したがって，治療者にとっては，外交性よりも，（幸福度の強いネガティブ因子である）神経症傾向のような性格傾向の方が，ポジティブ心理学的介入がより必要であると知らせるサインとなるだろう。

エンゲージメント

医師によってあらかじめ決められている介入戦略の受動的な受け手として患者をとらえるのではなく，"積極的な健康探求者" として関わる患者はより良い結果に至る可能性が高いだろう（Keys & Lopez, 2002, p.49）。治療において積極的な役割を持つように患者を励ますことによって，患者をより良い問題解決者とし，自分自身の健康に責任を持つようにさせることができる。薬を飲み予約通りに受診するだけでは十分ではない。自分が心に決めたことを実行できるのだという信念は，行動，我慢強さ，および努力の重要な決定因子である。ポジティブ心理学介入には，より強い自己効力感が得られる機会に溢れている。アリストテレスが言ったとされているように，"幸福はあなたにたまたま起こるものではない"。患者に自分自身のケアに積極的に取り組むよう奨励することは，メンタルヘルス領域において特に有益である。

道具箱にポジティブ介入を加えることによって精神科医は治療の選択肢の幅を広げることができ，さらに，これまで以上に患者を治療過程に引き込むことができるようになる。定義上，これらの介入は "応急処置" を好む患者や治療者向けのものではない。この介入は，自らの体験に関与し，参加し，そして形造る患者のためのものである。William James（1892）が言ったように，"我々の神経システムを我々

の敵ではなく味方にする"（p.133）かどうかは，我々次第である。治療者は，患者を助けることができる。

戦略的な手法；介入の基礎にある心理学的機序

　何がポジティブ心理学の介入を効果的にするのか？　ポジティブ介入の基礎にある心理学的因子を明らかにする事は有意義である。ポジティブ介入は抑うつ症状を改善し，ウェルビーイングを増大し，人間関係，仕事，そして健康にポジティブな成果をもたらすと考えられている（Layous et al., 2011）。そこでの重要な介在因子として，ポジティブな情動，思考，および行動の増加がある。そのときポジティブ情動は，より大きな繁栄，レジリエンス，およびウェルビーイングに向かう上向きのスパイラルを引き起こす。

　自らの行為によって自分の期待する効果を生み出すことができるという信念（Maddux & Galinsky, 2009）は，自己効力感理論の中核であり，ポジティブ介入の重要な要素である。多くの人に愛されてきた子ども向けの本 The Little Engine That Could（Piper, 1930, p. 3）のなかの 3 つの文章「私はできる，私はできる，私はできる」は自己効力感理論の本質を捉えている。個人はそれぞれの体験において，受身的な反応者ではなく積極的な参加者であり，自分の環境を形作る役割を持っているという考えに基づいている。これは，患者のための鍵概念である。

動機づけと適合

　治療者が考慮すべきもう一つの重要な因子は動機づけである。ポジティブ介入が機能し，患者の自己効力感を補うために，内的動機づけは重要である。内生的，自発的，かつ内発的な行動は，自己決定的で自律的であると考えられている（Brown & Ryan, 2004）。それは，外からのコントロールもしくは圧力によって動機づけられた行動とは区別される。たとえば，患者が治療者から感謝の手紙を書くように言われても，内的な動機づけもしくは自信がなければ，その介入は，意欲的で自己決定する人が行う場合ほどには成功しないであろう。正しい患者に正しい手法を選択することが大切である。

　目標設定は患者の動機付けのための優れた戦略である。目標設定理論（Locke, 1996）は，思考を行動に移すという信念を利用することに焦点を当てる。Locke は"目標"を，内的および外的構成要素による"行為の目的もしくは狙い"（Locke, 1996, p.118）と定義している；内的側面とは目標の背景にある考えもしくは気持ちであり，外的側面とは実際の状況もしくは求められる目的である。明確で，かつ困難な目標

は最高のパフォーマンスを導く。たとえば，"ベストを尽くせ"のような漠然とした
アドバイスは，"80％以上の正確性を目指せ"よりも効果が低い。目標設定理論
においては，成功する能力があるという信念がきわめて重要である。その際，選ば
れる目標のレベル，目標への継続的な努力，およびフィードバックへの反応が重要
である。それらが，何に集中すべきか，そしていかにして注意の領域を最も効果的
に使うかを明確に決定する助けとなる。治療の選択肢を考える際に，治療者は目標
設定を常に念頭に置きたいと思うかもしれない。患者にとっては，治療に関連する
特定の目標を持つことが重要である。治療者は，患者が自分の目標を明確に述べら
れるように手助けすることができる。

　治療者はまた，患者が適切な介入法を見つけられるように手助けする際に大切な
役割を果たす。介入を実践しようとする努力の程度と実践の持続が，抑うつ症状を
大きく改善する結果につながるという意味で動機付けは重要である。これらの決断
に際しては，治療者の臨床的判断が間違いなく重要である。たとえば，大うつ病の
最中で自殺念慮のある患者に，3つの良い事を書き出す課題を処方することは不適
切であろう。患者の症状の改善に伴い，強み，興味，そして状況によっては，3つ
の良い事を書き出す課題が上手く適合するかもしれない。

　文献が示唆するように，正しい介入を選択することは臨床実践において考慮すべ
き重要な課題である。しかしながら，患者自身が望み好むものが何であっても，そ
の個人が何を求めているかを考慮することが，すべての患者にとって最も重要なこ
となのである（Layous & Lyubomirsky, 2012）。治療者は，これらの決定に影響を
与える特有の立場に立っている。

特殊な症例

　ポジティブ介入は，薬物療法の対象となる患者だけでなく，薬を飲むことを躊躇
していたり迷ったりしている患者に特に有効である。薬を飲むことには，偏見，効
果の無さ，経済的負担，患者のコンプライアンスの低さ，および望まない副作用な
ど数多くの制約が付きまとう。ポジティブ介入は，専門家の助けが無くてもポジティ
ブな感情，行動，そして認知を増大させる方法を患者に教えるので，治療を継続す
る必要性と費用を軽減し，ストレスのような誘因に直面して再発することを予防す
るツールとなり，そして，より強い自己効力感を持てるようにする可能性がある。
重要なことだが，ポジティブ介入を実践する患者は，自分の気分とおよび症状の改
善を，薬もしくは治療者という外的な因子よりも，自分自身の行為によるものだと
考えるであろう。さらに，患者が薬物療法もしくは精神療法で部分的な回復しか得

られないときに，ポジティブ介入がその補完的治療となり得る。

ポジティブ精神医学と薬物療法

　これまでポジティブ精神医学と薬物療法の直接比較もしくは併用の効果に関する多施設研究は行われていないが，我々はこれらのアプローチは，お互いを補完するものであると考えている。理論的には，ポジティブ心理学は，陰性症状，認知，社会機能，そして再発予防など，現在使用できる向精神薬では対応できないさまざまな領域を標的とすることができる。最終的には，薬物治療とポジティブ心理学の併用は，より高いリカバリー率，より高い社会機能，そしてより質の高い生活へと繋がる可能性がある。

ポジティブ心理学の考えられる注意点と可能性のあるリスク

　臨床家は，注意しなくてはならないことがこの領域にはまだ多いということを念頭に置いておかなくてはならない。ポジティブ心理学の大多数の研究は，健康な人か，軽症の抑うつもしくは不安を持つ人に対して行われてきた。我々の知る限り，精神病性障害に対するポジティブ心理学の効果もしくは安全性についての多施設での無作為対照試験はない。実際，米国の軍隊がポジティブ心理学を取り入れていることについても，十分なエビデンスに基づくものではないことを理由に一部から批判を受けて来た。したがって，我々は，ポジティブ心理学を精神医学的な評価もしくは伝統的な治療法に取って代わるものとしてではなく，むしろ，新たな併用アプローチとして考えることを推奨する。ポジティブ心理学の実践が，ある種の患者には有害である可能性についても注意が必要である (Sergeant & Mongrain, 2011)。772 人のボランティアのインターネット調査では，貧乏だと表現された参加者は，感謝と，気分を高揚させる音楽を聴くことを含む練習の後に，自己評価が低下した。したがって，個々の患者を頭に浮かべ，注意を払って介入方法を選択することが重要である。これらの患者には，治療の遵守状況を把握し，その患者に正しい介入が選択されたかを再評価し，そして行なっている治療が必要であるのかどうかを決定するために，フォローアップの受診予定を組むことが重要であろう。

要約

　ポジティブ精神医学は，単に病気の症状もしくは神経生物学に焦点を当てるというよりも，人間の体験の幅の広さと豊かさ，および背景をより広く考えるメンタルヘルスモデルを見据えている。我々が意図しているのは，ポジティブ心理学が薬物治療もしくは現在の精神療法に取って代わることではなく，補完的治療として考慮されることである。これまではポジティブ心理学で行われてきた研究は健康な人々を対象としてきたが，これらの手法がさまざまな精神疾患を持つ人々の助けになりうることを示すエビデンスが増えつつある。今後さらに，ポジティブ心理学介入の疾病予防のための単独療法，および再発予防のための従来の治療との併用療法の両者の効果を検証する無作為研究を行い，有効性のエビデンスを積み重ねていくべきであることは明らかである。

　精神医学の生物，遺伝，および神経モデルの将来には期待が持てるが，さらなる深い見識と大きなブレイクスルーを期待するところである。それまでは，治療者は，自分たちが何を知っているか，そして，患者にとって何が最善であるかに集中すべきである。症状に対すると同じように，強みとレジリエンスに焦点を当てる治療的アプローチこそが，医師に求められている。

臨床上のキーポイント

- 伝統的な治療と薬物療法を超えて，治療の選択肢を拡げ，介入方法を考慮する。
- 強みを構築する。自らの強みを強調し可能なことに焦点を当てることによって，自らのウェルビーイングを最大限にしつつ，精神疾患と共にどう生きるかについて患者に教える。
- 治療過程に患者を関わらせる。ただ通うだけでは不十分である。患者が治療の中で積極的な役割を果たすことが必要である。
- 周囲の人々および地域社会とのつながりを強調する。
- 上向きのスパイラルを創り出す。ポジティブ活動はポジティブな情動，思考，そして行動を造る。それによって，抑うつ症状が軽減し，ウェルビーイングが高まり，そして，人間関係，仕事，および健康においてポジティブな成果を育むと考えられる。

参考文献

Ahmed M, Boisvert CM: Using positive psychology with special mental health populations. Am Psychol 61(4):333–335, 2006 16719682

Balasubramaniam M, Telles S, Doraiswamy PM: Yoga on our minds: a systematic review of yoga for neuropsychiatric disorders. Front Psychiatry Jan 25 3:117, 2013 23355825

Blumenthal JA, Babyak MA, Doraiswamy PM, et al: Exercise and pharmacotherapy in the treatment of major depressive disorder. Psychosom Med 69(7):587–596, 2007 17846259

Bratman GN, Hamilton JP, Daily GC: The impacts of nature experience on human cognitive function and mental health. Ann N Y Acad Sci 1249:118–136, 2012 22320203

Brown KW, Ryan RM: Fostering healthy self-regulation from within and without: a selfdetermination theory perspective, in Positive Psychology in Practice. Edited by Linley PA, Joseph S. Hoboken, NJ, Wiley, 2004, pp 105–124

Carney DR, Cuddy AJ, Yap AJ: Power posing: brief nonverbal displays affect neuroendocrine levels and risk tolerance. Psychol Sci 21(10):1363–1368, 2010 20855902

Cassels C: "Positive psychiatry" focus of new APA president's term. MedScape Medical News, May 2012

Coan JA, Schaefer HS, Davidson RJ: Lending a hand: social regulation of the neural response to threat. Psychol Sci 17(12):1032–1039, 2006 17201784

Connor KM, Davidson JR: Development of a new resilience scale: the Connor‐Davidson Resilience Scale (CD‐RISC). Depress Anxiety 18(2):76–82, 2003 12964174

Duckworth AL, Steen TA, Seligman MEP: Positive psychology in clinical practice. Annu Rev Clin Psychol 1:629–651, 2005 17716102

Emmons RA, McCullough ME: Counting blessings versus burdens: an experimental investigation of gratitude and subjective well-being in daily life. J Pers Soc Psychol 84(2):377–389, 2003 12585811

Evans S, Ferrando S, Findler M, et al: Mindfulness-based cognitive therapy for generalized anxiety disorder. J Anxiety Disord 22(4):716–721, 2008 17765453

Fowler RD, Seligman MEP, Koocher GP: The APA 1998 Annual Report. Am Psychologist 54(8):537–568, 1999

Gable SL, Gosnell CL: The positive side of close relationships, in Designing Positive Psychology: Taking Stock and Moving Forward. Edited by Sheldon KM, Kashdan TB, Steger MF. New York, Oxford University Press, 2011, pp 265–279

James W: The stream of consciousness, in Psychology (Chapter XI), 1892, pp 125–138

James W: The Will to Believe and Other Essays. London, Longmans, Green, & Co, 1897

Jenkinson CE, Dickens AP, Jones K, et al: Is volunteering a public health intervention? A systematic review and meta-analysis of the health and survival of volunteers. BMC Public Health 13:773, 2013 23968220

Jeste DV: A fulfilling year of APA presidency: from DSM-5 to positive psychiatry. Am J Psychiatry 170(10):1102–1105, 2013 24084815

Keng SL, Smoski MJ, Robins CJ: Effects of mindfulness on psychological health: a review of empirical studies. Clin Psychol Rev 31(6):1041–1056, 2011 21802619

Keyes CLM, Lopez SJ: Toward a science of mental health: positive directions in diagnosis and interventions, in Handbook of Positive Psychology. Edited by Snyder CR, Lopez SJ. New York, Oxford University Press, 2002, pp 45–59

Kobau R, Seligman ME, Peterson C, et al: Mental health promotion in public health: perspectives and strategies from positive psychology. Am J Public Health 101(8):e1–e9, 2011 21680918

Kraft TL, Pressman SD: Grin and bear it: the influence of manipulated facial expression on the stress response. Psychol Sci 23(11):1372–1378, 2012 23012270

Krystal AD: Sleep and psychiatric disorders: future directions. Psychiatr Clin North Am 29(4):1115–1130, abstract xi, 2006 17118285

Layous K, Lyubomirsky S: The how, who, what, when, and why of happiness: mechanisms underlying the success of positive interventions, in Light and Dark Side of Positive Emotion. Edited by Gruber J, Moskowitz J. Oxford, UK, Oxford University Press, 2012, pp 474–495

Layous K, Chancellor J, Lyubomirsky S, et al: Delivering happiness: translating positive psychology intervention research for treating major and minor depressive disorders. J Altern Complement Med 17(8):675–683, 2011 21721928

Locke EA: Motivation through conscious goal-setting. Appl Prev Psychol 5:124, 1996

Maddux WW, Galinsky AD: Cultural borders and mental barriers: the relationship between living abroad and creativity. J Pers Soc Psychol 96(5):1047–1061, 2009 19379035

Mammen G, Faulkner G: Physical activity and the prevention of depression: a systematic review of prospective studies. Am J Prev Med 45(5):649–657, 2013 24139780

Maslow AH: The Psychology of Science: A Reconnaissance (1966). Chapel Hill, NC, Maurice Bassett Publishing, 2002

Meyer PS, Johnson DP, Parks A, et al: Positive Living: a pilot study of group positive psychotherapy for people with schizophrenia. J Posit Psychol 7:239–248, 2012

Park BJ, Tsunetsugu Y, Kasetani T, et al: Physiological effects of Shinrin-yoku (taking in the atmosphere of the forest)—using salivary cortisol and cerebral activity as indicators. J Physiol Anthropol 26(2):123–128, 2007 17435354

Peterson C, Seligman MEP: Character Strengths and Virtues: A Handbook and Classification. New York, Oxford University Press, 2004

Piper W: The Little Engine That Could. New York, The Platt & Munk Co, 1930

Pontifex MB, Saliba BJ, Raine LB, et al: Exercise improves behavioral, neurocognitive, and scholastic performance in children with attention-deficit/hyperactivity disorder. J Pediatr 162(3):543–551, 2013 23084704

Reivich K, Shatte A: The Resilience Factor: 7 Essential Skills for Overcoming Life's Inevitable Obstacles. New York, Broadway Books, 2002

Reivich KJ, Seligman ME, McBride S: Master resilience training in the U.S. Army. Am Psychol 66(1):25–34, 2011 21219045

Sánchez-Villegas A, Delgado-Rodríguez M, Alonso A, et al: Association of the Mediterranean dietary pattern with the incidence of depression: the Seguimiento Universidad de Navarra/University of Navarra follow-up (SUN) cohort. Arch Gen Psychiatry 66(10):1090–1098, 2009 19805699

Schnall S, Harber KD, Stefanucci JK, et al: Social support and the perception of geographical slant. J Exp Soc Psychol 44(5):1246–1255, 2008 22389520

Seligman MEP: Authentic Happiness: Using the New Positive Psychology to Realize Your Potential for Lasting Fulfillment. New York, Free Press, 2002

Seligman ME, Csikszentmihalyi M: Positive psychology: an introduction. Am Psychol 55(1):5–14, 2000 11392865

Seligman ME, Steen TA, Park N, et al: Positive psychology progress: empirical validation of interventions. Am Psychol 60(5):410–421, 2005 16045394

Seligman ME, Rashid T, Parks AC: Positive psychotherapy. Am Psychol 61(8):774–788, 2006 17115810

Sergeant S, Mongrain M: Are positive psychology exercises helpful for people with depressive personality styles? J Posit Psychol 6:260–272, 2011

Sheldon KM, Lyubomirsky S: How to increase and sustain positive emotion: the effects of expressing gratitude and visualizing best possible selves. J Posit Psychol 1:73–82, 2006

Sin NL, Lyubomirsky S: Enhancing well-being and alleviating depressive symptoms with positive psychology interventions: a practice-friendly meta-analysis. J Clin Psychol 65(5):467–487, 2009 19301241

Tang YY, Ma Y, Fan Y, et al: Central and autonomic nervous system interaction is altered by short-term meditation. Proc Natl Acad Sci USA 106(22):8865–8870, 2009 19451642

University of Pennsylvania: Authentic Happiness Questionnaire. 2014. Available at: http://www.authentichappiness.sas.upenn.edu/questionnaires.aspx. Accessed August 26, 2014.

Vaishnavi S, Connor K, Davidson JRT: An abbreviated version of the Connor-Davidson Resilience Scale (CD-RISC), the CD-RISC2: psychometric properties and applications in psychopharmacological trials. Psychiatry Res 152(2–3):293–297, 2007 17459488

推薦相互参照

社会的要因に関しては，第3章（レジリエンスと心的外傷後成長），第4章（ポジティブ社会精神医学），第5章（精神疾患におけるリカバリー），第11章（予防的介入）と第16章（ポジティブ精神医学の生命倫理学）で，睡眠に関しては，第11章と14章（ポジティブ児童精神医学）で，瞑想とヨガに関しては，第10章（補完的および代替的，統合的な医学的介入），感謝に関しては，第9章（支持的療法と精神力動的療法におけるポジティビティ），と第13章（ポジティブ精神医学の生物学）で，レジリエンスに関しては，第3章と第13章で，栄養に関しては，第14章（ポジティブ児童精神医学）で論じられている。

第4部
ポジティブ精神医学における
特別なトピックス

第13章

ポジティブ精神医学の生物学

Raeanne C. Moore, Ph.D.

Lisa T. Eyler, Ph.D.

Paul J. Mills, Ph.D.

Ruth M. O'Hara, Ph.D.

Katherine Wachmann, Ph.D.

Helen Lavretsky, M.D., M.S.

この章で使用した臨床ビネットを提供してくれた Monte Buchsbaum, M.D., Marc Norman, M.D., David Salmon, M.D に感謝する。 この研究は一部, 国立衛生研究所の助成金 T32 MH019934, カリフォルニア大学サンディエゴ校のヘルス・エイジング・センターとサム・ローズ・スタイン・エイジング研究所の支援を受けている。

神経科学の分野は歴史的に病気, 血管, 障害, ストレスや外傷の有害な影響に焦点を当ててきたが, ポジティブな神経科学の成長分野は脳が上手く機能していることの研究に焦点を当てている。ポジティブな神経科学はポジティブな心理学と神経科学の融合であり, ポジティブな神経科学者は, 人の生活を豊かにし, 潜在的にネガティブな心理的機能 (すなわちうつ病, 不安, および他の精神障害) に対する緩衝効果を提供する。この章では, いくつかのポジティブな心理的特性を支える神経生物学やその他の生物学的メカニズムに焦点を当てる。さまざまな心理的特性に関与する脳領域間の共通性は顕著である。たとえば, 前帯状皮質は, 共感, レジリエンス, 楽観主義, 創造性, スピリチュアリティ, 知恵, 社会的意思決定に関係している。同様の共通点はさまざまなポジティブな特性に関与する遺伝子, 血液および唾液マーカーの間で見出される。これらの共通点を強調するために, 私たちは, ポ

294 | 第4部　ポジティブ精神医学における特別なトピックス

ジティブな心理的特性の代わりに生物学的メカニズムによってこの章を構成することを選択した。具体的には，以下の3つの生物学的メカニズムについて議論する。①共感と思いやり，レジリエンス，楽観主義，創造性を含む，最も実験的に支持されたポジティブな心理的特性の神経回路，②ポジティブな心理的特性の遺伝的基盤，③ポジティブな心理的特性に関連する血液および唾液バイオマーカー，である。

ポジティブな心理的特性の神経回路

脳機能の測定

　ポジティブな神経科学に関する多くの研究は，機能的磁気共鳴画像（fMRI）などの高度な神経画像のツールを使用している。fMRI は，特定の心理的特性を直接的に測定すると考えられるタスク（たとえば，参加者に苦しんでいる人のビデオを見せることによって共感を測定する）中，もしくは関心のある脳領域を活性化させることが知られている情動的または認知的テスト（たとえば，表情の感情合わせ課題））中の脳活動をモニターすることができ，それらは次にスキャナの外側でポジティブな心理的特性との相関を調べることができる。さらに，より伝統的な神経心理学的アプローチは，神経損傷後の神経学的障害およびポジティブな特性の変化を理解するためにも用いられている。

　別のアプローチは，ポジティブな心理的特性を改善することに対する脳刺激の潜在的な治療効果を検討する。経頭蓋直流刺激は一定の直接電流を用いて脳を刺激する。それは安全で，無痛で，非侵襲的で，安価である。オーストラリアのシドニーのこころのセンターの Snyder 教授らの新しい研究では，脳の特定の部位の機能を止めるために経頭蓋直流刺激を用いることによって，問題解決，洞察，創造性などの他のスキル強化をすることができることを示した（Chi & Snyder, 2012）。ポジティブな心理的特性の神経メカニズムを測定するためのこれらのさまざまな技術は，"共感とコンパッション"のサブセクションで説明されているように，科学者がいくつかのポジティブな心理的特性に関係する脳領域を発見するのを助けた（図13-1）。

共感とコンパッション

共感

　共感の神経回路に関する文献の一般的なコンセンサスは，共有されたネットワークまたは共有され表象である。この理論は，他者の情動を共有することは，同じ情動を直接経験することによって活性化されるものと同様の神経構造を活性化するこ

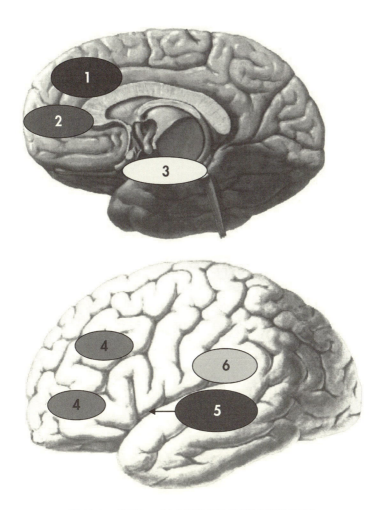

図 13-1　ポジティブな心理的特性の広範な神経モデル

大脳皮質の内側（上側）および外側（下側）の表面が示されている．脳領域は機能に基づいて番号が付けられており，それに応じて表 13-1 で相互参照される．

1) 背内側前頭前皮質および背側前帯状皮質（意図的かつ自動的な情動調節および自己／他者の痛み回避のモチベーション）．
2) 腹側内側前頭前皮質（自動的な情動調節）．
3) 扁桃体（情動の同定）．
4) 背外側前頭前皮質および腹側外側前頭前皮質（意図的情動調節および認知再評価）．
5) 前島皮質（自己／他者の主観的な意識）．
6) 側頭頭頂接合部（自己／他者の区別プロセスと心の理論）．

出典：Meeks & Jeste, 2009 から引用

とを仮定している。共感的反応は，文脈に特異的であり，環境内で利用可能な情報に依存するようである。前部島皮質および内側および前部帯状皮質は，共感においてしばしば活性化されるとされている。重複しているが同一ではない神経基盤を有すると考えられる感情−知覚（感じる）および認知−評価（視点の取得）成分の少なくとも二つの形態の共感が確認されている。関連する fMRI 文献のメタアナリシスで，Fan ら（2011）は，人が認知−評価的な共感の最中に，左中帯状皮質前方部がより頻繁に活性化され，一方，感情−知覚的な共感の最中に，右下部島皮質がより強い活動が認められた。左前島皮質は共感の両方の形態で活発であり，両側島皮質，背側前帯状皮質，中帯状皮質前方部，および補足運動野が，共感の中心的な神経ネットワークを形成すると結論づけた。この中心的な神経ネットワークは，研究参加者が痛み，恐怖，嫌悪感，不安，幸福などさまざまな情動に共感していたときに観察され，この神経ネットワークは共感全般に関係しており，情動特異的ではない。共感ネットワークに関与している他の脳領域には，前頭側頭皮質，感覚運動皮質，下前頭回（IFG），前頭前皮質（PFC，内側眼窩 PFC，背内側 PFC，背外側 PFC を含む）上側頭溝と回，ならびに側頭−頭頂皮質領域を含む。

　情動処理中の脳の活動は，年齢と共に変化し，高齢者ではネガティブな刺激による神経活動の低下，ネガティブな情報よりもポジティブな情報を良く記憶するためのポジティブバイアス，および無関係なネガティブな刺激を無視する能力を示す。研究者は，これを「高齢脳における情動のパラドックス」と呼び，情動反応に対する加齢に伴う脳の変化を，晩年の改善された情動制御および調節として解釈する（包括的なレビューについては，Mather 2012 参照）。私たちのグループは，情動的および認知的共感に関係する神経基盤を健康な高齢者（平均年齢 = 79）において検討し，その結果，感情−知覚的共感を高レベルに有する高齢者の間で，作業記憶中の扁桃体および右島皮質において，より顕著な活動低下を見出した（Moore ら印刷中），また，高レベルな認知的共感を持つ高齢者において，反応抑制課題中に両側島皮質と右前頭葉により強い活動を認め，表情の感情マッチング課題中の正中線楔前部のより強い活動を認めた。異なるタイプの共感に対して異なる加齢の影響がある可能性を示唆する。私たちの予備的知見は情動のパラドックス理論を支持する。

コンパッション

　コンパッションの神経回路はそれほどよく理解されていない。コンパッションは，他人の苦しみを軽減する意図で，共感の外に向かった行動反応として定義することができる。共感的反応を有することが思いやりのある行動の前駆体であるとすれば，

共感関連の神経プロセスは，コンパッションの個人的な経験の間に活動される可能性が高い。Simon-Thomas ら（2012 年）は，コンパッションの経験中の神経活動を特異的に調べている数少ない fMRI 研究の一つで，スキャン中に学部の研究参加者がコンパッションを感じると，中脳水道周囲灰白質が活動することを発見した。彼らはまた，コンパッションの自己報告は，中脳水道周囲灰白質の近くの領域および右 IFG における活動に関連していることも見出した。

共感とコンパッションに関与する脳領域の中心的機能

　前部島皮質および前部および中帯状皮質は，直接疼痛の経験に関与することが一貫して示されている。同領域は，別の人の視点をとり，他人の痛みを感じるときに活動し，共感の共有ネットワークの考えを支える。共感関連の島および帯状回の活動は，内受容性（血中酸素レベル，筋肉緊張および血圧などの体内からのデータ）と外受容性のデータ（外界からのデータ）との間のリンクを意味するかもしれないが，この提案されたリンクは現時点では推測的である。

レジリエンス

　レジリエンスの神経回路の研究は，科学論文でかなりの注目を集めている。科学者たちは，この概念の複雑な性質を考えると困難と考えられていたレジリエンスの心理学的および神経生物学的基礎の両方を解明しようと試みた。今日まで，レジリエンスのニューロ画像研究は，感情およびストレス調節回路に関与する脳領域に焦点を当ててきた。レジリエンスに重要であると考えられる他の領域には，注意，学習および記憶，ストレスからの回復のスピード，肯定的および否定的見解，恐怖への対応，および適応的社会行動に関与する経路が含まれる。複数のレビュー論文にわたって，PFC はレジリエンスにとって重要な脳領域として一貫して示唆されてきた。PFC は，ストレスの自己調節に役立つ意図的な情動調節に関与している。うつ病患者において PFC による皮質下領域の抑制が高まり，これによりストレス関連の情動を調節する能力が低下する可能性がある。

　島皮質がレジリエンスに役割を果たすことを示す証拠もある。認知神経科学者は，カリフォルニア大学サンディエゴ校のオプティブレインセンターで，エリート選手（たとえば，オリンピック選手，海兵隊，冒険レーサー）のレジリエンスにとって重要であると考えられる神経経路を調べる多数の研究を行っている。エリート選手は超レジリエンスの脳を持つと考えられているため，研究者に最適なエイリアンズの洞察を提供できた。Paulus らのオプティブレインセンターでの研究では，エリー

ト運動選手と「普通の」被験者における内受容性の苦痛（空気中の呼吸困難感）を調べるために fMRI 法を用い，エリート選手では嫌悪な経験の間の島皮質の活動が低下していることを見出した（Paulus et al., 2012）。

この研究グループでは，同様の島皮質パターンがエリート軍人において発見された。それはストレスを処理する際，別のいい方をすれば極端な環境条件下でのレジリエンスを有する島皮質の役割についての証拠を提供する。研究論文において，海馬，扁桃体，前帯状皮質，視床下部－脳下垂体－副腎（HPA），報酬回路，および体性神経系のレジリエンスにおける役割に関しては混在している。

全体的に，研究論文では，若年成人のレジリエンスと中心的な情動処理領域（すなわち，扁桃体，島皮質）との間の関係を示している。高齢者のレジリエンスと情動処理との関連性を調べた未発表の研究では，レジリエンスと扁桃体または島皮質の反応との間には何の関係も見出されなかった。しかし，背外側 PFC の応答は，高レジリエンスを有する高齢者でより高かった。これは，よりレジリエンスの高い高齢者は，感情タスク中に背外側 PFC の応答がより大きいことを示し，若年者は，より大きな扁桃体および島皮質の応答を示す。これらの違いが認知的対処戦略，情動調節の変化，他の処理の違いを反映するものであるか，単にサンプリングの差異によるものであるのかは現在のところ分からない。

楽観主義

楽観主義の神経回路を調べる研究の大半は，楽観主義バイアスを探求して行われている。楽観主義バイアスは，人々が自分の人生で良い出来事を経験する可能性を過大評価し，悪い出来事を経験する可能性を過小評価する傾向として定義される。ロンドン大学ユニバーシティカレッジの情動的脳研究室で Sharot らは，楽観主義傾向が吻側前部帯状皮質（rACC）における活動の増強に関連しており，楽観主義のバイアスは rACC および扁桃体の活動の増強に関連していることを見出した（Sharot et al., 2007）。彼らはまた，人々が将来のポジティブな事象を想像していたときの rACC と扁桃体における脳反応の間に強い関連があり，将来のネガティブな事象を想像するときのこれらの二つの構造間の脳活動の関連が低下することを見出した。別の研究では，Sharot ら（2011）は，ポジティブな情報に反応する際に，楽観主義者と悲観主義者ともに左 IFG の活動を見いだした。しかし，ネガティブな情報に反応する時は，より楽観的な人々の右の IFG は，あまり楽観的でないあるいは悲観的な人々の右の IFG よりも反応しにくい。研究者らは，これらの結果を楽観的な人々の脳が，未来の望ましくない情報を統合できず，それが幸福とウェ

ルビーイングの増大に関連すると解釈した。言い換えれば，楽観的な人々の脳は，"バラ色の眼鏡"をかけているようである。

研究者が老化脳の情動のパラドックスについて知っていることを考えれば，高齢者は若年成人に比べて脳内でより大きなポジティブバイアスを示すことが期待される。Chowdhury ら（2013）は，将来のネガティブな出来事についてのバイアス（「更新バイアス」と呼ぶ）に反応する神経活動の年齢による違いを調べた。若年成人と比較して，高齢者はより大きな更新バイアスを示し，この更新バイアスは，若い群ではなく，より高齢の群の背側前帯状皮質の活動に関連していた。高齢者の楽観主義の個人差を調べた研究では，楽観的であった高齢者は，恐ろしい顔を見たときに紡錘状回および前頭葉の領域の活動が減少することが分かった（Bangen et al., 2014）。これらの結果は，楽観的高齢者におけるネガティブな刺激の顕著性の低下およびより良い情動調節を反映しているかもしれない。

創造性

概念の複雑さ（およびおそらく曖昧さ）および実験室環境での測定の困難さのために，創造性の神経基盤はほとんど知られていない。72 の実験の総説論文では，Dietrich と Kanso（2010）は，創造的認知が発散的思考，芸術的創造性，洞察の3つのカテゴリーに大別されることを見出した。発散的思考，芸術的創造性に関しては一貫性のない報告がされているが，2つのカテゴリー共に，単一の脳領域で十分ではないことが明らかである。問題に対する複数の解決策が出てくると定義された発散思考に関しては，神経画像研究の唯一の一貫性のある所見が，広範な前頭前野の活動であった。芸術的創造性を調べる研究は，一般的に，運動部位および側頭頭頂部位での活性化を見出した。洞察の神経メカニズム（"ああ，そうか"体験も知られている）を調べる画像研究は，より信頼性が高い。研究者は，"右脳思考"が洞察力の根底にあるという一般的な信念にもかかわらず，右脳支配に対する支持を見いださなかった。洞察に側頭回と前帯状皮質が関与しているといういくつかの証拠がある。上側頭回は遠隔の言語的関連を作ることによって問題の解決に役立つようであるが，前部帯状皮質は認知の柔軟性を助けるようである。洞察の瞬間における前頭前野の役割は不明である。

脳の創造性について知られているものの多くは，損傷研究から来ている。最も魅力的な研究は，左側 IFG，左側頭頂領域，および左下頭頂葉を含む左言語領域への限局性病変を有する患者による。これらの領域は，論理的思考，言語でのコミュニケーション，理解に大きく関与しており，これらの領域が創造的思考の形成を阻害

300 | 第4部　ポジティブ精神医学における特別なトピックス

している可能性があると仮定している理論もある。これらの領域および前頭皮質の他の部分へのそれらの潜在的阻害的な結合を不活性化することによって，右のPFCが新規創造的思考および解決策を生成する能力を増強すると考える者もいる。これらの領域に病変を有し，異常な芸術的，数学的，記憶の能力を発達させる患者の後天性サバン症候群の例は，1970年代にさかのぼる。"例外的能力"は私たち全員に存在するかもしれないが，私たちの脳の論理的および言語的中枢によって阻害されていると考えることは興味深い。しかし，我々は，隠された創造性を解き放つために，これらの能力を無効にすることによってどのようなコストが生じるかを考慮しなければならない。

その他のポジティブな特性

　スピリチュアリティ，ユーモア，知恵，社会的意思決定を含む他のポジティブな特性の神経回路網は，少なくとも一つの総説論文が各特性について書かれるほど十分な深さで研究されている。これらの特性のそれぞれに関与している脳領域の概要を表13-1に示す。私たちは，特定の特性について最も包括的なレビュー論文とみなしたものからの結果を報告することにした。比較のために共感，レジリエンス，楽観主義，創造性も表に含まれている。さらに，図13-1で使用されている番号システムを表13-1で相互参照して，図に示された領域内の特性間のオーバーラップを強調する。興味深いことに，表13-1が示すように，これらのさまざまな特性に関与すると考えられる領域間では，かなりの重複が生じる。しかし，これらの特性についてはサポートする所見が混在しており，提示された脳領域は研究を通して一貫して見つかっていないことに注意する必要がある。

ポジティブな心理的特性の神経回路に関与する脳領域のまとめ

　我々が記述したさまざまなポジティブな心理的特性の神経回路は，特定の特性，母集団，およびそれらを測定するために使用される方法に依存して変わるが，関与する脳領域にかなりの重複が存在する。図13-1は，ポジティブな心理的特性の広範な神経モデルを示す。

　図13-1はさまざまな特性にまたがる6つの脳機能：①背側内側前頭前皮質および背側前帯状皮質（意図的かつ自動的な情動調節および自己／他者の痛み回避のモチベーション），②腹側内側前頭前皮質（自動的な情動調節），③扁桃体（情動の同定），④背外側前頭前皮質および腹側外側前頭前皮質（意図的情動調節および認知再評価），⑤前島皮質（自己／他者の主観的な意識），⑥側頭頭頂接合部（自己／他

第 13 章　ポジティブ精神医学の生物学　301

表 13-1 ポジティブな心理的特性の一般的に支持される脳領域の要約

	前頭葉と 前頭前皮質	側頭葉	辺縁系	頭頂葉	その他
共感	背外側前頭前皮質[4]；背内側前頭前皮質[1]；補足運動野[a]；前頭回；内側眼窩前頭皮質	島[a][5]；前部側頭皮質；上側頭溝および回	前部帯状皮質[a][1]；中帯状皮質前方部[a]	側頭頭頂接合部[6]；感覚運動野	—
レジリエンス	前頭前皮質[b][4]	島[b][5]	前部帯状皮質	— [1]；扁桃体 [3]；海馬	—
		報酬回路	視床下部-下垂体-副腎軸		
楽観主義	下前頭回	紡錘状回	前部帯状皮質[1]；扁桃体[3]	—	
創造性	広範な前頭前皮質[4]	上側頭回	前部帯状皮質[1]	側頭頭頂接合部[6]；運動皮質	—
スピリチュアリティ[c]	背外側前頭前皮質[4]；腹外側前頭前皮質[4]；腹内側前頭前皮質[2]；内側眼窩前頭皮質	島[5]；腹内側側頭葉；中側頭皮質	前部帯状皮質[1]；後部帯状皮質；扁桃体；側坐核と線条体	側頭頭頂接合部[6]；後部上頭頂葉；内側頭頂皮質；下頭頂葉；角回	脳幹
ユーモア[d]	下前頭皮質	島[5]；後部側頭皮質		中脳	
知恵[e]	背内側前頭前皮質[1]；内側腹側前頭前皮質[2]；内側前頭前皮質；下前頭回；内側眼窩前頭前皮質	上側頭回	頭頂連合皮質		

302 | 第4部 ポジティブ精神医学における特別なトピックス

	前頭葉と 前頭前皮質	側頭葉	辺縁系	頭頂葉	その他
社会的意思決定	背外側前頭前皮質 [4]；腹外側前頭前皮質 [4]；背内側前頭前皮質 [1]；腹内側前頭前皮質 [2]；前頭極，下前頭前皮質，内側眼窩前頭皮質	島 [5]；上側頭回	側頭頭頂接合部 [6]；下頭頂皮質		
		扁桃体 [3]；海馬；海馬傍ら皮質；側坐核と線条体			
			前部帯状皮質 [1]；後部帯状皮質；扁桃体；側坐核と線条体		
			前部帯状皮質 [1]；扁桃体 [3]；後部帯状回；側坐核と線条体；尾状核		

括弧内の数字は，図13-1に示す脳領域に対応している。ダッシュは，特定の領域が特定の特性の神経回路に関与していないことを示している。PFC=前頭前皮質。
a) 共感の中心的な神経ネットワークの構成要素 (Fan et al., 2011)。b) レジリエンスの論文の中で最も支持されている。c) Fingelkurts と Fingelkurts (2009) らのレビューからのスピリチュアリティのデータ。d) Taber ら (2007) によるレビューからのユーモアのデータ。e) Meeks と Jeste (2009) のレビューによる知恵のデータ。f) Rilling と Sanfey (2011) のレビューによる社会的意思決定データ。

者の区別プロセスと心の理論）。このように，ポジティブな心理的特性のための神経回路の大部分は，前頭前皮質および前頭前皮質と辺縁系の構造との間の相互作用で成り立つ。前頭前皮質，特に腹側前頭前皮質は，科学者がヒトを最も近い非ヒト種（すなわち霊長類）の親戚と異なる存在とさせるものと考えている部位である。以下の臨床例が示すように，前頭前皮質の損傷は，顕著な人格および行動の変化を引き起こす可能性がある。しかし，人間の脳を独特にするのは前頭前皮質だけでなく，前頭前皮質と他の脳領域との間の連絡である可能性が高い。さまざまなポジティブな心理的特性に関連して記述した脳ネットワークには，高次の皮質脳領域の

第 13 章 ポジティブ精神医学の生物学 | 303

神経活動と低レベルの感覚および運動領域との統合が含まれ，それは高度な情動機
能，ストレスに対する適応応答，斬新で複雑なゴール指向の問題解決の機能につな
がる。ポジティブな心理的特性に関与する脳のシステムについては依然として多く
のことを研究者はまだ知らない。しかし，科学は脳の神経回路を理解する上でかな
りの進歩を続けており（Human Connectome Project のウェブサイト http://www.
humanconnectomeproject.org/ 参照），それは生活の質を向上させるための斬新な
目標につながっていくことが期待される。

臨床例

ポジティブな心理的特性は，典型的には性質のような特性であると考えられ，経時
的にはかなり安定している。気分，ストレスレベル，または外部環境の変化に基づい
て変動するのではない。しかし，これらの特性は，長期にわたる健康問題または急性
感染（たとえば，せん妄状態）および脳損傷を有する人々において変化する可能性
がある。これらの急性変化における特定の脳領域の関与は，これらのポジティブな特
性の発現に対するいくつかの領域の中心的なかかわりに関するさらなる証拠である。

臨床例 1

48 歳で，結婚し，以前は成功した責任ある建築家のマーティンは，進行的な厄介な行動
の変化，すなわち彼の同僚の事務所の明かりを強迫的に消すために仕事から離れることに
なった。エネルギーを節約することに対する彼の新しい強迫観念は広がっていて，彼はまた，
自宅の周りを回ってすべてのライトを消し，妻が停止サインと停止信号で車のエンジンを止
めるようにした。

マーティンはまた，ナンバープレート，道路のゴミ屑，過剰な菓子を消費することに執着
し，49 歳で精神病と診断された。彼は蟻の殺すことを眺めること，毎日同じ衣服を着用し
ていたにもかかわらず 1 日 5 回のシェービングとシャワーを含む自分の衛生面，彼の妻が
冷蔵庫に鍵をかけなければならなかった程，食べ物や炭酸水を多量に消費するなどの執着と
儀式を続けた。マーティンはまた人格の変化を起こした。彼は抑制を欠き，衝動的で，軽度
に無関心になり，不適切なマナーを示した。彼は人の名前を呼ぶようになり始め，太りすぎ
の人や入れ墨を持つ人に深い嫌悪感を覚えるようになった。彼の妻によると，マーティンは
共感を失い，以前にできたように他人の情動と結びつくことができなかった。たとえば，彼
女は彼女が泣いたときに彼は情動的な反応は見せず，中立的な声で彼女に泣かずに幸せにな
るようにと話すと述べた。彼はまた，1 歳の赤ちゃんが倒れたときに情動的反応を示さなかっ
たようである。

304 | 第4部 ポジティブ精神医学における特別なトピックス

マーティンが50歳のときに実施された神経心理検査では，前頭葉の遂行機能面で重大な障害が明らかになったが，記憶と視空間機能は比較的，保たれていた。機能的神経画像では前頭葉に代謝低下を示した。その時，マーティンは行動型前頭側頭型認知症と正確に診断され，彼の奇妙な行動，神経心理学的機能および人格の変化は時間の経過とともにますます悪化した。

臨床例2

脳腫瘍の48歳の女性ジュリアは，8年間に腫瘍切除術を伴う2回の右前頭頭蓋切開術を受けた。最初の手術後の腫瘍再発は，元の腫瘍よりも侵襲的であり，患者の両側前頭葉および前部側頭葉（右よりも左）および右側脳室の右前角に浸潤していた。2回目の手術の後，ジュリアは認知機能（睡眠不足に起因すると彼女が考えている集中力の低下を除く），人格，または毎日の機能的行動に対する変化を否定した。彼女はまた，過去または現在のうつまたは不安を否定した。しかし，ジュリアの娘によると，彼女の母親は，2回目の手術後に認知，性格，行動に変化を起こした。ジュリアの娘は，母親が混乱，言語の問題（繰り返しの発言），忘れやすさや慣れ親しんだ場所での迷子などの記憶障害を経験していると述べた。さらに，彼女の娘は大きな人格の変化を報告し，母親は不満を募らせた時に，芝居がかって，叫んだり口論になりやすく，彼女が「短気」「意地悪」になったと述べた。他の情報としては，ジュリアの友人が，患者の人格の変化は，最初の腫瘍が診断される1年前から始まったと述べた。その友人によればジュリアの性格の変化は数年にわたって進行し，2回目の手術以来悪化した。主な変化には，言動的あるいは身体的な攻撃的な行動を含み，頻繁に他の人に危害を加える脅威があった。その友人は，ジュリアが急に，髪を整えている間に彼女のヘアスタイリストに激怒し，スタイリストの脚を鉛筆で刺したという事件を説明した。別の時には，ジュリアと彼女のルームメイトとの間の紛争を解決するために警察を呼び出さなければならなかった。ジュリアの友人はまた，短期記憶と遂行機能の変化（すなわち，マルチタスクの減少，計画の不良性，判断の減少）を報告した。神経心理学的検査では，比較的保たれた遂行機能と学習と記憶の障害が明らかになった。しかし，明らかに，腫瘍によって引き起こされた人格および社会的変化は，この患者の日々の機能において最大の障害を引き起こした。

ポジティブな特性の遺伝的基盤

ポジティブな特性の生物学を理解するための別のアプローチは，それらの遺伝的関連の研究によるものである。遺伝的マーカーは，特定の心理的特性を有する可能性がより高い個体を同定することができ，特性の発達につながる可能性のある病因

第13章　ポジティブ精神医学の生物学 | 305

的経路を示す。累積的に，ポジティブな特性を調べる遺伝子研究では，これらの特性が中程度から強い遺伝的基盤を有する可能性が高いことを示唆している。ポジティブな心理的特性の遺伝的基盤の検討は研究の新しい領域であり，これまでに行われたいくつかの研究のみがこれらの問題に取り組んできた。さらに，ポジティブな特性は，典型的には，特性そのものが調査の焦点であるのではなく，特定の精神障害または特定の遺伝的マーカーを検査する状況において考慮される。遺伝マーカーが同定されたとしても，そのようなマーカーがポジティブな心理的特性に感受性があり特異的であることはまだ明確ではない。ポジティブな特性の定義そのものが異なるため，調査対象の表現型は同じポジティブな特性の研究によって異なる可能性がある。ポジティブな特性の遺伝的基盤を理解することを目的とした広範な非仮説主導のゲノムワイド関連解析（GWAS）は希少である。

遺伝特性の遺伝率：双生児研究

　双生児研究は，一卵性双生児と二卵性双生児の特性を比較することによって，特性がどの程度，遺伝するかを理解する一つの方法である。ゲノムの約50%は二卵性双生児で共有されているが，一卵性双生児では完全に共有されている。二卵性双生児よりも一卵性双生児においてより一致する因子は，より強い遺伝的基盤を有する可能性がある一方で，一卵性双生児および二卵性双生児における同様の一致率に関連する因子は，遺伝的要因および環境的因子の両方が存在することを示唆する。双生児の研究を用いたポジティブな特性の遺伝率の推定では，ストレスのかかる生活習慣に対するレジリエンス（Amstadter et al., 2014）および楽観主義（Mosing et al., 2009）の遺伝率はの31%～36%，共感の遺伝率は，いくつかの年齢層では46%程になる可能性があり（Knafo et al., 2008），主観的ウェルビーイングのために遺伝率は30～40%になる可能性がある。全体として，これらの研究は，広範なポジティブな特性に対してかなりの遺伝的貢献があることを示唆している。

候補遺伝子マーカーとポジティブな特性

　ポジティブな特性の遺伝的根拠に関する推論は，候補遺伝子マーカーの研究から得られることが多い。ストレスに対する精神病理学的反応の発展に関連する一つの遺伝的危険因子は，セロトニントランスポータープロモーター多型（5HTTLPR）である。したがって，いくつかの研究者は，それがいくつかのポジティブな特性，特にレジリエンスの遺伝的基盤を研究するための理想的な標的であると考えている。短縮型または欠失型（Sアレル）は，セロトニン系での転写および再取り込み

効率の低下と関連し，一方，長い形態（Lアレル）はレジリエンスの増加をもたらすと考えられ，したがって，ストレスがある場合にうつ病および不安に保護的にはたらくと考えられている。423人の学部生のサンプルでは，Steinら（2009）は，Sアレルキャリアがストレスに対するレジリエンスを低下させたが，Lアレルのキャリアはレジリエンスが高いことを見出し，より効率的なセロトニン系がストレスに対するレジリエンスを高めることを示唆した。この遺伝的マーカーは，高齢の成人サンプルではレジリエンスに関連していないことが判明し，5HTTLPRとレジリエンスとの関連性が年齢とともに減少することを示唆している（O'Hara et al., 2012）。レジリエンスの異なる側面に関連することが見出されたさらなる候補遺伝子には，モノアミンオキシダーゼA モノアミンオキシダーゼA（MAOA），ニューロペプチドY（NPY），脳由来神経栄養因子（BDNF），コルチコトロピン放出ホルモン受容体1（CRHR1），FK506結合タンパク質5（FKBP5），5HTTLPR, カテコール-0-メチルトランスフェラーゼ（COMT），および神経成長因子誘導性（NGFI-A）遺伝子が含まれる。

　ポジティブな特性の生理学的根拠は遺伝的基盤によって示されるが，その生物学的基盤は時にはその遺伝的基盤を理解する出発点となることがある。オキシトシンは，良好な社会的コミュニケーション能力などのポジティブな特性に関与することが立証された1つのホルモンであり，信頼と寛大さのレベルの増加に関連している。多くの研究者は，オキシトシン受容体遺伝子（OXTR）の遺伝的変異が共感調節に役割を果たす可能性があることを示唆している。3p25に位置するOXTRは，17kbにわたり，4つのエキソンおよび3つのイントロンを含み，多くの多型部位を有する。いくつかの研究により，さまざまな共感に関連するさまざまな一塩基多型(SNP)またはハプロタイプ（多型の組み合わせ）が同定されている（たとえば，Wu et al., 2012）。OXTRも楽観主義のレベルに関連付けられているので，この遺伝子は多くのポジティブな特性の調節において重要な役割を果たすかもしれない。

　ポジティブな特性の別の候補マーカーは，カルシウムチャネル，電位依存性，L型，アルファ1Cサブユニット（CACNA1C）であり，Strohmaierら（2013）は，CACNA1Cの遺伝的変異は，楽観主義と同時にレジリエンスも低いことに関連していることを見出した。CACNA1Cは，カルシウムチャネルに関与する遺伝子ファミリーのメンバーであり，心臓および脳細胞の正常な機能にとって重要であると考えられている。しかしながら，知見は混在しているものの，CACNA1Cは精神分裂病，うつ病障害および双極性障害を含む広範な精神障害に関連することが多くの研究によって判明している。この発見は，ポジティブな特性の遺伝的基礎を理解

することに関連する重要な問題を提起する。特定の精神障害などのネガティブな転帰に関連する任意の遺伝子型は，障害を免れることを特徴付けるポジティブな特性にも関連する遺伝子型を有する可能性がある。そのようなものとして，これらの遺伝的マーカーは，ポジティブな特性そのものに対して非特異的であり，精神障害に不可欠なネガティブな特性と関連しないため，ある範囲のポジティブな特性と関連するかもしれない。たとえば，我々自身の調査（O'Hara et al., 2012）では，5HTTLPR L アレルはレジリエンスと関連がなく，代わりに良好な認知能力および自己評価による良好な老化と関連していた。このようにレジリエンスは実は5HTTLPR L アレルが関連することが十分に証明されている認知機能の代理変数である可能性がある。別の調査では，我々は 5HTTLPR S アレルキャリア間の神経結合性が低下していること見出し，それは高まったレジリエンスの神経生物学的基盤を示唆する（Waring et al., 2013）。実際に，BDNF および COMT を含むレジリエンスに関連する他の候補遺伝子が，情動調節および他の潜在的なポジティブな心理学的特性を支持すると考えられる脳の神経回路に関与していることに注目することは興味深い。ポジティブな特性の候補遺伝子マーカー研究はしばしば精神障害の文脈においてのみ実施されるため，研究者がそれらの特性との真の関連性に関する解釈は限られている。特定のポジティブな特性に対して高い浸透率を有する特定のマーカーが存在するかどうかをより十分に理解するためには，非仮説検定でデータ駆動型の GWAS によるポジティブな特性の調査が必要であるが，そのような調査は少ない。

複数の遺伝子の関連研究

　McGrath ら（2013）は，精神症状の重篤度を調整しながら，複数の診断（160 万 SNP）にわたって健康関連 QOL の精神的および身体的因子の GWAS を実施した。診断カテゴリーと症状の重症度をコントロールした後，彼らは，トロンボスポンジン 1 型モチーフ 16（ADAMTS16）を有する ADAM メタロペプチダーゼの変異体と身体的機能の間に遺伝的関連がある最も強い証拠があるが，他のポジティブなマーカーは同定されなかった。ポジティブな特性に関連する一連の遺伝子マーカーを探索するいくつかの他の調査の一つでは，Rana ら（2014）は，女性健康イニシアチブ研究から 426 名の女性を調べた。文献レビューに基づき，彼らは，レジリエンスと楽観主義の素因に関連すると判断された 65 の候補遺伝子 SNP を調べた。タイプ I の補正に続いて，彼らは，単一座位解析において特定の遺伝子 SNP のいずれかとレジリエンスと楽観主義との有意な関連を見出さなかった。著者らは，一つ

の特定の遺伝子または SNP ではなく多くの遺伝子座が表現型の変異に寄与する小さな効果を有するように，ポジティブな理的特性が遺伝的に複雑である可能性が高いと結論付けた。

ポジティブな心理的特性に関連した血液および唾液に基づくバイオマーカー

　ポジティブな心理的特性の血液型および唾液型のバイオマーカーのトピックに関する文献を検索すると，レジリエンス，楽観主義，およびウエルビーイングの領域が最も研究されていることが分かる。次によく研究されるトピックは，同情とマインドフルネス，幸福，スピリチュアリティ，そして感謝である。これらの特性の文脈で検査されたバイオマーカーは，染色体のテロメア保護，カテコールアミンおよびコルチゾールを含む自律神経の指標；インターロイキン -6（IL-6）および C 反応性タンパク質（CRP）などの炎症の一般的に測定されたバイオマーカーに焦点を当てている。

レジリエンス

　レジリエンスの観点から，細胞老化の代理と考えられるテロメア長，およびテロメア長を調節する酵素であるテロメラーゼが最も研究の上で注目を集めている。レジリエンスは，ストレスに対する HPA 軸の活性化が少ないことと関連している。その結果，より大きなストレス（人生早期ストレスと慢性のストレスの両方に関して）は，より短いテロメア長に関連する。Epel ら（2006）は，レジリアンスは，心理的ストレスへのレジリエンス，健康的なライフスタイル因子，社会的結びつきなどの複数の要因の複合体として記述し，より高いレジリエンスは，より長いテロメア長さに関連すること，およびレジリエンスの各側面が，ストレスによるテロメア短縮に保護的にはたらく。ストレス因子がテロメア長およびテロメラーゼ活性に影響を及ぼす経路の一つは，カテコールアミンおよびコルチゾールレベルの上昇によって見られる自律神経活性化によるものである。

楽観主義とウエルビーイング

　高いレジリエンスを有する個体と同様に，より楽観的な個人は，ストレッサーに応答しても，少ない HPA 活性化を示す（たとえば，Lai et al., 2005）。炎症性バイオマーカーについても同様の所見が報告されている。たとえば Brydon ら（2009）は，

健康な若年男性の楽観主義傾向と免疫システムとの関連を調査し，楽観主義がIL-6レベルに反比例し，安静時IL-6レベル，BMI，年齢，うつ病とは独立に楽観主義の高い男性は急性ストレスに対し，低いIL-6応答を示すことを見出した。IL-6の同様の知見，ならびに楽観主義と一般的な免疫応答性および抗酸化剤レベルとの間の関連が，文献に報告されている。

　生物学的マーカーとウェルビーイングのこのトピックに関する独特の研究は，病気がウェルビーイングとは異なるバイオマーカーを示したかどうかを調べた。測定されたバイオマーカーの中には，内分泌系（すなわち，コルチゾール，エピネフリン，ノルエピネフリン，ジヒドロエピアンドロステロンスルフェート（DHEA-S）および心血管系（HDLコレステロール，総／HDLコレステロール，収縮期血圧，ウエストヒップ比，グリコシル化ヘモグロビン）のマーカーが含まれていた。ウェルビーイングはコルチゾール，エピネフリン，ノルエピネフリンの低いレベルと関連していた。追加の解析で唾液中コルチゾールの日々の勾配に個人の成長や目的が影響を与えることが明らかになった（Ryff et al., 2006）。

　しかし，楽観主義とウェルビーイングの関係は必ずしも単純ではない。関与するストレッサーの期間およびタイプに依存し，性別によって潜在的に影響を受ける複雑な関係として記述されており，すべての研究がストレス誘発性の免疫変化に対する楽観主義の保護的効果を報告しているとは限らない。たとえば，健常高齢男性および閉経後女性に関する研究では，テロメア長と楽観主義との関連性は見出されておらず，その影響は女性に限定されていることが分かっている（O'Donovan et al., 2009）。

コンパッションとマインドフルネス

　コンパッションとマインドフルネスの領域に関する研究は，既存の特性レベルだけでなく，さまざまな形態の瞑想の実践によって影響されるレベルも調べる。たとえば，コンパッションを助長する瞑想練習は，ストレス誘発性のIL-6レベルに影響を与えることが示されており，効果は練習との関わりの程度に依存する。これらの研究では，定期的に同情瞑想を実践し，そしてコンパッション訓練に参加する個人は，ストレスに対するIL-6応答を低下させる（たとえば，Pace et al., 2009）。同様に，高に自尊感情を有する個体は，安静時CRPレベルが低い。

　マインドフルネス瞑想技術の研究が増えたため，マインドフルネスは過去10年間で注目を集めている。いくつかの研究では，マインドフルさがストレスに対する内分泌反応に影響を与え，高いマインドフルネスを有する個体が急性ストレス状態でコルチゾールレベルが低いことを示唆している（Brown et al., 2012）。我々は健

310 | 第4部 ポジティブ精神医学における特別なトピックス

常人の探索的研究を行い，炎症と関連したマインドフルネスのさまざまな要素を調べ，マインドフルネスの観察と非反応性の要素がIL-6レベルの低下と関連していることを見出した。

幸福

心不全，顕著な重度および慢性炎症の状態では，よりポジティブなの影響を有する患者は，腫瘍壊死因子-α，可溶性腫瘍壊死因子受容体2およびIL-6のレベルが低い（Brouwers et al., 2013）。このような幸福の炎症性プロフィールへの影響は，健常者においても報告されており，より多くの幸福を有する人々は，より低いレベルのインターフェロン-γを示す。さらに，幸福の文脈でHPA軸を検討した研究もいくつかある。たとえば，約3,000人の大規模なWhitehall II研究では，よりポジティブな影響がコルチゾールレベルの低下と関連していた（Steptoe et al., 2008）。

スピリチュアリティと感謝

スピリチュアリティと宗教性の健康と死亡率への潜在的な影響は，何十年にもわたって積極的に研究されてきた。しかし，これらの研究のわずかなサブセットのみが，そのような影響に関連する潜在的なバイオマーカーを調べている。レジリエンスと幸福に関する研究の個人と同様に，より精神的な健康を報告する個人は，CRPのレベルが低い（Holt-Lunstad et al., 2011）。いくつかの研究でより高い自己報告スピリチュアリティまたは幸福が低コルチゾールレベルと関連していることが示されたため，この影響はストレスおよびHPA活性化の低下によって媒介されるかもしれない。これらの所見は，健常者，HIVとともに生きる人々，および外傷後ストレス障害を有する退役軍人を含むさまざまな集団で報告されている。この章の著者の一部は，心不全発症のさまざまな段階で炎症プロファイルを研究している。我々は，ニューヨーク心臓協会のII期およびIII期の心不全を有する患者において，高スピリチュアリティおよび高い感謝を有する患者は，IL-1受容体ファミリーのメンバーで機械的ストレス下で心筋細胞から分泌される心臓バイオマーカー可溶性ST2レベルが低いことを見出した。したがって，より高いスピリチュアリティおよび感謝を有する心不全患者は，心不全の重要な予後バイオマーカーのより好ましいプロファイルを示す。

第 13 章　ポジティブ精神医学の生物学　│　311

ポジティブな心理的特性を改善する介入法：生物学的視点

　ポジティブな精神医学に関する神経回路，バイオマーカーおよび遺伝学を理解することの臨床的影響は膨大である。ポジティブな心理的特性の基礎となる生物学的メカニズムのより良い理解は，これらの特性を改変および増加させる新規な介入の開発につながる可能性がある。たとえば，fMRI 神経フィードバック，マインドフルネス瞑想，精神訓練練習，および認知再評価訓練を含む特定の神経回路を標的とする方法論は，情動調節を刺激，強化する可能性がある有望な非侵襲的技術である。特に，マインドフルネス瞑想および認知再評価は，辺縁系および脳幹系の前頭前皮質による調節を増強するメカニズムによってレジリエンスを高めるために使用され得る 2 つの方法である。磁気刺激を使用して特定の脳回路を妨害することは，楽観主義のような行動に影響を及ぼす方法でもある。新規の医薬品または天然化合物はまた，遂行機能および辺縁系の機能を調節することができ，ポジティブな心理的特性の増加につながる可能性がある。たとえば，ストレスに応答して HPA 軸および交感神経系の調節を改善する薬物は，前頭前皮質の機能を改善し，ストレスに対する辺縁系反応性を調節することができ，潜在的にレジリエンスの改善につながる可能性がある。別の例として，人々へのコンパッショントレーニングに参加している間にオキシトシンを与えることは，コンパッションのトレーニングを単独で行うことと比べて，コンパッションのトレーニングの結果を高めることができる。我々の知る限りでは，これらの治療標的はまだ実験的に試験されておらず，将来の研究のための興味深い手段を提供する。

要約

　この章では，ポジティブな心理的特性の生物学的基盤についての証拠を集めた。今日まで，大部分の臨床研究はこれらの特性の神経生物学を特定することに焦点を当ててきたが，これらの特性に関与する遺伝子マーカーおよび血液および唾液マーカーに関する進行中の研究は未解決のままである。ポジティブな精神医学の神経回路，バイオマーカー，遺伝学に関する既存の知識を通じて，ポジティブな心理的な特性を高める刺激的な治療機会がある。しかし，現在の科学的評価方法は，単一の生物学的観点（神経回路，遺伝または血液および唾液マーカー）からこれらのメカニズムを評価することに限定されており，神経ネットワークとポジティブな心理的特性に関連する他の生物学的メカニズムを同時に強化するための新たな介入を開発

するための統合的な研究が望まれる。学術研究の新たな傾向は，知識のギャップを埋め，複数の分野にわたる研究を共有することであり，エンジニア，ソフトウェア開発者，実験心理学者，神経科医，医師などの多分野の研究チームが協力して，生物学的メカニズムに関するデータの保存，分析を行うことである。これらの共同作業は，ポジティブな心理的特性の生物学を測定し，最終的に改善する能力を大幅に強化する。

臨床上のキーポイント

- ポジティブな心理的特性は，脳全体のさまざまな神経ネットワークの機能である。これらの特性は，特定の脳構造，小葉，または半球に局在していない。
- 研究によって，ある脳構造の間の神経結合を強めると特定の特性（たとえば共感，レジリエンス）を改善できる一方で，構造間の神経結合を抑制することによって他の特性（たとえば創造性）が改善される可能性のあることが示されている。
- データは，ポジティブな心理的特性には中程度から強い遺伝的根拠を有する可能性があることを示唆している。しかしながら，これらの特性を支持する特定の遺伝子マーカーに関しては，文献は限られている。
- 研究はまた，ポジティブな心理的特性と唾液および血液ベースのバイオマーカーとの間の関係を実証している。特に顕著なのはより強いポジティブな心理的特性を有する個人における視床下部 - 下垂体 - 副腎軸の活性化の低下と，ストレスに対する炎症性バイオマーカー応答の減少である。
- 薬理学的手段または非薬理学的手段のいずれか，または両方の組み合わせを介して，これらの神経ネットワークおよび他の生物学的メカニズムを強化することを目的とした治療は，ポジティブな心理的特性を改善する可能性がある。

参考文献

Amstadter AB, Myers JM, Kendler KS: Psychiatric resilience: longitudinal twin study. Br J Psychiatry 205(4):275–280, 2014 24723629

Bangen KJ, Bergheim M, Kaup AR, et al: Brains of optimistic older adults respond less to fearful faces. J Neuropsychiatry Clin Neurosci 26(2):155–163, 2014 24275797

Brouwers C, Mommersteeg PM, Nyklíček I, et al: Positive affect dimensions and their association with inflammatory biomarkers in patients with chronic heart failure. Biol Psychol 92(2):220–226, 2013 23085133

Brown KW, Weinstein N, Creswell JD: Trait mindfulness modulates neuroendocrine and affective responses to social evaluative threat. Psychoneuroendocrinology 37(12):2037–2041, 2012 22626868

Brydon L, Walker C, Wawrzyniak AJ, et al: Dispositional optimism and stress-induced changes in immunity and negative mood. Brain Behav Immun 23(6):810–816, 2009 19272441

Chi RP, Snyder AW: Brain stimulation enables the solution of an inherently difficult problem. Neurosci Lett 515(2):121–124, 2012 22440856

Chowdhury R, Sharot T, Wolfe T, et al: Optimistic update bias increases in older age. Psychol Med 4:1–10, 2013 24180676

Dietrich A, Kanso R: A review of EEG, ERP, and neuroimaging studies of creativity and insight. Psychol Bull 136(5):822–848, 2010 20804237

Epel ES, Lin J, Wilhelm FH, et al: Cell aging in relation to stress arousal and cardiovascular disease risk factors. Psychoneuroendocrinology 31(3):277–287, 2006 16298085

Fan Y, Duncan NW, de Greck M, et al: Is there a core neural network in empathy? An fMRI based quantitative meta-analysis. Neurosci Biobehav Rev 35(3):903–911, 2011 20974173

Fingelkurts AA, Fingelkurts AA: Is our brain hardwired to produce God, or is our brain hardwired to perceive God? A systematic review on the role of the brain in mediating religious experience. Cogn Process 10(4):293–326, 2009 19471985

Holt-Lunstad J, Steffen PR, Sandberg J, Jensen B: Understanding the connection between spiritual well-being and physical health: an examination of ambulatory blood pressure, inflammation, blood lipids and fasting glucose. J Behav Med 34(6):477–488, 2011 21487720

Knafo A, Zahn-Waxler C, Van Hulle C, et al: The developmental origins of a disposition toward empathy: genetic and environmental contributions. Emotion 8(6):737–752, 2008 19102585

Lai JC, Evans PD, Ng SH, et al: Optimism, positive affectivity, and salivary cortisol. Br J Health Psychol 10(Pt 4):467–484, 2005 16238860

Mather M: The emotion paradox in the aging brain. Ann N Y Acad Sci 1251:33–49, 2012 22409159

McGrath LM, Cornelis MC, Lee PH, et al: Genetic predictors of risk and resilience in psychiatric disorders: a cross-disorder genome-wide association study of functional impairment in major depressive disorder, bipolar disorder, and schizophrenia. Am J Med Genet B Neuropsychiatr Genet 162B(8):779–788, 2013 24039173

Meeks TW, Jeste DV: Neurobiology of wisdom: a literature overview. Arch Gen Psychiatry 66(4):355–365, 2009 19349305

Moore RC, Dev SI, Jeste DV, et al: Distinct neural correlates of emotional and cognitive empathy in older adults. Psychiatry Research: Neuroimaging (in press)

Mosing MA, Zietsch BP, Shekar SN, et al: Genetic and environmental influences on optimism and its relationship to mental and self-rated health: a study of aging twins. Behav Genet 39(6):597–604, 2009 19618259

O'Donovan A, Lin J, Tillie J, et al: Pessimism correlates with leukocyte telomere shortness and elevated interleukin-6 in post-menopausal women. Brain Behav Immun 23(4):446–449, 2009 19111922

O'Hara R, Marcus P, Thompson WK, et al: 5-HTTLPR short allele, resilience, and successful aging in older adults. Am J Geriatr Psychiatry 20:452–456, 2012 22233775

Pace TW, Negi LT, Adame DD, et al: Effect of compassion meditation on neuroendocrine, innate immune and behavioral responses to psychosocial stress. Psychoneuroendocrinology 34(1):87–98, 2009 18835662

Paulus MP, Flagan T, Simmons AN, et al: Subjecting elite athletes to inspiratory breathing load reveals behavioral and neural signatures of optimal performers in extreme environments. PLoS ONE 7(1):e29394, 2012 22276111

Rana BK, Darst BF, Bloss C, et al: Candidate SNP associations of optimism and resilience in older adults: exploratory study of 935 community-dwelling adults. March 26, 2014. Available at: http://www.sciencedirect.com/science/article/pii/S1064748114001092. Accessed August 27, 2014.

Rilling JK, Sanfey AG: The neuroscience of social decision-making. Annu Rev Psychol 62:23–48, 2011 20822437

Ryff CD, Dienberg Love G, Urry HL, et al: Psychological well-being and ill-being: do they have distinct or mirrored biological correlates? Psychother Psychosom 75(2):85–95, 2006 16508343

Sharot T, Riccardi AM, Raio CM, et al: Neural mechanisms mediating optimism bias. Nature 450(7166):102–105, 2007 17960136

Sharot T, Korn CW, Dolan RJ: How unrealistic optimism is maintained in the face of reality. Nat Neurosci 14(11):1475–1479, 2011 21983684

Simon-Thomas ER, Godzik J, Castle E, et al: An fMRI study of caring vs self-focus during induced compassion and pride. Soc Cogn Affect Neurosci 7(6):635–648, 2012 21896494

Stein MB, Campbell-Sills L, Gelernter J: Genetic variation in 5HTTLPR is associated with emotional resilience. Am J Med Genet B Neuropsychiatr Genet 150B(7):900–906, 2009 19152387

Steptoe A, O'Donnell K, Badrick E, et al: Neuroendocrine and inflammatory factors associated with positive affect in healthy men and women: the Whitehall II study. Am J Epidemiol 167(1):96–102, 2008 17916595

Strohmaier J, Amelang M, Hothorn LA, et al: The psychiatric vulnerability gene CACNA1C and its sex-specific relationship with personality traits, resilience factors and depressive symptoms in the general population. Mol Psychiatry 18(5):607–613, 2013 22665259

Taber KH, Redden M, Hurley RA: Functional anatomy of humor: positive affect and chronic mental illness. J Neuropsychiatry Clin Neurosci 19(4):358–362, 2007 18070837

Waring JD, Etkin A, Hallmayer JF, et al: Connectivity underlying emotion conflict regulation in older adults with 5-HTTLPR short allele: a preliminary investigation. October 8, 2013. Available at: http://www.sciencedirect.com/science/article/pii/S1064748113003357. Accessed August 27, 2014.

Wu N, Li Z, Su Y: The association between oxytocin receptor gene polymorphism (OXTR) and trait empathy. J Affect Disord 138(3):468–472, 2012 22357335

第13章 ポジティブ精神医学の生物学 | 315

推薦相互参照

ウェルビーイングは第6章（ウェルビーイングとは何か？），第7章（ポジティブメンタルヘルスの臨床評価），第15章（ポジティブ老年精神医学および文化精神医学）で，感謝は，第9章（支持的療法と精神力動的療法におけるポジティビティ）および第12章（ポジティブ精神医学の臨床実践への統合）で，レジリエンスについては，第3章（レジリエンスと心的外傷後成長）と第12章（ポジティブ精神医学の臨床実践への統合）で，スピリチュアリティは第2章（ポジティブな心理的特性）と第10章（補完的および代替的，統合的な医学的介入）で，楽観主義については第2章（ポジティブな心理的特性）で論じられている。

推薦文献

The Human Connectome Project. Available at: http://www.humanconnectomeproject. org/. Accessed August 27, 2014.

Jeste DV: Positive psychiatry. Psychiatric News. 2012. Available at: http://psychnews. psychiatryonline.org/newsArticle.aspx?articleid=1182477. Accessed August 27, 2014.

Meeks TW, Jeste DV: Neurobiology of wisdom: a literature review. Arch Gen Psychiatry 66:355–365, 2009

Singh I, Rose N: Biomarkers in psychiatry. Nature 460:202–207, 2009

Zhivotovskaya E: The Biology of Happiness. Positive Psychology News Daily. 2008. Available at: http://positivepsychologynews.com/news/emiliyazhivotovskaya/200810281108. Accessed August 27, 2014.

第14章

ポジティブ児童精神医学

David C. Rettew, M.D.

アメリカ児童青年精神医学会（American Academy of Child and Adolescent Psychiatry：AACAP）によれば，児童精神科医とは，「児童，青年およびその家族に影響を及ぼす思考障害，情緒障害および行動障害の診断および治療を専門とする医師」のことである（American Academy of Child and Adolescent Psychiatry, 2014）。ほとんどの児童精神科医が時間の大半をこうした業務に費やしていることに議論の余地はないが，この定義を拡大し，児童精神科医の影響力や専門知識をメンタル機能のポジティブな側面にまで広げようとする機運が高まりつつある。臨床訓練を受けた児童精神科医，心理士およびその他のカウンセラーは自らをメンタルヘルスの専門家と称するが，実際にはほとんどがメンタルイルネス（精神疾患）の専門家としての訓練を受けている。たとえば，うつ病の専門家の大半は，幸福について理解し研究することにはあまり時間を費やそうとはせず，児童虐待とマルトリートメントの影響に詳しい専門家の大多数は，児童が健やかに育つために親ができることについての訓練をほとんど受けていない。

　本書の充実した各章により明らかになっていることがある。それは，ポジティブ精神医学におけるウェルネス，健康増進およびその他のポジティブ精神医学の要素を，一つの分野としての精神医学のアイデンティティおよび臨床における精神科医の実践になかなか取り入れられないのは，こうした方針に関する研究基盤が不十分なせいではないということである。それはまったく逆で，基盤が十分過ぎるほど整っていることは，多くのエビデンスが示している。有能なメンタルヘルスの専門家（精神科医）は，人を「病気でない」状態にするプロセスを手助けするだけでなく，人が健康になるプロセスを支援する専門家でもあるという考えを受け入れるべき時代がすでに来ているのだ。

318 | 第4部　ポジティブ精神医学における特別なトピックス

表 14-1　ポジティブ児童精神医学で選択すべきウェルネスの領域

ポジティブな性質と性格
栄養
身体活動と運動
プログラム化された活動への関わり
音楽と芸術
読書とスクリーンタイムの制限
親の行動
親のメンタルヘルス
精神性と宗教への関わり
コンパッションと他者への思いやり
マインドフルネス
睡眠

　1990年代，精神医学界に一つの動きがあった。それは治療の目標を，症状の重症度が大幅に軽減される反応（response）から，症状が消え，診断の基準を満たさなくなる寛解（remission）に変えようとするものだった。この取り組みには製薬業界からの後押しもあったため，しばしば薬物療法の過程で説明された。そして現在，精神科医には寛解からウェルネスへと再び目標を引き上げることが求められているが，薬物療法だけでは患者をこのレベルに到達させられないことは明らかである。

　おそらく児童精神医学ほど，ウェルネスが切実に必要とされている分野はないだろう。児童精神医学が，親，学校，同級生，および文化が児童の行動に及ぼす影響を十分に認識した上で，発達に目を向けていることを考えれば，ポジティブ精神医学の要素を児童精神医学に取り入れるのは簡単そうに思える。ところが意外にも，児童精神医学の標準的アプローチにウェルネスモデルを完全に取り込むには，解決すべき問題が数多くある。本章では，児童精神医学の枠組みのなかで容易に評価・管理できるポジティブ精神医学の特定の領域について概説する。表14-1はこれらの領域をまとめたものである。Hudziakによる優れた論文（2008）も参照してほしい。本章では，概説に続き，ポジティブ精神医学および健康増進戦略の要素を臨床の場に取り入れるための具体的な提案を行い，さらに次世代の臨床家と研究者のためのポジティブ精神医学の訓練についても提言する。

メンタル機能の連続体

　精神科医がポジティブ精神医学の要素をもっと治療に取り入れるべきだと示唆す

る研究成果の一例として，行動の大部分の要素は幅広い連続体上に存在し，正常と考えられるものと異常と考えられるものの間に明確な境界線がないことを示す一連の研究がある（Rettew, 2013）。こうした研究成果は，精神障害の基準を満たす人について，基準を満たさない人とは性質的に異なる何かを「持っている」と見なす傾向があった従来の疾患モデルの考え方とは相反する。あらゆる可能性を感知する装置を使用して量的な計測を行った結果，明らかになったのは，注意欠如・多動性障害（ADHD）（Polderman et al., 2007）から自閉スペクトラム症（Constantino & Todd, 2003）に至る，児童精神障害の大半に関連する主な行動が，比較的正規分布した曲線上に位置するということであり，性格と障害との自然な境界がどこに存在するのかについてのコンセンサスが容易に得られる結果にはなっていない。証明とまではいかないものの，こうした分布は，スペクトラム全体の根底に，遺伝学，解剖学，生理学に関わる共通の要素および環境要因が存在する可能性を示唆している。限られた数の直接研究から確認されたのは，特定の行動が中程度見られる児童にとって重要と思われる力が，同様の行動が極端なレベルにある児童にとっても（影響の程度に増減はあっても），同様に重要である可能性があることだ（Hettema et al., 2006）。もちろん，そうした研究成果は，分散の両端にいる人々が，個々の病理プロセスによる影響を受けている可能性を排除するものではない。

ポジティブ児童精神医学の要素

　真のメンタルヘルスとは，単にメンタルイルネス（精神疾患）が存在しない状態というだけではないし，ウェルネスとは，人が良い気分でいられることをしているだけという，単なる快楽的状態ではない。学者の間でも，一般の人々の間でも，ウェルビーイングの定義は議論の的となっているが，Seligman はこの言葉を，①ポジティブな情動，②エンゲージメント，③関係性，④意味と目的，⑤達成という5つの構成要素に分けている（Seligman, 2011）。当然ながら，身体的な健康状態が良好であることも，精神面のウェルビーイングの重要な要素になり得る。行動におけるウェルネスの定義は，もちろん児童，家族によってさまざまであろうし，ウェルネスの特定の要素を特に重視する家族もあるだろう。精神科医の仕事は，患者にウェルネスの厳格な定義を押しつけることではなく，むしろ患者が自身の目標を明確にし，それに到達できるよう手助けすることである。

　児童の生活のなかでメンタルヘルスを最良の状態に導く要素はさまざまだ。ここでは，実証研究により重要性が明らかにされている領域のうち，児童と親，および

320 | 第4部 ポジティブ精神医学における特別なトピックス

児童のメンタルヘルス専門家が共同で取り組みやすいものをいくつか簡単に紹介する。個々に考察していくが，これらの領域の多くは組み合わせることでポジティブな"好循環"を生み，総合的な健康に向かう勢いをさらに生み出すことができる。

ポジティブなスキルと性質

高いレベルのウェルネスに到達できる児童は，逆境や試練から立ち直る特別なレジリエンスを持っていることが多い。こういった性質には，問題解決スキル，充足遅延能力，忍耐力，情動制御能力，アサーティブネス，柔軟性，リラックスする能力，がある。私自身および他の多くの人の研究から，自制能力に関係する易刺激的な性格は，ほぼあらゆる種類の精神病理の構成要素であることが分かっている（Rettew, 2009）。こうした特質の多くは，ある程度の遺伝的な影響を受けるものの，これらのスキルは，児童への直接的な介入，あるいは児童がこうした能力を最大限まで伸ばせるように親に対しての指導を行うことによって強化できることを多くのエビデンスが示している（Beck, 2011）。

栄養

食事における特定の要素が行動に影響するという，根拠のない誇張された主張が存在する一方で，現在の機能と将来の行動の両面において，健康的な食事が児童のメンタル機能の最適化に重要なことを示す説得力のあるエビデンスがある。特定の栄養素不足から起こる問題に加え，調査対象が言及されていない研究により，通常の健康的な食事（U.S Department of Agriculture's MyPlate initiative 参照。https://www.choosemyplate.gov/）と問題行動が低水準であることとの間に関連があることが明らかになっている（Jacka et al., 2013）。朝食は児童にとって特に重要な食事であるが，抜いてしまう，もしくは栄養面をほとんど考慮しない簡単なものになることが多い。家族での食事は会話のための大切な時間にもなる。1日のうちで親子が同じ場所で過ごす唯一の機会であることもあるからだ。小児肥満症という明らかな問題の対策となるだけでなく，家族が食卓を囲み，栄養のある食事を共に楽しむことには幅広いメリットがある。

身体活動とスポーツへの参加

身体活動は憂うつおよび抑うつに良い効果があり，ADHDの症状を改善する可能性のあることが知られている（Brown et al., 2013）。チームでのプレーには，運動の良い効果を超えるメリットもある。スポーツチームへの参加は，遺伝的リスク

の高い10代の喫煙の減少につながることが分かっている（Audrain-McGovern et al., 2006）。

　残念ながら米国文化のある側面は，団体スポーツから最も恩恵を受けるべき者がそれに参加しにくい状況を生んでいる。Hudziak（2008）が指摘するように，スポーツへの参加は年齢が高くなると共に遺伝的要因の影響を強く受けるようになることが，双子の研究から分かっている。幼い頃のスポーツへの参加は共有環境の影響を受けることが多いと説明されている。これは，家族が児童の参加についての選択権を持っているということを意味している。しかし，青年期に入ると遺伝的な影響が色濃くなる。この現象がもたらす具体的な問題は，年齢が上がるにつれて，団体スポーツがエリート選手のためのものになり，最も運動を必要としている児童たちがその機会を奪われてしまうことである。定期的な身体活動を妨げているもう一つの障害は，学校での休み時間か体育の授業という形での身体活動を削減あるいは排除する傾向の広がりである（Barros et al., 2009）。

　定期的な身体活動に加えて，団体スポーツへの参加を奨励することは，忍耐力，責任感，チームワーク，勝敗を受け止めること，自己犠牲といった重要なスキルや資質を身につける機会につながる可能性がある。団体スポーツは，コーチなどポジティブなロールモデルに接する機会にもなり得る。児童によっては，こうした経験から生涯にわたり追求すべき対象を得て，社会化の基盤および自己実現の目標も与えられる。スポーツへの参加にはネガティブな要素が伴うこともあるが，定期的な身体活動やチームスポーツを奨励することは，多くの人がウェルネスの重要な要素と考えるものを後押しすることにつながる。

スクリーンタイムと読書

　青少年は，テレビやビデオゲームに驚くほど多くの時間を費やしている。非営利団体 Common Sense Media の最近の報告によれば，現代の米国の若者は，過去数十年の若者と比較して読書時間が著しく少なくなっている（Common Sense Media, 2014）。アメリカ小児科学会の現在の提言によると，スクリーンタイム（さまざまな映像メディアに費やす時間）は平均1日2時間に制限するのが望ましい（American Academy of Pediatrics, 2013）。相当数の文献が示すところによれば，スクリーンタイムと，反社会的行動，注意力の欠如，およびその他の表面化した問題など望ましくない結果の間には関係性がある（Strasburger et al., 2010）。スクリーンタイムを問題視する理由は，費やした時間，そして他の活動の機会が失われることだけではなく，不安および過剰な性行動，もしくは攻撃的な傾向を助長するよう

322 | 第4部　ポジティブ精神医学における特別なトピックス

なテレビまたはゲームのコンテンツにもある。スマートフォンとタブレットの出現により，今では青少年は，インターネットに自由にアクセスできる手段を簡単に手に入れている。これらの機器は，対象となるメディアの量と種類の両方を制限するために最善を尽くさなければならないという新たな課題を親たちに突きつけている。

　スクリーンタイムの増加によって犠牲になっているものの一つが読書だ。コモンセンスメディアの最近の報告によれば，現代の米国の若者は過去数十年の若者と比べて読書時間が著しく減り，4年生の約3分の1が「基準以下」のレベルしか本を読んでいない（Common Sense Media, 2014）。読書習慣は，言語の発達，学力，記憶力，問題解決スキル，および脳の接続性の向上とストレスの軽減など，幅広い健康効果と関連している（Berns et al., 2013）。生まれつき読書好きの児童もいるが，多くは親が励ましたり，模範を見せたり，サポートしたりする必要がある。家庭で使える方略としては，児童が読書など別の活動をした時間と引き換えにスクリーンタイムを与えるというものがある。

子育てと親のメンタルヘルス

　ポジティブな子育てとは，単にネガティブに行動しないことではない。ネグレクトもしくは虐待がないことは必須だが，児童の最適な成長のためにはそれだけでは不十分だ。ポジティブな発達にはそれ以外にも，児童への思いやり，しっかりとした見守り，児童の生活への積極的なかかわり，効果的な制限の設定，十分な意思疎通など，多くの重要な要素がかかわっている。こうした要素は，典型的な発育を示す児童の成長を促すのに重要であるだけでなく，情動・行動障害のある児童に対する家庭での取り組みにも欠かせないものでもある。たとえば，母親のぬくもりは，児童の双極性障害の再発を抑える重要な要素であることが分かっている（Geller et al., 2002）。同様に，児童に積極的に注意を向ける方法や，ポジティブな行動を強化する方法を親に指導することは，親の指導プログラムの基本原則となっていることが多く，タイムアウトといったネガティブな行動への対処法よりも優先されている（Forehand & Long, 2010）。子育てに，あらゆるケースに当てはまる"万能なやり方"などないという認識はもちろん大切だが，深い思いやりと効果的な見守り，制限の設定を組み合わせることは，多くの児童にとって不可欠である場合が多い。こうしたやり方は，Baumrind, Maccoby, Martin により，"権威型（authoritative style)"と呼ばれている（1983）。

　親としての関わりが最大限の効果を発揮するためには，親自身のメンタルヘルスが何より重要である。薬物乱用，うつ病，ADHD，不安，およびその他の多くの精

神病理は，子育ての能力に非常に大きな影響を及ぼす可能性がある。共通の遺伝子も一因となり，親と同じ行動障害を抱えている困難な状況にある児童の場合は特にそうだ。Weissman らが行った重要な研究から，母親のうつ病の治療がうまくいけば，児童の行動は直接的な介入がなくても改善することが分かっている（Weissman et al., 2006）。

　情動・行動に問題を抱える児童の治療に当たっては，家族全体を巻き込む必要があることを示すエビデンスは豊富にあるが，残念なことに，児童精神療法のきわめて典型的な手法では，児童を隔離し，治療から親を締め出してしまっている（Reiss 2011）。そうした手法は守秘義務の名の下に行われることが多いが，最適とはほど遠い子育てのやり方を認める結果になり，児童とセラピストとの一対一のセッションから得た治療効果まで無にしてしまう。確かに精神医学には，児童の行動障害はすべて親の責任だとするような不幸な時代があった。だが，より"医学化された"治療の時代となった現在，振り子は正反対の極端な方向へ振れたらしく，親の行動は――随伴現象であれ，児童の遺伝的な傾向への単純反応であれ――ほとんど関係がないとされることが多い。精神科医が親と児童が互いに与え合う双方向的な影響を理解するにつれ，親が問題の当事者であるかどうかには関係なく，児童の精神病理の解決に不可欠な要素として，親のかかわりを促すことは，若者と家族の問題に取り組むすべての臨床家にとって欠かせないスキルとなるだろう。

コミュニティと宗教へのかかわり

　児童には，帰属意識と連帯感が必要である。多くの児童はこうしたものを家族から得ることができる。しかし，多くの拡大家族が離れた地域に分散して暮らしている状態においては，結び付きの強い家族がいてもいなくても，より大きなコミュニティグループの一員になることは児童にとってメリットとなる。現世代の親子は，前世代と比べて市民の義務や地域社会の活動を重視していないように見えるが，おそらくそれに関係する現象として，現世代では他者に共感する能力の低下が認められる（Konrath et al., 2011）。

　コミュニティおよび他者へのコンパッションが得られる源泉の一つに宗教団体がある。メンタルヘルスの改善と，宗教心を持つ家族の一員であることの関連を立証した研究は数多くあるが，こういった研究のほとんどは，ウェルネス自体ではなく問題行動のレベルを調べたものだ。しかし，結果として攻撃性の低下，薬物からの離脱，そして表面化した問題の軽減といったメリットとの関連は確認されている（Nonnemaker et al., 2003）。

324 | 第4部 ポジティブ精神医学における特別なトピックス

　ここで注意すべきは，信仰心だけが唯一の要因ではないことだ。信仰心をメンタルヘルスの改善と関連づける研究の多くは，どちらかといえば儀式への参加および団体への所属に関連している。個人的な信仰心や精神性への全般的な関心は，それとは別個のものであり，また精神病理との別の関連がある可能性がある（Kendler et al., 2003）。しかし全体的に見れば，宗教へのかかわりが児童のポジティブなメンタルヘルスに良い効果をもたらす可能性がある，という意見を裏付けるエビデンスは多い。

　むろん，臨床の場で家族に宗教を"推奨"するのは難しいかもしれないが，すでに好ましい宗教団体とつながりのある家族なら，さらに深く関わったり，さまざまな活動に児童を参加させたりすることを奨励してよい。宗教団体との関わりに興味のない児童や家族の場合は，他の種類のコミュニティを探したり，数多くあるボランティア活動に参加したりするのもよい。そうした活動によって恩恵を受けるのは対象となる人だけではない。ときとして児童や若者が大いに必要とする視野が得られると同時に，コンパッションおよび義務感も育まれるのだ。

マインドフルネスに関連した実践

　マインドフルネスという言葉は，何の判断も反応も加えずに，現在の思考と感覚に意識的に注意を向ける幅広い活動を意味する。これはいくつかの宗教に根ざした修行でもあり，宗教とは関係なく行われていた慣習でもある。独特な瞑想であると同時に，一瞬一瞬に集中する心の状態でもある。

　マインドフルネス認知療法など，マインドフルネスのさまざまなモデルの研究が数多く行われ，メンタル機能の向上およびさまざまな行動障害の改善に，マインドフルネスが有効であることが立証されている。児童と青年におけるマインドフルネスの効用は成人ほど研究されていないが，効果の規模は小さいものの，マインドフルネスの手法が若者にきわめて有効であることを示す研究もある（Black et al., 2009）。

音楽と芸術

　Hudziak らによる最近の研究（2014）によると，音楽教育を受けている児童たちの大脳皮質が厚みを増していたが，これは注意障害のある児童にも見られる現象だという。多くの児童にとって芸術を学ぶことは，単にその分野における腕前を磨く経験になるだけでなく，努力，粘り強さ，創造性を身につける重要な場となる。歌唱とウェルビーイングの関連について調べた研究によれば，スポーツのメリットがそうであるように，歌唱のメリットを最大限に享受できるのは，ずば抜けた才能を持ってプロを目指す者よりも，むしろ"アマチュアたち"であるのかもしれない

（Grape et al., 2003）。創造的な文章を書くこと，ジャーナリング（思いのまま書くこと），ビジュアルアートといった，音楽以外の芸術的表現活動も，重要な表現機会であるだけでなく，忍耐力を高め，練習の大切さを児童たちに伝える機会になり得るのである。

睡眠

必要な睡眠時間についての厳密なコンセンサスはないが，一般的には，就学前の児童には11 ～ 12 時間，学齢期には最低 10 時間，青年期には 9 ～ 10 時間の睡眠が必要だと考えられている（National Heart, Lung, & Blood Institute, 2012）。睡眠障害はごく一般的な問題になっているが，睡眠不足は児童の肥満，学業不振，行動障害など多くの症状につながる。研究のなかには，特にある種の衝動統制の問題を持つ児童にとって，睡眠障害は表面化した問題などに対する単なる影響というより，むしろ問題の真の原因だとする主張を支持するような筋書きや分析結果を用いているものもある（Goodnight et al., 2007）。さらに，多くの家庭では，寝室にテレビやインターネット機器があるなど，睡眠を妨げる習慣があることが研究により明らかになっている（American Academy of Pediatrics, 2013 ; Common Sense Media, 2014）。そのため，臨床家は睡眠を既知の精神障害の症状としてだけでなく，メンタル機能全般の潜在的で緩和可能な原因として捉えることが重要だ。

要約すると，ウェルネスの多くの要素は，深刻な情動・行動障害を持つ若者の症状を軽減し，症状の軽い若者がより高いレベルで活動できるようにすることと関連のあることが分かってきている。こういった領域は総合的なウェルビーイングに寄与するだけでなく，ウェルネスの他の要素とも影響し合い，良い方向にも悪い方向にも進んでいく弾みとなる。メンタルヘルスの臨床家がこうしたウェルネスの多様な要素を調査し，他の治療ツールと統合し，自由に使いこなせるようになれば，純粋に精神障害に関連する機能障害を家族が乗り越える手助けとなるだけでなく，そこからさらに先へ，治癒から寛解，ウェルネスへと導いていく最高のチャンスを手に入れることができる。そこで課題となるのは，どのようにポジティブ精神医学とウェルネスの特徴を評価し，日々の実践に取り入れるかということである。

ポジティブ児童精神医学の臨床への応用

ポジティブ精神医学の主な要素を日々の臨床の場に取り入れるのは難しいことではない。必ずしも，標準手順を一から作り直したり，精神医学的症状あるいは特定

326 | 第4部　ポジティブ精神医学における特別なトピックス

の障害の基準を入念に見直すのをやめたりする必要はない。たとえば，私が所属するバーモント児童青少年家族センター（Vermont Center for Children, Youth, and Families）の児童精神科クリニックでは，センター長の Jim Hudziak が開発した「バーモント家族基盤アプローチ（Vermont Family Based Approach：VFBA）」と呼ばれるモデルに，ポジティブ児童精神医学の多くの要素を導入している。主な取り組みとして，バーモント家族基盤アプローチ（VFBA）は児童精神医学的評価と治療の焦点を，イルネスからウェルネスに，また児童本人から家庭環境全体へと広げている。私たちは最初に，家族がウェルネスと健康増進の要素をどの程度まで児童の生活に取り入れられるかについて評価し，治療の過程ではそれを踏まえて観察と指導を行うようにしている。プログラムは各臨床家が自分のスタイルと重点項目に合わせて柔軟に活用することができ，担当の児童精神科医と，このモデルの訓練を受けたファミリーコーチの双方が実施する。このアプローチのマニュアルは現在作成中だが，本章ではモデルの具体的な要素を紹介する。本セクションの以下の部分ではバーモント家族基盤アプローチ（VFBA）の主な要素を説明するが，典型的な児童精神医学診療とは，多少異なる部分があるかもしれない。

児童のウェルネスを表す主な指標のアセスメント

　先に述べたような児童のウェルネスの領域を正確に把握するには，多くの場合，親と児童の両方から情報を集める必要がある。私たちは，形式ばらない所定の質問紙を，最初の精神医学的評価の前にあらかじめ外来患者の家族に送付し記入してもらうことが，この情報を最も効果的かつ幅広く得る方法であることを発見した。これらの質問と，典型的な精神医学的評価の内容は組み合わされ，「バーモント健康・行動質問紙（Vermont Health and Behavior Questionnaire）」と名づけられた（Hudziak, 2008）。質問内容は，児童が参加しているスポーツや集団活動，さまざまな映像メディアに費やす時間（スクリーンタイム），家族構成とその安定度，睡眠，食習慣，児童の自尊心，家族内の対立や結束の程度，子育ての内容，および生活に対する満足感といったものだ。この質問紙に，児童の行動チェックリスト，教師による報告書，児童の自己報告書（Achenbach, 2001）といった行動評価尺度と組み合わせることで，児童の行動についてのさまざまな情報提供者からの情報を，年齢，性別，文化ごとに，経験的に定義された複数の尺度にしたがって数量化，標準化した見解が得られる。この質問紙は診察前に回収して点数化されるため，評価時に臨床家が利用し，家族と共に内容を検討することができる。

　総合的なウェルネスを重視する私たちの姿勢に沿って，バーモント家族基盤アプ

ローチ（VFBA）をさらにユニークなものにしているのは，親に関する行動アセスメント質問紙があり，親本人とパートナーが記入する形となっている点だ。このステップを加えたのは，児童の診断をより正確にするため（多くの場合，これは家族のメンタルヘルス上の問題を知ることの主な根拠となる）ではなく，親の情動・行動障害を明らかにするためである。親の情動・行動障害は，家庭環境全体に影響を及ぼしているとしても，集中的な介入を行うことで，家族全員に有益な結果がもたらされる可能性がある。

ウェルネスと健康増進について家族に伝える

　質問紙から得られる豊富な情報を，ファミリーコーチかアセスメントを行う児童精神科医が検討した後で，少なくとも2回のセッションによって，典型的なアセスメントの基準要素をすべて網羅した精神医学的評価を行う。ほとんどの評価と同様，この評価では通常，臨床家が所見と総合的な印象についてフィードバックを行うだけでなく，必要であれば可能な治療方針について話し合う。診断的フォーミュレーションに加え，臨床家は児童の長所，家族機能，健康増進活動をどの程度取り入れているかに関する所見を伝える。

　標準的な児童精神科治療において不可欠でありながら見過ごされがちなのが，個々の患者にとって真に最適なメンタルヘルスがどのようなものかを追求するために，臨床家，児童，親が話し合うことだ。たいていの場合，この重要な質問は，家族がクライシスを乗り越え，さまざまな症状がもたらす苦しみから救われようと必死になる間に忘れられてしまう。クライシスに集中することは理解できるとはいえ，ウェルネスについて話し合うことは，児童と家族が共にポジティブな言葉で自らの目標を捉え直せるよう手助けする上できわめて有益である。また気質上の違いなどから，児童と親の考え方が大きく異なる点も明らかにできる。たとえば，児童は少数の親しい友人と強い絆があることに心から満足していても，親はわが子が多くの人に好かれているわけではないことに懸念を示すかもしれない。

　評価から得た主な所見を家族にどう伝えるかは，各臨床家にある程度任せられているが，家族アセスメント・フィードバック介入（Family Assessment and Feedback Intervention）と呼ばれる手法を用いて，家族との話し合いをより体系的なものにするための努力もなされている（Ivanova, 2013）。このフィードバック手法の目標は，家族が求める重要な臨床情報を提供するだけでなく，それを家族の全体的なウェルネスの視点から伝えて，児童の多難な道筋を変えるために必要ないくつかの難しいステップに取り組む意欲を家族に持たせることだ。

328 | 第4部 ポジティブ精神医学における特別なトピックス

　子育てについて話す場合には，スキルと繊細さが必要になることはよく知られている。児童を治療に連れてくる多くの親たちは，わが子の好ましくない行動の責任は自分にあるという大きな罪悪感を抱きつつも，子育てのスキル向上が必要だという話になると，非常に身構えることがある。この緊張感を感じると，臨床家は尻込みしてしまい，親の行動とは直接関係のない生物学的な理論とアプローチの話をしてしまいかねない。時間や日程上の制約も重なり，親とのセッションは最小限にして，薬の副作用や学校の成績など，あまり不快でない話題へ移りたくなるかもしれない。

　親と子育てを扱う私たちのクリニックでは，ちょっとしたヒントとテクニックにより，家族の協力を促し，会話を有意義なものにできることを見出した。表14-2にそのヒントをまとめ，子育てについての質問，児童の行動の原因を明確に伝える方法，臨床家が自らを"専門家"と位置づける際の具体的な表現方法を示している。臨床的にきわめて有効だと分かっている考え方の例として次のようなものがある。それは，親が状況を覆すことがいかに重要かを伝えることで，"悪い"親が児童の良くない行動を招く，あるいは逆に"悪い"児童が人を怒らせるという考え方を改めさせるというものだ（Rettew, 2013）。このモデルでは，児童の行動は"自分が望む状況を創り出"し，親や周囲から特定の反応を引き出すためのものと考える。しかし，その行動が激しくなるかどうかは親の反応によって決まる。特定の反応は非常に自然で理解できるが（怒りっぽい児童に対する冷淡な反応など），親がその反応を覆し，別のやり方で反応できるかどうかが，小さな感情の爆発で済むか，行動の完全なメルトダウンを引き起こすかの分かれ目となる。

　同じように慎重に扱うべき問題に，親自身の情動・行動面のウェルネスがある。すでに述べたように，標準化ツールを利用した親の精神病理の直接的なアセスメントは，現在，私たちの児童精神医学的評価に必ず取り入れられている。初期の分析で示されたのは，これらのツールのおかげで，見逃されていた親の精神病理が少なからず明らかになったことだ（Basoglu et al., 2014）。ツールから得た結果は，通常，児童のいないところで親に知らせる。特に，協力的な態度で一方的な判断を挟まずに伝えることで，親は自分自身がメンタルヘルスに問題を抱えていることを知らされても，驚いた様子を見せないことが多い。多くの親は，自分自身のためだけでなく，主に児童の生活を向上させるために，問題の改善に向かう意欲を示す。たびたび課題となるのは，成人のためのメンタルヘルスの専門家が国中で不足しているため，さらなる評価と治療を行う環境を整えるのが容易ではないことだ。そこで私たちのクリニックでは，最近，児童精神医学科内に親のためのクリニックを開設する

第 14 章　ポジティブ児童精神医学　329

という改革を行い，家族を中心としたアプローチの原則に従って，患者である児童の親が診察と治療を受けられるようにしている。

長期継続ケアにおけるポジティブ精神医学

アセスメントと初期治療提案が終わると，次に重要なのは，治療計画全体にポジティブ精神医学の要素を継続的に取り入れることだ。この目標はいろいろな方法で達成できる。私たちのクリニックでは，患者と親の多くが児童精神科医の診察に加え，ファミリーコーチのサポートも受けている。そうでない患者の場合は，児童精神科医がより広範な役割を担い，健康増進活動が介入の重点であり続けるようにしている。より形式的なアプローチを採用する臨床家は，患者と家族に推奨する活動（音楽の練習，運動，読書など）の具体的な"処方箋（指示）"を宿題として出し，その活動に費やした時間数を用紙に記入して持参させている。もっと気楽なやり方をする臨床家もいるが，総合的な取り組みの中心にいることに変わりはない。経済的な問題を抱える家族には，ソーシャルワークとケースマネジメントによる支援がきわめて有益である。

私たちのクリニックでは，ウェルネスを重視し，増進させる革新的なプログラムも試験的に実施している。具体的には，患者にスポーツの指導者を紹介しているほか，親同士と児童同士のグループを並行して作り，児童たちが音楽教育を受けている間，親たちが行動管理グループに参加できるようにしている。こういったプロジェクトには，研究の一部になっているものもあれば，コミュニティ組織と提携しているものもある。

児童精神医学という枠組みのなかでポジティブ精神医学とウェルネスを取り入れたモデルを実際に使えるようにする方法が数多くあることははっきりしている。現時点で最も重要と思われるのは，従来の精神療法と薬物療法の先を見据え，リカバリーへの唯一の道のりとして，健康増進を総合的な臨床計画の一部として優先するよう家族を励ますことである。同時に精神科医は研究者としての責務を自覚し，自らの介入を批判的に考察し，こうした要素の付加価値を支えるエビデンスを探し求めなければならない。

ポジティブ精神医学を児童の精神医学的評価にどのように取り入れられるのかを明らかにするために，次の症例（複数の症例を組み合わせた架空の症例）を読み，考えていただきたい。

330 | 第4部　ポジティブ精神医学における特別なトピックス

表14-2　子育てについて話し合う際に協力を促すテクニック

評価時の質問
1. 面接の基本事項として，親に子育てのどの部分がうまくいっていて，どの部分に改善が必要と思われるかを問う。このように問いかけると，どの親にも得意な分野と苦手な分野があることを前提にしているので，臨床家が自分だけを特別視しているのではないことが伝わる。
2. 子育てと家庭環境に関する質問紙を使用することで，臨床家は親自身の言葉と評価に返答できる。

児童の行動のフレーミング
1. 子育ては大変なもので，児童の行動に問題があれば，いっそう難しくなるという意見をはっきりと言葉に表す。
2. 親の行動はしばしば児童により引き起こされ，親の反応は，おそらく最適なものではなくても，自然で理解できるものだと認める。
3. 遺伝を引き合いに出すことで，親子に同じような行動傾向があり，それによって親子の関わりが良くも悪くも増幅している可能性について親の理解を促す。

親の指導とコーチング
1. 児童によって引き起こされる最善とはいえない反応を覆す支援といった，指導方針を考える。
2. 児童を一番よく知り，児童にとって最大の利益が何かを理解している人間として，親の立場を尊重することを忘れない。
3. 子育てに関する専門家としての自分の役割を謙遜して伝え，自分自身も完全ではなく，葛藤を抱えていることを打ち明ける。

臨床例

　10歳の少年イーサンが児童精神科クリニックを訪れたのは，両親がADHDを疑ったからだ。母親によれば，イーサンは自宅では言うことを聞かず，怒鳴られたときのみ"耳を傾ける"らしい。また絶えず物を失くし，時間の経過を把握できない。適度な制限を設けることを巡り，日に何度も言い争う。学校側も集中力，課題遂行能力，注意力の問題に気づいているが，学校では自宅ほど反抗的な態度は見られない。さらに担任の教師は，イーサンの読解力が同級生と比較して低下していることに気づいている。

　標準的な評価は，症状，特にADHDの基準に焦点を当てて行う。精神科を含めた病歴など，必要な要素も詳しく調べる。この観点からすると，イーサンは正式な診断を下すほどADHDの基準に適合せず，家族はこの結果を伝えられて安心した。しかし数年後，イーサンの状態は劇的に悪化し，再び来院することとなった。

　ポジティブ精神医学の視点を取り入れた初期評価は，より幅広い範囲に着目するため，ウェ

第 14 章　ポジティブ児童精神医学 | 331

ルネスと健康増進にとって重要な他の多くの領域に踏み込んだ質問も行う。このシナリオにおいて，臨床家はイーサンがビデオゲームに毎日およそ 4 時間も費やし，ほとんどすべての集団活動をやめたことを知る。イーサンはめったに身体活動をしていない。自室にこもってゲーム機で遊びながら夜更かしするのが習慣になっている。朝は時間に追われ，慌ただしいため朝食を抜くことが多い。イーサンの情動・行動障害の定量的評価を実施したところ，注意障害レベルは，同じ年齢の少年のおよそ 90％だった。両親にも同様の評価を実施すると，イーサンの父親には臨床レベルの注意障害がある可能性があり，母親はうつ病と不安傷害に苦しんでいた。

　イーサンの生活と家庭環境の多くの要素について，このように幅広く情報を集め，その情報を同級生と比較したイーサンの注意障害レベルに関する情報と組み合わせることにより，医師は症状を緩和させるだけでなく，家庭環境を改善し，イーサンに生活を取り戻させるための多くの領域に介入できるようになる。イーサンの症状がそれほど深刻なものでないことが分かれば，精神科医は少なくともしばらくは，薬物療法を控えながら，イーサンの状態を悪化させている可能性のある生活上の多くの領域に集中して取り組む決断ができる。イーサンの症例では，規則正しい就寝時間，自室にビデオゲーム機を置かないこと，読書時間に応じてスクリーンタイムを与えること，毎日良質の朝食を摂ること，定期的に運動すること，音楽教育などの集団活動に参加することに加え，より効果的な制限の設定について両親を指導することが，イーサンと家族の生活の改善に大いに役立つことが期待でき，両親にも精神疾患の治療を勧めることで，緊張を大いに和らげ，ポジティブなかかわりを築くことができるだろう，と判断された。

　6 カ月後，イーサンは依然としてほとんどの同級生よりもやや落ち着きがなく，注意散漫ではあるが，"新しいルール"に抵抗する時期も過ぎ，かなり調子が良くなっている。彼は薬を服用しておらず，父親は服用中だが，イーサンに対する忍耐力は大きく向上したと感じている。何か活動をしなければならないが，好きなものを選んでいいと言われたイーサンは，現在，バスケットボールとテコンドーをやっている。家族は毎日，時間を取って一緒に簡単な朝食を摂っている。

　この例が示すのは，ポジティブ精神医学とウェルネスの領域に着目することで，臨床家は介入すべき領域，および家族を励ます方法をより多く見出せるということである。こうした取り組みを通じて，問題が増えるのを止めるだけでなく，多くの場合，患者の進む方向を逆転させ，前向きな勢いをつけ，より幸福で充実した人生へと導くエネルギーを生み出すことができる。

ポジティブ精神医学の教育および訓練

　精神科の正式な研修とフェローシップ訓練プログラムにポジティブ精神医学を取り入れるための組織的な取り組みがなされない限り，精神科医は自らをメンタルヘルスおよびウェルネスにおける真のリーダーと捉え直すことなどできないだろう。これまでのところ，精神医学の訓練の大半は，精神障害のアセスメントと治療に充てられており，最適なメンタルヘルスの増進に時間を割くことはほとんどない。

　精神医学の研修医教育は多くの場で行われているが，その中心は，講義，医学書の読解，観察，指導の下で行われる臨床実習だ。現場の視点に大きな変化を起こすために，私はこうした方法のすべてにポジティブ精神医学の要素を取り入れることを提案する。American Association of Directors in Psychiatric Residency Trainingの最近の会議で，私は同僚と共に，児童精神科医に向けて今後行う予定にしているポジティブ児童精神医学の新しいセミナー講義を初めて公開した（Rettew et al., 2014）。このコースのトピック候補を表14-3に記載しているが，ここには本書の多くの章の内容が反映されている。主なトピックは幸福，愛情，ポジティブな子育て，ウェルネスの神経生物学などである。これらのトピックは，その他の多くのトピック同様，一般的な研修医訓練プログラムにも適用できる。ペンシルベニア大学のポジティブ心理学センター（Positive Psychology Center：https://www.ppc.sas.upenn.edu/）は，所属する機関に合わせてコンテンツを作成・改良する教育担当者向けに，シラバスを含めた教材をオンラインで公開している。

　教室での講義以外の場で，研修医はウェルネスと健康増進の重要性を教授陣から吸収する必要がある。形式的には，精神療法の指導中にこうした原則について話し合い，研修医が症例のフォーミュレーションと治療計画を発表する際に強化する必要がある。書面による記録と評価には，研修医が患者のウェルネスを考慮し，健康増進の原則を効果的に伝えていることを示す計画が含まれていなければならない。さらに医学生，研修医，フェローは，ウェルネスの評価に使用できるさまざまなツールの活用方法だけでなく，児童と家族の生活の質を高める技術を持つ医療以外の多くの専門家（ソーシャルワーカー，コーチ，教師）との協力方法についても指導を受ける必要がある。

　学生が学習の過程でポジティブ精神医学をどれほど習得しているかを測る専用の評価ツールを開発することはできただろう。残念なことに，ポジティブ精神医学の提唱者らは，この原則を新たな精神医学のマイルストーンに組み込むチャンスを逃した。このマイルストーンとは，精神科研修のすべての評価に使用される新しい

第14章　ポジティブ児童精神医学 | 333

表14-3　精神科研修またはフェローシップコース向けのポジティブ精神医学のトピック

トピック	サブトピック
メンタルウェルネス	定義 ウェルネスの構成要素
行動の連続体	イルネスの境界線の決定 生得的な気質あるいは性格特性との共通部分
ポジティブ精神医学の歴史	ポジティブサイコロジーとの類似点 これまでの主な実践的先駆者
幸福	幸福の「追求」 幸福対充足感
長所	共感 衝動統制スキル 実行機能
ウェルネスの神経生物学	脳画像検査 遺伝的影響 精神疾患と身体疾患に共通する関連
レジリエンス	レジリエンスに関係する特質 レジリエンス教育
宗教と精神性	信仰心と精神性の違い 自殺とうつ病との関係
精神医学におけるマインドフルネス	マインドフルネス認知療法 マインドフルネスのエビデンス 実践およびマインドフルネス講習
ポジティブな子育て	子育てのスタイルの種類 安定した愛着 子育てに関する論争とエビデンス
精神障害の予防	リスクのある人向けの事前予防検査 メンタルヘルスの"健康診断"
愛情	あまり話題にされない理由 定義 精神医学における重要性
ポジティブ精神医学の臨床への活用	評価におけるアセスメント ウェルネスについて家族に伝える 長期継続ケアでの活用

334 | 第4部 ポジティブ精神医学における特別なトピックス

基準として，さまざまな分野の専門知識，スキル，考え方をまとめたものである（Accreditation Council for Graduate Medical Education, 2013）。新しい児童精神医学のマイルストーンはウェルネスの項目をいくつか含んでいる一方，その多くは，ポジティブ精神医学の要素を含むと解釈できるくらい幅広いものとなっている。さらに言うなら，ポジティブ精神医学のコンピテンシーを要求し，それを直接的に評価することが，訓練プログラムには必要なのである。

要約

児童精神科医はメンタルヘルスの専門家と呼ばれることが多いが，実際にはその訓練と実践は，より狭い範囲の精神疾患に注力したものとなっている。しかし現在，以下のことを示す説得力のある文献が増えつつあることから，児童精神科医がこれらを活用できるようになれば，傾向は変わらざるを得なくなる。

①児童精神障害のほとんどの症状は，ウェルネスも含めた一つの連続体上に，さまざまなレベルで存在する。

②ポジティブな子育て，睡眠，栄養，運動，マインドフルネスの実践など，ウェルネスと健康増進のさまざまな領域は，情動・行動障害に苦しんでいるか，その予備軍である児童にとって重要なメリットをもたらす可能性がある。

ポジティブ精神医学のこうした要素は，児童精神医学的評価および長期継続ケアに体系的に取り入れる必要がある。そうすることで，臨床家は個人精神療法と精神薬理学の伝統的手法を超越した介入と改善に向け，より多くの方法を見出すことができる。次世代の児童精神科医の訓練に求められるのは，この分野が発展し，患者にとって最も有益なものとなるよう，これらの進歩をポジティブ精神医学に反映させることである。

臨床上のキーポイント

- 「メンタルヘルス」という言葉は至るところで使われているが，児童精神科医の訓練の大部分は精神疾患に焦点を当てたものである。
- 研究により，臨床症状と障害のほとんどは，ウェルネスからイルネスへと続く幅広い連続体上に存在することが，次第に明らかになってきている。
- 運動，栄養，芸術，マインドフルネスなど，ウェルネスの多くの要素が，

メンタル機能を向上させ，精神医学的症状を改善させることが分かりつつある。
- ウェルネスと健康増進を児童精神科ケアに完全に取り込むことは，日々の実践においてたやすく達成できる。
- 新人児童精神科医の訓練には，ポジティブ精神医学とウェルネスの領域の教育を追加すべきである。

参考文献

Accreditation Council for Graduate Medical Education: The Psychiatry Milestone Project. November 2013. Available at: http://www.acgme.org/acgmeweb/Portals/0/PDFs/Milestones/PsychiatryMilestones.pdf. Accessed August 27, 2014.

Achenbach TMRLA: Manual for the ASEBA School-Age Forms and Profiles. Burlington, University of Vermont Research Center for Children, Youth, and Families, 2001

American Academy of Child and Adolescent Psychiatry: American Academy of Child and Adolescent Psychiatry Web site. 2014. Available at: http://www.aacap.org/. Accessed August 27, 2014.

American Academy of Pediatrics: Children, adolescents, and the media. Pediatrics 132:958–961, 2013

Audrain-McGovern J, Rodriguez D, Wileyto EP, et al: Effect of team sport participation on genetic predisposition to adolescent smoking progression. Arch Gen Psychiatry 63(4):433–441, 2006 16585473

Barros RM, Silver EJ, Stein RE: School recess and group classroom behavior. Pediatrics 123(2):431–436, 2009 19171606

Basoglu F, Rettew DC, Hudziak JJ: How much parental psychopathology is missed during standard child psychiatry evaluations? Poster presented at the 61st annual meeting of the American Academy of Child and Adolescent Psychiatry, San Diego CA, October 2014

Beck JS: Cognitive Behavior Therapy: Basics and Beyond. New York, Guilford, 2011

Berns GS, Blaine K, Prietula MJ, et al: Short- and long-term effects of a novel on connectivity in the brain. Brain Connect 3(6):590–600, 2013 23988110

Black DS, Milam J, Sussman S: Sitting-meditation interventions among youth: a review of treatment efficacy. Pediatrics 124(3):e532–e541, 2009 19706568

Brown HE, Pearson N, Braithwaite RE, et al: Physical activity interventions and depression in children and adolescents: a systematic review and meta-analysis. Sports Med 43(3):195–206, 2013 23329611

Common Sense Media: Children, teens, and reading: a common sense media brief. 2014. Available at: https://www.commonsensemedia.org/research/children-teens-andreading. Accessed August 27, 2014.

Constantino JN, Todd RD: Autistic traits in the general population: a twin study. Arch Gen Psychiatry 60(5):524–530, 2003 12742874

Forehand RL, Long N: Parenting the Strong Willed Child. New York, McGraw-Hill, 2010

Geller B, Craney JL, Bolhofner K, et al: Two-year prospective follow-up of children with a prepubertal and early adolescent bipolar disorder phenotype. Am J Psychiatry 159(6):927–

933, 2002 12042179

Goodnight JA, Bates JE, Staples AD, et al: Temperamental resistance to control increases the association between sleep problems and externalizing behavior development. J Fam Psychol 21(1):39–48, 2007 17371108

Grape C, Sandgren M, Hansson LO, et al: Does singing promote well-being? An empirical study of professional and amateur singers during a singing lesson. Integr Physiol Behav Sci 38(1):65–74, 2003 12814197

Hettema JM, Neale MC, Myers JM, et al: A population-based twin study of the relationship between neuroticism and internalizing disorders. Am J Psychiatry 163(5):857–864, 2006 16648327

Hudziak JJ: Genetic and environmental influences on wellness, resilience, and psychopathology: a family based approach for promotion, prevention, and intervention, in Developmental Psychopathology and Wellness: Genetic and Environmental Influences. Edited by Hudziak JJ. Washington, DC, American Psychiatric Publishing, 2008, pp 267–286

Hudziak JJ, Albaugh MD, Ducharme S, et al: Cortical thickness maturation and duration of music training: health-promoting activities shape brain development. J Am Acad Child Adolesc Psychiatry 53(11):1153–1161, 2014 25440305

Ivanova M: Family Assessment and Feedback Intervention (FAFI): A Training Manual. Burlington, University of Vermont, Department of Psychiatry, 2013

Jacka FN, Ystrom E, Brantsaeter AL, et al: Maternal and early postnatal nutrition and mental health of offspring by age 5 years: a prospective cohort study. J Am Acad Child Adolesc Psychiatry 52(10):1038–1047, 2013 24074470

Kendler KS, Liu XQ, Gardner CO, et al: Dimensions of religiosity and their relationship to lifetime psychiatric and substance use disorders. Am J Psychiatry 160(3):496–503, 2003 12611831

Konrath SH, O'Brien EH, Hsing C: Changes in dispositional empathy in American college students over time: a meta-analysis. Pers Soc Psychol Rev 15(2):180–198, 2011 20688954

Maccoby EE, Martin JA: Socialization in the context of the family: parent-child interaction, in Handbook of Child Psychology, 4th Edition, Vol 4. Edited by Mussen PH. New York, Wiley, 1983, pp 1–101

National Heart, Lung, and Blood Institute: How much sleep is enough? February 2012. Available at: http://www.nhlbi.nih.gov/health/health-topics/topics/sdd/howmuch.html. Accessed July 2, 2014

Nonnemaker JM, McNeely CA, Blum RW: National Longitudinal Study of Adolescent Health: Public and private domains of religiosity and adolescent health risk behaviors: evidence from the National Longitudinal Study of Adolescent Health. Soc Sci Med 57(11):2049–2054, 2003 14512236

Polderman TJ, Derks EM, Hudziak JJ, et al: Across the continuum of attention skills: a twin study of the SWAN ADHD rating scale. J Child Psychol Psychiatry 48(11):1080–1087, 2007 17995483

Reiss D: Parents and children: linked by psychopathology but not by clinical care. J Am Acad Child Adolesc Psychiatry 50(5):431–434, 2011 21515190

Rettew DC: Temperament: risk and protective factors for child psychiatric disorders, in Comprehensive Textbook of Psychiatry, 9th Edition, Vol 2. Edited by Sadock BJ, Sadock VA, Ruiz P. Philadelphia, PA, Lippincott, Williams & Wilkins, 2009, pp 3432–3443

第 14 章　ポジティブ児童精神医学 | 337

Rettew DC: Child Temperament: New Thinking About the Boundary Between Traits and Illness. New York, WW Norton, 2013

Rettew DC, Althoff RR, Hudziak JJ: Happy kids: teaching trainees about emotionalbehavioral wellness, not just illness. Poster presented at the 43rd Annual Conference of the American Association of Directors in Psychiatric Residency Training, Tucson, AZ, March 12–15, 2014

Seligman MEP: Flourish: A Visionary New Understanding of Happiness and Well-Being. New York, Free Press, 2011

Strasburger VC, Jordan AB, Donnerstein E: Health effects of media on children and adolescents. Pediatrics 125(4):756–767, 2010 20194281

Weissman MM, Pilowsky DJ, Wickramaratne PJ, et al; STAR*D-Child Team: Remissions in maternal depression and child psychopathology: a STAR*D-child report. JAMA 295(12):1389–1398, 2006 16551710

推薦相互参照

　睡眠に関しては，第 11 章（予防的介入），と第 12 章（ポジティブ精神医学の臨床実践への統合）で，栄養に関しては第 12 章で論じられている

第15章

ポジティブ老年精神医学および文化精神医学

María J. Marquine, Ph.D.
Zvinka Z. Zlatar, Ph.D.
Daniel D. Sewell, M.D.

　米国の人口は，ますます高齢化し多様化している。加齢は一般に，身体的および精神的機能の衰えを伴う。また，少数の民族と人種は，収入および教育，医療へのアクセスの点で不利な状況に置かれる。これら高齢者と人種的マイノリティは，社会の中で弱い立場に属する集団と考えられる。そこで，国民のメンタルヘルス改善に向けた重要な取り組みとして，高齢者および人種的マイノリティ集団に対するポジティブな精神的健康への働きかけがきわめて重要となる。

　本章の前半で，高齢者のウェルビーイングと**サクセスフル・エイジング**の関連概念を論じるとともに，サクセスフル・エイジングを促進するポジティブな心理学的特性の役割を考察する。現在進行中の科学的研究によれば，これらポジティブな心理的特性とこれらの特性を強化する介入法の開発によって，米国をはじめとする世界各国の高齢者の現在と将来の精神的，身体的な健康問題を軽減できる潜在的な可能性がある。章の後半では，米国社会において二つの大きな民族的，人種的マイノリティ集団のメンタルヘルスを高めることに成功していると思われる結果を要約する。ただし，これらポジティブな精神的健康につながる要因は，同じ民族ならびに人種のなかでも一貫しないことがあり，ましてや民族と人種が異なればその要因も異なることに留意が必要となる。二つの臨床的事例を示すことで，サクセスフル・エイジングの理解力如何で，その臨床的効果の即効性と実践性が違うことが強調できると思われる。

本研究は，米国保健省 T32MH019934 とカルフォルニア大学健康加齢サンディエゴセンターおよび Sam and Rose Stein 加齢リサーチ研究所からの助成を受けた。

340 | 第4部 ポジティブ精神医学における特別なトピックス

高齢者

米国の高齢者

　2010年に行われた人口調査では,65歳以上の高齢者は4,000万人にのぼっており,これは米国人口の13%を占める。2030年までに, 米国人の5人に1人が65歳以上となる。さらに2050年までには,高齢者の数は2倍に増加し,その数はおよそ8,900万人に達し, 人口の約20%となる(図15-1)。米国の高齢者人口の急激な増加は,建国以来, 前例のないことであり, さまざまな健康問題を国全体に渡って引き起こすことが予想される。加齢によって, 身体的, 精神的な機能低下が生じ, 生活の質と機能面がいろいろ影響を受ける。したがって, 国際社会的にも, 高齢者のウェルビーイングと生活の質の向上につながる要因を特定すること, さらにこれらの重要な概念を包摂した介入法を開発することが, ヘルスケアの専門家にとって緊急の課題となっている。

加齢のポジティブ精神医学

　高齢者の比類のない増加に関連するヘルスケア問題として, 精神疾患を患う高齢者の増加が生じている。25年後には, 重篤な精神疾患に罹患する高齢者は3倍になると予想される。これまで高齢期の精神医学的研究の多くは, 精神疾患に焦点を当ててきたが, "症状除去のみならず, 回復とサクセスフル・エイジングの促進を試みる"加齢のポジティブ精神医学の新しい発展に関心が寄せられている(Jeste & Palmer, 2013, p.81)。この近年の動向は, ヘルスケア専門家による症状認知と治療に加えて, ウェルビーイング向上を心がける重要性の理念へと拡大している。以前の世代の精神科医にとっては, この考えはサクセスフル・エイジングと同義である。現時点で, サクセスフル・エイジングの定義の一致はない。しかしヘルスケアの専門家は, 高齢者のサクセスフル・エイジングとウェルビーイングの主観的(自己報告)アセスメントによって得られる知見は, 身体的, 認知的, 社会的能力の低下を客観的に評価するツールよりも示唆に富み, 貴重な情報を提供していることに気づき始めている。

　サクセスフル・エイジングを身体的および認知的能力の低下がない状態として定義するならば, 高齢者集団は若年齢者層と比較して, いろいろな面で劣った結果となるだろう。加齢に伴い, 心臓疾患はじめ脳卒中, 関節炎, 慢性痛などの医学的所見が増加することはよく知られている。ある種の認知的機能(たとえば, 語彙や一般的知識)は歳を経ることで向上することもあるが, ほとんどの認知的機能(たと

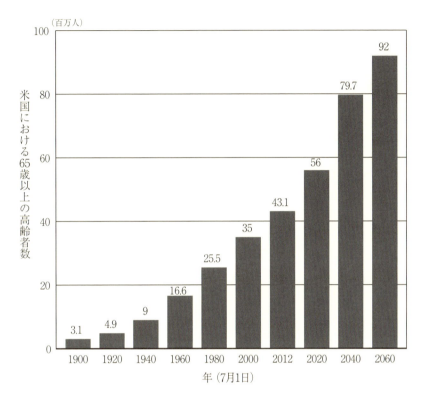

図15-1 米国の65歳以上の高齢者数（百万）の推移（1990-2060年）
Administration on Aging 資料

えば，処理速度，注意，学習，記憶）は低下するようになる。身体的，認知的機能の低下が深刻な状態になった場合，臨床的には重大な機能不全となり，認知症となる。加齢の進行と身体的，認知的機能の低下との間の逆相関にもかかわらず，若年齢層者と比較すると，高齢者はウェルビーイングを高く報告する傾向にある。この知見は，人生満足感と全般的なウェルビーイングが加齢とともに必ずしも低下せず，ときには高まることを示唆している。たとえば，62歳から95歳の高齢者899人を対象にした8年間の追跡研究によれば，個人属性や健康の自覚などの要因で結果を調整しても，人生満足感が増加した（Gana et al., 2013）。同様の別な調査研究でも，地域在住の大部分の高齢者が自分はうまく歳をとっていると自覚していた（Jeste et al., 2003）。能力低下の客観的基準ほどではない慢性疾患を有する高齢者でも，

342 | 第4部　ポジティブ精神医学における特別なトピックス

老いを上手に迎えていると考えている（Strawbridge et al., 2001）。これらの知見は，高齢者のウェルビーイングと自分たちが上手に老いているかを規定する重要な要因が，身体的機能以上の何かであることを示唆している。ウェルビーイングを予測する要因が，年齢層によって異なることの証拠があることは重要である。たとえば，Hamaratら（2001）は，年齢層の違いによって，ストレスの自覚と人生満足度に関連する対処能力との間の関係が異なるのか検討した。人生満足度をもっともよく予測した要因が，若年者層では，ストレスの自覚であったのに対して，中年者層と高齢者層では，対処資源の活用であった。これらの知見は，若年層の知見を高齢者にそのまま適用すると誤った仮説につながることを示唆するとともに，いくつかのライフステージでウェルビーイングと人生満足感を調査することの重要性を強調する。

サクセスフル・エイジングの予測因子

　高齢者のサクセスフル・エイジングもしくはウェルビーイングの予測因子は特定できるのか。サクセスフル・エイジングの次元モデルに基づく方法論で実証的に検討した研究は不足しているが，Vahiaら（2012）は，サクセスフル・エイジングに影響する関連要因として，身体的，情動的，精神的，心理社会的な防御因子を特定した。ストレスと否定的な体験を調整したり，新しいことへの挑戦に対する適応を促進したりする主要な心理社会的防御因子の一つとして，レジリエンスというパーソナリティ特性が特定されている。若年者と比較して，高齢者では，レジリエンスのいくつかの面で少なくとも優っていることが分かっている。たとえば，高齢者の感情調整力および問題解決のレジリエンスは若年者よりも優れているが，ソーシャルサポートなどのレジリエンスは低い（Gooding et al., 2012）。高齢者のレジリエンスは，良好な身体的ならびに精神的健康と関連する。また，レジリエンスは身体的損傷からの回復を早めたり，病気への否定的な体験を緩和したりすることのみならず，死亡率の低下に対しても重要な役割を果たす可能性がある。さらに，レジリエンスの効果はサクセスフル・エイジングにおける良好な身体的健康に匹敵する（Jeste & Palmer, 2013）。このことは，サクセスフル・エイジングの促進にとって，レジリエンスが重要性であることを強調している。レジリエンスおよびサクセスフル・エイジングの指標との関連性は，地方の農村部における低所得の弱者の高齢者層でも同様に認められる。

　高齢者のレジリエンスに寄与する要因は多面的であり，十分に解明されていない。年齢はレジリエンスのレベルを左右するが，どの要因がレジリエンスを促進するこ

とと最も関連あるのかなどの検討も大事となる。健康感の低さおよびエネルギーの減少，希望のなさといった要因は，どの年齢層でもレジリエンスの低さと関係する。とりわけ高齢者では，精神疾患と身体的な機能不全がレジリエンスの低下を予測する（Gooding et al., 2012）。レジリエンスの関連要因が年齢によって違うことが，60歳以上の地域在住の女性の高齢者1,395人を対象にした研究から分かっている。レジリエンス尺度を構成する要因が，若年者と高齢者とで異なることが示され，従来の結果と違った（Lamond et al., 2008）。これらの知見は，年齢によって，レジリエンスの心理的基礎過程が異なることを強調している。

　たとえば，女性の高齢者のレジリエンスは，"社会的な絆"とか"チャレンジ精神"，"スピリチュアル土壌"を形成することで高くなる。またLamondら（2008）の調査研究より，レジリエンスが社会参加，情動的ウェルビーイング，認知的不調の少なさ，楽観主義，サクセスフル・エイジングを上手にしているなどの自覚と相関していることが明らかにされている。50歳以上の英国の高齢者3,581人を対象にした縦断的研究では，逆境の事態にあった時，ソーシャルサポートの少ない個人と比較して，それの多い個人のレジリエンスのレベルは40〜60%高かった。

　スピリチュアリティは，後期高齢期の生活のなかでは，レジリエンスを維持促進する手段となり，高いウェルビーイングに導く。スピリチュアリティは，高齢者ではまた，他の要因を調整してもなおウェルビーイングの有意な予測因子である。たとえば，Lawler-Row & Elliott（2009）は，年齢や性，健康行動，ソーシャルサポートなどの要因の影響を除外しても，スピリチュアルなウェルビーイングおよび祈りが心理的ウェルビーイングと主観的ウェルビーイング，身体的症状，抑うつの予測因子であることを見出した。

　高齢者のサクセスフル・エイジングならびにウェルビーイングにとって，もう一つの重要な予測因子が楽観性である。英国の大規模調査において，生物医学的要因の影響以上に，楽観性が7〜8年後の生活の質を予測した（Bowling & Iliffe, 2011）。興味深いことに，楽観性は主観的ウェルビーイングと同じように，客観的な身体機能にも良い影響をもたらすように思われる。たとえば，Brenesら（2002）は，膝に痛みを抱えた地域在住の高齢者488人を対象にした研究において，人口属性的ならびに健康変数で要因調整しても，楽観性が歩行機能と関連することを見出した。さらに重要なことは，高齢者では，客観的な身体機能が予測する以上に，楽観性は主観的な身体的機能を予測する。複数の医学的問題を有する309人の高齢者（65〜85歳）を6カ月にわたって縦断的に追跡した研究から，健康に関連する楽観性がフィットネスと身体機能の自覚との間の関連性を部分的に説明できることの

みならず，この楽観性は客観的な身体機能よりも，身体機能の自覚をより予測できることを見出した。楽観性が高齢者のウェルビーイングに影響を及ぼすメカニズムとして，人生の意味ならびにソーシャルサポート，自己効力感の高まりなどを介して生じていると思われる。

　高齢者のサクセスフル・エイジングとウェルビーイングのもう一つの重要な予測因子は，余暇活動への参加である。余暇活動には，身体的活動や運動，認知的，芸術的，社会的活動などが含まれる。座位中心の生活時間を減少させる身体運動の習慣は，高齢者の抑うつ症状の軽減および心臓血管機能の改善を促す方法と同様に，認知的機能の低下予防の方法としても注目されている。たんに歩行を促す介入でも，身体的活動が脳に変化を及ぼし，認知的機能が効率的に働くようになる（Colcombe et al., 2006）。また，脳に何か新しいことを学ぶようにさせる認知的活動が，後期高齢期の脳の健康とウェルビーイングを維持する上で大切となる（Park et al., 2014）。同様に，教会に行き讃美歌を歌ったり，芸術を通じて他人と交流したりするなどの社会参加が，サクセスフル・エイジングおよびウェルビーイングに関連している。たとえば，Red Hat 協会（女性の高齢者の余暇機関）に参加する女性は，幸せな時間を創り出したり，変化や否定的な出来事に対応したり，自己を高めたりするといった協会活動を通して，多くの心理社会的健康の恩恵に与っており，それらがいずれもウェルビーイングの向上になっていることを自己報告している（Son et al., 2007）。

　関連性をより明確にするために，高齢者のサクセスフル・エイジングもしくはウェルビーイングの予測因子について，簡便かつ体系的に同定することが試みられている。しかし，現在検討されていない他の予測因子が重要な役割を果たしているかもしれず，要因同士が複雑に関連していることに留意する必要がある。たとえば，楽観性とウェルビーイングとの間の関連性を説明する上で，コントロールの自覚あるいは自己効力感が重要な役割を果たすことを多くの研究は示しているが，その関連性についてはまだ明確でない。楽観性が自己効力感と関係しないで，ウェルビーイングに直接影響したり，あるいは楽観性が自己効力感の効果を高めたりすることでウェルビーイングに影響を及ぼすことを報告した研究がある。一方で，自己効力感が媒介的な役割を果たしていることを示す報告や，自己効力感が楽観性およびウェルビーイングとの関係を修飾するなど（自己効力感の低い人でのみ，楽観性がウェルビーイングに影響するなどのように）の研究が散見される。サクセスフル・エイジングおよびヘルスケアの専門領域で行われた臨床研究は，これら複雑な関係を理解するにはまだ至っておらず，楽観性が高齢者のウェルビーイングと人生満足感にどのように影響しているのか分かっていない。現時点の知識はこれら要因間の複雑

かつ多面的な関連性について引き続き検討していかなければならないことを明らかにしている。これらの概念と関連性について明確にできれば，ヘルスケアの専門家は生活の質の究極的な向上に向けて，また加齢過程に随伴して生じる精神的および身体的問題の潜在的な予防のために，レジリエンスと楽観性，ソーシャルサポート，スピリチュアリティ，余暇活動などに焦点を当てた適切な介入方法の開発に着手できるだろう。

臨床例

Lelia は，米国南部の田舎町の出身の 73 歳女性である。メンタルヘルスの専門家に抑うつと糖尿病性感覚異常の愁訴を訴えている。彼女は現在，中等度のアルツハイマー病を発症している 45 歳の夫を介護している。夫の介護のために，自分の将来や夫の健康回復への希望を持てず，朝ベッドから起き上がることに苦痛を感じていると語っている。彼女の社会的な繋がりは限られていて，介護に協力してくれる家族も近くにはいない。サクセスフル・エイジングの観点から，Lelia の治療は抑うつと神経性疼痛に対する薬物治療の処方箋に加えて，ソーシャルサポートを高めるような生活の質の向上を目指した。治療は，週に数時間，Lelia の代わりに，夫の介護をしてくれるヘルパーの活用も含んでいる。ヘルパーのおかげで，彼女は近所のコミュニティセンターのビンゴ大会に参加できるようになった（Lelia は，この活動を心から楽しんでいると語った）。ビンゴ大会への参加は，介護の義務から休息をもたらすだけでなく，新しい友達づくりや社会参加の機会を与えてくれた。彼女は，絵を描くことも大好きだったことから，治療の一貫として，週に 2 回，夫の昼寝中に絵を描くことも組み入れた。また，抑うつと慢性疼痛を軽減するために，夫と毎日 20 分間の散歩を日課とした。この散歩は，Lelia だけではなく，夫にも非常に効果があった。構造化されたこのような活動は，アルツハイマー病の病人と同居して介護にあたる人に効果があることが分かっている。治療開始 4 カ月後には，Lelia は "新しい人生目標" を見つけ，精神的に支援してくれる新しい友達もできて，"自分は今では一人ぼっちでない" という気持ちが出てきたと語った。"自分の人生は劇的に変わった。痛みはまだ続き，介護の責任も依然として生活の大部分を占めているが，友達からの支援のおかげで生活の質は改善している。娯楽活動は自分を肯定的にさせ，生きる意味を与えてくれている" とも話すようになった。

人種的，民族的マイノリティ

米国には人種や民族が異なる多くの人々が住んでいる。そのなかでも二つの大きな人種的，民族的マイノリティが存在する。ヒスパニック系・ラテン系米国人と黒

人系・アフリカ系米国人である。ここでは，サクセスフル・エイジングの中核となるメンタルヘルスの成功的な結果に焦点を当てる。2010年の米国国勢調査では，"ヒスパニックもしくはラテン系"とは，キューバ人およびメキシコ人，プエルトリコ人，中南米系アメリカ人，あるいは人種に関係なくスペイン文化を背景に持つ個人として言及される。したがって，どの人種もヒスパニック系となり得る。"黒人"もしくは"アフリカ系米国人"は，アフリカ黒人のあらゆる人種に由来する（本章では，"黒人"あるいは"アフリカ系米国人"は，アフリカ黒人のあらゆる人種に由来する個人を称するとき，互換性をもって使用する）。

　ヒスパニックと黒人とではかなり人種が異なり，この相違がポジティブなメンタルヘルスの結果の性質および予測因子に影響する。しかし，非ヒスパニック系白人と比べると，いずれの人種も低所得で貧困率が高く，健康保険の加入率も低い。よって，これらマイノリティは米国社会のなかでは，メンタルヘルスの結果が悪くなりやすい脆弱性のある集団となる。マイノリティのなかでも，人生経験や脆弱性が異なれば，同じ人種や民族であっても，ウェルビーイングを向上させたり，良好なメンタルヘルスの結果に関連したりする要因は異なる。ポジティブなメンタルヘルスを促進する方法がわかれば，マイノリティにとってはとりわけ益することが大となる。人種的ならびに民族的なマイノリティに属さない高齢者に対しても貴重な情報提供となるだろう。

ヒスパニック系米国人
米国のヒスパニック系人

　ヒスパニック系米国人は，米国で最も人数の多いマイノリティ集団である。2012年現在，米国には5,300万人のヒスパニック系米国人がいる。これは，全人口の17%にあたる。また，2060年までに，ヒスパニック系米国人は米国全体の3分の1を占めると予想されている（米国国勢調査，2012）（図15-2）。米国在住のヒスパニック系米国人を対象として研究を行う時，研究者は対象者のなかには，米国を母国としたり，そうでない人がいたりすること，言語の使用や人種，移民歴などの多様性に留意が必要となる。これらの多様性は，ヒスパニック系米国人内の比較およびヒスパニック系米国人間の比較において，ポジティブなメンタルヘルスの結果と予測因子の違いにつながる。けれども，ほとんどのヒスパニックが家族主義（家族に重要な役割をおく）と集団主義（個人よりも集団を優先する）などの文化的価値を有していることを知っておくことが大切となる。また，スペイン語を話し，移民経験のあることも，別の共通基盤である。メンタルヘルスの結果およびその予測因子を

理解するためには，ヒスパニック系米国人が有する共通基盤とこれらの下位集団が持つユニークな多様性の留意が必要となる。

ヒスパニックパラドックス

集団としてのヒスパニック系米国人は，他の民族ならびに人種的集団と比較して，社会経済的地位が低く，社会的状況が劣悪である。したがって，驚くに値しないが，糖尿病や肥満などの慢性疾患の罹患率が高い傾向にある。一方，ヒスパニックパラドックスと呼ばれるように，出産や死亡率などの他の健康結果は良い。実際，ヒスパニック系米国人の平均寿命は米国のなかでは最も高い 81 歳であり，非ヒスパニック系白人の 79 歳と黒人の 75 歳よりも寿命は長い。ヒスパニック系米国人の精神疾患の罹患率に関しては，錯綜している。知見の相違はヒスパニック系アメリカ人の下位集団の中で生じている可能性がある。報告のほとんどは，移民経験を持つヒスパニック系米国人を対象としており，非ヒスパニック系白人よりも精神障害の割

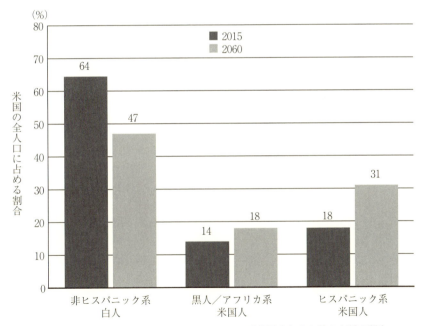

図 15-2　米国の全人口に占めるヒスパニック系米国人とその他の人種の割合
（2015 年と 2060 年の比較）

原典：U.S. Census Bureau data: "Percent Distribution of the Projected Population by Race and Hispanic Origin for the United States: 2015 to 2060"

合が低いことを示している（U.S. Department of Health and Human Services, 2001 参照）。

　ヒスパニック系米国人のポジティブなメンタルヘルスの結果および予測因子については，ほとんど知見がない。メンタルヘルスについても，前述したようなヒスパニックパラドックス効果につながる潜在的強みを特定できれば，ヒスパニック系米国人のメンタルヘルスへの洞察を深めることができる。ひいては，精神障害の低減のためにヒスパニック系米国人が実践していることを理解することは，すべての米国人にとっても有意義なものとなる。

ヒスパニック系米国人のウェルビーイング

　米国に住むヒスパニック系米国人の最近のウェルビーイング調査の結果は，一致していない。ほとんどの大規模調査において，他の民族および人種と比較したとき，ヒスパニック系米国人の人生満足感は低い。その水準は，母国から移住してきたヒスパニック系米国人の下位集団とほぼ同一である（たとえば，Barber et al., 2009 ; Coverdill et al., 2001）。人生満足感の民族間格差が，社会経済的状態および民族的にマイノリティな集団間で異なると目される潜在的な人生満足感の決定要因の分散の違いで"説明される"かどうか，議論が分かれる。General Social Survey の分析では（Coverdill et al., 2011），ラテン系米国人はラテン系でない白人に比べて，生活の質が低い。この違いは，教育年数および雇用，地位，年齢，性別，宗教関連行事への参加頻度などを調整してもなお認められる。米国成人集団（National Health Interview Survey）（疾病対策予防センター，2004）および Behavioral Risk factor Surveillance System（疾病対策予防センター，2013）を対象とした 2 つの代表的な横断的調査によると（合わせると 350,000 人の対象者になる），ヒスパニック系米国人の人生満足感は非ヒスパニック系白人よりも低い。しかし興味深いことに，人生満足感のこれらの格差は社会経済的状態および健康度，社会的繋がりなどでデータを修正すると消失したり，逆転したりすることがわかった（Barger et al., 2009）。英語が話せる高齢のヒスパニック系米国人とこの集団と属性的に一致する非ヒスパニック系白人を含む集団の最近の研究では，以前の結果と同じように，ヒスパニック系高齢者の人生満足感が高いことが実際に示唆されている（Marquine et al., 2014）。

ヒスパニック系米国人のウェルビーイングを予測する主要因子

　ヒスパニック系米国人は，ストレスと生活の変化に対処するための多様な文化的

第15章　ポジティブ老年精神医学および文化精神医学 | 349

ツールを持っている。さまざまな調査から，家族および地域，所属集団への忠誠と意識や集団への自己同一化などがヒスパニック系米国人のレジリエンスならびにウェルビーイングを高める重要な役割を担っていることが示されている。ヒスパニック系米国人のメンタルストレスならびに健康の結果を理解する上で，文化的適応は鍵となる概念である。この概念は，ある集団の成員が文化的に異なる他の集団（ふつうは勢力的に大きい）の信念や行動を取り入れ，同化する過程として言及されている。上記にリストされた文化的防御因子は，移住して間もない移民の間で強く，文化的適応が進んでいると思しきヒスパニック系米国人では弱くなる。文化的適応とこれら文化的防御因子との関係は，非常に複雑であり，構成概念ならびにヒスパニック系米国人の下位集団によって異なる。もとのヒスパニック文化で有効に機能していた要因が，支配的な社会（ふつう非ヒスパニック系白人文化）に同化するにつれて，次世代では消失していく。

　スピリチュアリティと信仰心は，ヒスパニック文化のなかで際立っている。非ヒスパニック系白人と比較して，ヒスパニック系米国人の高い割合が宗教団体に属しており，コーピングメカニズムとして宗教とスピリチュアリティを利用している（Pew Research Center's religion and Public Life Project, 2014）。さらに，ヒスッパニック系米国人の宗教性は，彼らの健康，とりわけメンタルヘルスによい影響を与える。メキシコ系米国人の内，教会に毎週出席している人の死亡率のリスクは低く，他の主要な要因（たとえば，社会的属性，心臓血管系の健康，日常生活の活動，認知的機能，身体の移動と機能，社会的支援，健康行動，メンタルストレス，主観的健康など）以上に，その死亡リスクを減らすことがわかっている（Hill et al., 2005）。興味深いことに，高齢の障害者を介護するメキシコ系米国人を対象とした家族の調査研究では，信仰心と宗教的なコーピングが介護者のメンタルヘルスおよび介護負担感の軽減に関連するが，介護者の身体的健康の自覚とは関係しなかった（Herrera et al., 2009）。

　ラテン系米国人のメンタルヘルスと信仰心ならびにスピリチュアリティとの関係を理解しようとしたとき，研究者はこれらの関連性の性質が構成概念の個別的な側面いかんによって異なることに留意する必要がある。組織的信仰心（つまり，宗教的儀式の公共的実施）はメキシコ系米国人のメンタルヘルスによい効果をもたらし（Herrera et al., 2009），死亡率を減少させる（Hill et al., 2005）。同様に，ヒスパニック系米国人においても，彼らの信仰心とスピリチュアリティの個人的経験が，メンタルヘルスによい結果をもたらす（Herrera et al., 2009 ; Marquine et al., 2014）。たとえば，高齢のヒスパニック系米国人では，同じ高齢の非ヒスパニック系白人と

比較して，スピリチュアリティを日々たくさん体験する個人の人生満足感が高いのはなぜか，その説明において主要な役割を果たしている（Marquine et al., 2014）。さらに，身内の高齢の障害者を介護するメキシコ系米国人の家族への調査研究でも，高いレベルの内面的な信仰心（内在化した信仰）のある介護者ほど，介護負担感が少ない（Herrera et al., 2009）。逆に，非組織的信仰心（つまり，個人レベルでの宗教的儀式の実践）はメンタルヘルスの低下と関連している。これらの関係についての解明は遅れているが，複雑な関係を理解する必要があることだけはわかっている。おおよそ，ヒスパニック系米国人の宗教的およびスピリチュアルな信念はメンタルヘルスに対して肯定的に機能するが，別の面では，これらの信念が意図しないネガティブな結果を引き起こす可能性もある。

　家族主義ないし家族への志向性は，ヒスパニック系米国人の間で最も広く共有されている文化的価値の一つであり，自分の家族に対する相互依存的な責任と団結の感情である。この意識性のメンタルヘルスに及ぼすポジティブな効果は広く確立されている。たとえば，メキシコ系米国成人および知的障害児を育児するプエルトリコ系の母親の家族志向性は心理的ウェルビーイングと関連していたり，認知症の家族を介護するヒスパニック系米国人の介護負担感の軽減と結びついたりしている（Losada et al., 2006）。またラテン系の両親の優しさは，子どもらの飲酒量を著明に減らしたり，統合失調症者の子どもを有するメキシコ系米国人の家族の優しさは，病気の再発を予防する効果があったりする（Lopez et al., 2004）。ヒスパニック系米国人の家族主義とウェルビーイングとの間の関係には，肯定的のみならず，否定的な面もあることに留意する必要がある。たとえば，家族間の好ましくない関係がかえって，ウェルビーイングに対して有害的にも作用する。

　概して，ラテン系米国人のなかでは，**ソーシャルサポートの自覚**はメンタルヘルスに恩恵的に作用する。ラテン系の若者において，ソーシャルサポートの自覚は学業上のウェルビーイングにとって重要な役割を果たしており，差別意識およびこのような文脈で生じる成績不良へのリスク要因を緩和する（Perez et al., 2009）。近隣の**ヒスパニック系コミュニティ組織**への加入は，メンタルヘルスを含む健康の結果に常に望ましい結果をもたらしている（Shell et al., 2013）。組織体制が確立されたヒスパニック系社会のメンタルヘルスに及ぼす保護的作用は，ソーシャルサポートの高さと偏見とストレスの低さを媒介して生じているように思われる。近隣のヒスパニック系米国人社会での暮らしは，民族の一員としてのアイデンティティと誇りを強化し，互恵的な信頼と団結を通じたソーシャルサポートを促進することによって，ストレスを緩和させているのかもしれない。

第 15 章 ポジティブ老年精神医学および文化精神医学 | 351

　移民してきたヒスパニック系米国人の精神障害の割合は，米国生まれのヒスパ
ニック系米国人のそれより低い。移民経験者のレジリエンスを高めている可能性が
ある潜在的要因の一つは，**二重準拠枠**と呼ばれるものである。この用語は，ヒスパ
ニック系移民が自らの米国での生活を評価するために，母国の原家族の生活を基準
として考える傾向として使用される。米国での日々のストレッサーに対してそれ
ほど苦痛に感じないですんでいるのは，母国での社会的，経済的条件が現在の暮ら
しよりも悪かったからである。ヒスパニック系移民のレジリエンスとウェルビー
イングを高めているもう一つの要因は，集団の達成目標を有していることにある。
言葉を換えて言えば，彼らは自分自身の利益だけではなく，家族を母国に戻す手
助けになりたいという高い目標を強く持っているからである（U.S Department of
Health and Human Services, 2001）。

アフリカ系米国人
アフリカ系米国人とメンタルヘルス

　U.S. Census Bureau によると，2012 年 7 月現在のアフリカ系米国人は 4,400 万人
である。これは，全体の人口の 14％を占め，米国では二番目に大きい民族および人
種の少数派集団である。2060 年までに，アフリカ系米国人は 7,700 万人になると予
想されている。これは，米国人口の 18％に相当する（U.S. Census Bureau, 2012）
（図 15-2）。ヒスパニック系と同じく，アフリカ系米国人は多様であり，年々人口が
増加している。彼らのほとんどは，アフリカの西部と中央部に先祖を持ち，米国に
おいて奴隷となった黒人の子孫である。しかし，奴隷制度が廃止されて以降，カリ
ブおよび中央アメリカ，南アメリカの人々と同様に，移民としてアメリカに移住し
てきた人も増加している。

　集団として，アフリカ系米国人の人口特徴の共通性の欠如に注意を払う必要があ
るが，集団のメンタルヘルスは白人と同程度かむしろよい結果を示す。これは，ア
フリカ系米国人にはとてつもなく多い心理社会的ストレッサーの暴露が認められ
ているにもかかわらず，認められる予想外のパターンである（U.S. Department of
Health and Human Services, 2001 を参照）。この傾向を**メンタルヘルスの人種的パ
ラドックス**と呼ぶ。しかし，大うつ病性障害などの精神障害に罹ったとき，アフリ
カ系米国人は非ヒスパニック系白人と違い，受診しないため，深刻な状態に陥りや
すいので，この矛盾は何の価値もない。また，統合失調症およびうつ病，双極性障
害の誤診を受ける可能性が高いという証拠もある。誤診の原因はさまざまあるが，
アフリカ系米国人の感情的な苦悩症状の表現法の違い，医療システムへの不信感，

352 | 第4部　ポジティブ精神医学における特別なトピックス

精神疾患に対する社会的偏見のためにあまり症状を語らないなどの理由が考えられる。

　アフリカ系米国人と白人とのウェルビーイング を比較した研究の結果は，錯綜している。若干の証拠によると，アフリカ系米国人のウェルビーイングと人生満足感は白人よりも高い。たとえば，認知症の家族を介護する白人の人生満足感は，同じ状況に置かれたアフリカ系米国人よりも低くなる（Clay et al., 2008）。けれども幸福度を測定した別の調査では，黒人の下位集団によって結果に相違がある。白人の高齢者とカリブ系との混血のないアフリカ系米国人の幸福度は同程度であったが，カリブ系との混血のあるアフリカ系米国人の幸福度は低いことが示されている（Lincoln et al., 2010）。

アフリカ系米国人のウェルビーイングを予測する主要因子

　アフリカ系米国人のメンタルヘルスにおける人種的矛盾は，想定される社会的絆の強さによると考えられている。この考え方に合致して，アフリカ系米国人では，認知症者を介護する家族の人生満足感の高さが白人のそれと比べて高いのは，ソーシャルサポートの満足度の高さから部分的に説明されている（Clay et al., 2008）。しかし，4,086 人の地域住民を対象とした調査では，友情および疑似的な親族関係（血筋もしくは婚姻関係のない信頼できる友）の質と量の違いを人種間で認めることができず，またわずかな違いがあったとしても，メンタルヘルスにおける人種的矛盾を説明できなかった（Mouzon, 2014）。社会的絆がウェルビーイングの人種差を説明できるかにかかわらず，ソーシャルサポートは一貫してアフリカ系米国人のウェルビーイングと関連している。興味深いのは，アフリカ系米国人のウェルビーイングにソーシャルサポートの多様なネットワークが関連するのかを検討した研究では，人生満足感を最もそして常に予測した因子は家族との親密感であった。この予測因子は，家族の大きさとか友人および地域ネットワークのサイズ，家族および友人，隣人との交流の程度，交際パターン，姻戚関係や腹心の友などの予測因の中でも最大であった。アフリカ系米国人のウェルビーイングと正の関連性が一貫して認められたのは，近所付き合いおよび地域活動への参加であった（Taylor et al., 2001）。

　人生上の困難な出来事に対処するために，アフリカ系米国人は家族や地域のメンバーを頼るだけでなく，信仰とスピリチュアリティにも頼る。米国の主な民族と人種集団にあって，アフリカ系米国人は公的な宗教団体に属している割合が最も高い（87%）。どの宗派にも属していない人であっても，その 3 分の 2 の人々は宗教が

生活のなかでとても重要であると報告している（Pew Research Center's Religion and Public Life Project, 2014）。複数の研究結果より，アフリカ系米国成人にとって，宗教がレジリエンスのいちばん大事な源泉となっており，ウェルビーイングおよび人生満足感を含むメンタルヘルスの結果を予測する主要因子であることもわかっている（たとえば，Taylor et al., 2001）。たとえば，アフリカ系米国人を対象とした全国調査では，礼拝に参加する頻度は人生満足感と正の相関関係にあった（Taylor et al., 2001）。研究デザインおよび方法論，宗教関連の測定項目および指標などの違いにもかかわらず，同様の知見が報告されている。信仰心がウェルビーイングに影響する道筋は多面的である可能性が高い。とくにアフリカ系米国人にとっては，信仰にもとづく人生の意味を見つけたり，個人の社会的な絆を拡張することを通じたりして，よいメンタルヘルスがもたらされるように思われる。

臨床例

　Edgar はメキシコ系米国人，男性 40 歳であり，糖尿病の治療のためにプライマリケア医に受診した。彼のこれまでの糖尿病への治療を評価するなかで，"どうにでもなれ"という気持ち，アパシー，および苛立ちなどのために，医学的処置に従うことが難しくなっていることが報告された。主治医は，抑うつの症状を治療するために，精神科での治療を勧めた。Edgar は最初，精神科の治療を受けることに抵抗したが，妻や子どもの励ましによって治療に同意した。精神科の専門医は，ポジティブなメンタルヘルスの観点から，抑うつ症状の治療に加えて，精神的にウェルネスな状態が得られるような要因にも着目した。治療が進むにつれて，医師は患者が会社では高い地位にあり，責任ある立場を任されていることがわかった。また，幼少期の家族は米国に不法に移住してきた社会経済的に低い立場であったことも知った。米国に移住後，父親はすぐにひき逃げ事件で他界し，母親は家族を養うために家を出た。兄弟のなかで一番年長の Edgar が学校を早く辞め，財政的に家族を支えた。けれども，彼は教会および隣人からの支援を受けて，30 歳で大学を卒業できた。彼の抑うつ症状は子どもが生まれた半年後に始まった。財政的に家族をもはや養うことができなくなるという恐怖心が原因であった。医師は抗うつ薬の処方に加えて，Edgar のレジリエンスを高めるのに役立つ支援体制を整えた。子どもと過ごす時間管理を行い，財政面のみならず，たくさん別な面でも家族に貢献しているという感覚および感情的な結びつきを育むことに重点をおいた。また，数年間通うことを止めていた教会に積極的に参加するよう促した。治療開始から 5 カ月経過すると，彼の症状は改善され，少しずつ抗うつ薬の服用も中止できるようになり，最終的に断薬に至った。Edgar は，継続的な経過観察のために，3 カ月に 1 回のペースで精神科外来を通院した。抑うつ症状が消失し，家族と教会からの支援によってウェルビー

354 | 第4部　ポジティブ精神医学における特別なトピックス

イングの感覚も高まったことを報告するようになった。

要約

　高齢者は若年成人と比べると，身体的および精神障害に罹患する確率は高いが，サクセスフル・エイジングが可能であり，これまで考えられていた以上にその可能性が起こりえることを研究が明らかにしている。長い間，高齢者はあまりレジリエントでない，もしくは変化に順応しにくいと広く信じられてきた（Perkins, 2014）。しかし，本章で示されたように，加齢のなかでレジリエンスを高めるような余暇活動およびパーソナリティ特性のポジティブな効果は，高齢者でも学習や経験から学び続け，超高齢期になっても変化することができるという事実を明らかにしている。ポジティブなパーソナリティ特性の形成を心がけ，ウェルビーイングおよびサクセスフル・エイジングの向上につながるような行動的活動を継続することは，たとえば，レジリエンスおよび楽観主義，ソーシャルサポート，余暇活動をするなど，将来生じると目される高齢期における身体的および認知的能力の低下や障害を遅らせ，もしくは予防し，ウェルビーイングを維持するための有効な手段となる。高齢者のサクセスフル・エイジングを促進ために，地域レベルおよび個人レベルの将来の介入は，これらの要因について解明することが求められており，それらの複雑な関係性をまた探究すべきである。サクセスフル・エイジングを促すための目標達成は，急激に増え続ける高齢者人口と結びついた身体的および精神疾患の世界規模の負担を大幅に軽減する起爆剤となる。

　米国の人口のなかで，ヒスパニック系およびアフリカ系米国人は大きな割合を占めている。メンタルヘルスの劣悪な結果の危険因子となり得る社会属性的特徴をさまざま有しているにもかかわらず，また人種的および民族的なマイノリティ集団のなかでの多様性があるにもかかわらず，集団としてのメンタルヘルスの結果では，非ヒスパニック系白人と同等またはそれ以上によい状態を示す。ヒスパニック系およびアフリカ系米国人のいずれも，ストレスおよび人生の困難な出来事に対処する上で，信仰心とスピリチュアリティを深め，社会的絆を強めるなどの固有文化的なやり方を有している。これらの手法を再認識し醸成することが，米国社会のなかで，脆弱な集団と目される人々のウェルビーイングとメンタルヘルスの向上につながることが実証される可能性がある。また，人種的および民族的にはこれらの少数者集団に属していない高齢者に対しても，家族主義もしくはスピリチュアリティなどの要因を導入し，醸成することもまた，臨床的に有益である可能性がある。

臨床上のキーポイント

- 加齢によって生じやすくなる身体的および精神的障害の増加にかかわらず，これまで考えられていた以上に，サクセスフル・エイジングは可能であり，共通の現象となっている。
- ポジティブな人格特性（たとえば，楽観主義およびレジリエンス）ならびに行動的活動（身体的，認知的，社会的な活動への参加）は，サクセスフル・エイジングにとって重要な役割を果たす。
- ヒスパニック系およびアフリカ系米国人は，いろいろ社会属性面での不利益はあるが，ストレスに対処できる多数の文化的手法も備えている。
- ヒスパニック系およびアフリカ系米国人の集団内および集団間の変動性に留意しながらも，これら少数者集団のメンタルヘルス向上にとって，スピリチュアリティおよび社会的絆がとくに重要な役割を担っている。
- ヒスパニック系およびアフリカ系でない民族や人種に属している個人へのスピリチュアリティと社会的絆の形成は，サクセスフル・エイジングと関連する重要な臨床的効果をもたらす。

参考文献

Administration on Aging: Future growth. December 2012. Available at: http://www.aoa.gov/Aging_Statistics/Profile/2013/4.aspx. Accessed August 27, 2014.

Barger SD, Donoho CJ, Wayment HA: The relative contributions of race/ethnicity, socioeconomic status, health, and social relationships to life satisfaction in the United States. Qual Life Res 18(2):179–189, 2009 19082871

Bowling A, Iliffe S: Psychological approach to successful ageing predicts future quality of life in older adults. Health Qual Life Outcomes 9:13, 2011 21388546

Brenes GA, Rapp SR, Rejeski WJ, et al: Do optimism and pessimism predict physical functioning? J Behav Med 25(3):219–231, 2002 12055774

Centers for Disease Control and Prevention: National Health Interview Survey. January, 2004. Available at: http://www.cdc.gov/nchs/data/series/sr_10/sr10_218.pdf. Accessed August 27, 2014.

Centers for Disease Control and Prevention: Behavioral Risk Factor Surveillance System. March 19, 2013. Available at: http://www.cdc.gov/brfss/about/about_brfss.htm. Accessed August 27, 2014.

Clay OJ, Roth DL, Wadley VG, et al: Changes in social support and their impact on psychosocial outcome over a 5-year period for African American and White dementia caregivers. Int J Geriatr Psychiatry 23(8):857–862, 2008 18338341

Colcombe SJ, Erickson KI, Scalf PE, et al: Aerobic exercise training increases brain volume in aging humans. J Gerontol A Biol Sci Med Sci 61(11):1166–1170, 2006 17167157

Coverdill JE, Lopez CA, Petrie MA: Race, ethnicity and the quality of life in America, 1972–2008. Soc Forces 89:783–806, 2011

Gana K, Bailly N, Saada Y, et al: Does life satisfaction change in old age: results from an 8-year longitudinal study. J Gerontol B Psychol Sci Soc Sci 68(4):540–552, 2013 23103381

Gooding PA, Hurst A, Johnson J, et al: Psychological resilience in young and older adults. Int J Geriatr Psychiatry 27(3):262–270, 2012 21472780

Hamarat E, Thompson D, Zabrucky KM, et al: Perceived stress and coping resource availability as predictors of life satisfaction in young, middle-aged, and older adults. Exp Aging Res 27(2):181–196, 2001 11330213

Herrera AP, Lee JW, Nanyonjo RD, et al: Religious coping and caregiver well-being in Mexican-American families. Aging Ment Health 13(1):84–91, 2009 19197693

Hill TD, Angel JL, Ellison CG, et al: Religious attendance and mortality: an 8-year follow- up of older Mexican Americans. J Gerontol B Psychol Sci Soc Sci 60(2):S102–S109, 2005 15746025

Jeste DV, Palmer BW: A call for a new positive psychiatry of ageing. Br J Psychiatry 202:81–83, 2013 23377203

Jeste DV, Savla GN, Thompson WK, et al: Association between older age and more successful aging: critical role of resilience and depression. Am J Psychiatry 170(2):188–196, 2013 23223917

Lamond AJ, Depp CA, Allison M, et al: Measurement and predictors of resilience among community-dwelling older women. J Psychiatr Res 43(2):148–154, 2008 18455190

Lawler-Row KA, Elliott J: The role of religious activity and spirituality in the health and well-being of older adults. J Health Psychol 14(1):43–52, 2009 19129336

Lincoln KD, Taylor RJ, Chae DH, et al: Demographic correlates of psychological wellbeing and distress among older African Americans and Caribbean black adults. Best Practices Ment Health 6(1):103–126, 2010 21765812

López SR, Nelson Hipke K, Polo AJ, et al: Ethnicity, expressed emotion, attributions, and course of schizophrenia: family warmth matters. J Abnorm Psychol 113(3):428–439, 2004 15311988

Losada A, Robinson Shurgot G, Knight BG, et al: Cross-cultural study comparing the association of familism with burden and depressive symptoms in two samples of Hispanic dementia caregivers. Aging Ment Health 10(1):69–76, 2006 16338817

Marquine MJ, Maldonado Y, Zlatar Z, et al: Differences in life satisfaction among older community-dwelling Hispanics and non-Hispanic Whites. Aging Ment Health Nov 17, 2014 [Epub ahead of print] 25402813

Mouzon DM: Relationships of choice: can friendships or fictive kinships explain the race paradox in mental health? Soc Sci Res 44:32–43, 2014 24468432

Netuveli G, Wiggins RD, Montgomery SM, et al: Mental health and resilience at older ages: bouncing back after adversity in the British Household Panel Survey. J Epidemiol Community Health 62(11):987–991, 2008 18854503

Park DC, Lodi-Smith J, Drew L, et al: The impact of sustained engagement on cognitive function in older adults: the Synapse Project. Psychol Sci 25(1):103–112, 2014 24214244

Perez W, Espinoza R, Ramos K, et al: Academic resilience among undocumented Latino students. Hisp J Behav Sci 31:149–181, 2009

Perkins MM: Resilience in later life: emerging trends and future directions. Gerontologist January 15, 2014 [Epub ahead of print] 24429377

Pew Research Center's Religion and Public Life Project: U.S. Religious Landscape Survey. 2014. Available at: http://religions.pewforum.org/. Accessed August 27, 2014.

Shell AM, Peek MK, Eschbach K: Neighborhood Hispanic composition and depressive symptoms among Mexican-descent residents of Texas City, Texas. Soc Sci Med 99:56–63, 2013 24355471

Son JS, Kerstetter DL, Yarnal C, et al: Promoting older women's health and well-being through social leisure environments: what we have learned from the Red Hat Society. J Women Aging 19(3–4):89–104, 2007 18032255

Strawbridge WJ, Wallhagen MI, Cohen RD: Successful aging and well-being: self-rated compared with Rowe and Kahn. Gerontologist 42(6):727–733, 2002 12451153

Taylor RJ, Chatters LM, Hardison CB, et al: Informal social support networks and subjective well-being among African Americans. J Black Psychol 27:439–463, 2001

U.S. Census Bureau: Percent distribution of the projected population by race and Hispanic origin for the United States: 2015 to 2060. Available at: http://www.census.gov/population/projections/data/national/2012/summarytables.html. Accessed January 8, 2015.

U.S. Department of Health and Human Services: Mental health: culture, race, and ethnicity: a supplement to mental health: a report of the Surgeon General. Rockville, MD, U.S. Department of Health and Human Services, Substance Abuse and Mental Health Services Administration, Center for Mental Health Services. 2001. Available at: http://www.ncbi.nlm.nih.gov/books/NBK44243/pdf/TOC.pdf. Accessed August 27, 2014.

Vahia IV, Thompson WK, Depp CA, et al: Developing a dimensional model for successful cognitive and emotional aging. Int Psychogeriatr 24(4):515–523, 2012 22050770

推薦相互参照

ウェルビーイングに関しては第6章（ウェルビーイングとは何か？），第7章（ポジティブメンタルヘルスの臨床評価）と第13章（ポジティブ精神医学の生物学）で，文化に関しては第16章（ポジティブ精神医学の生命倫理学）で論じられている。

推薦文献

Administration on Aging—United States Department of Health and Human Services. Available at: http://www.aoa.gov/. Accessed August 27, 2014.

Centers for Disease Control and Prevention—Black or African American Populations. Available at: http://www.cdc.gov/minorityhealth/populations/remp/black.html. Accessed August 27, 2014.

Centers for Disease Control and Prevention—Healthy Aging. Available at: http://www.cdc.gov/aging/aginginfo/index.htm. Accessed August 27, 2014.

Centers for Disease Control and Prevention—Hispanic or Latino Populations. Available at: http://www.cdc.gov/minorityhealth/populations/REMP/hispanic.html. Accessed August 27, 2014.

Depp CA, Jeste DV: Successful Cognitive and Emotional Aging. Washington, DC, American Psychiatric Publishing, 2010

Gambert SR: Be Fit for Life: A Guide to Successful Aging: A Wellness, Weight Management, and Fitness Program You Can Live With. Singapore, World Scientific Publishing Company, 2010

Landry R: Live Long, Die Short: A Guide to Authentic Health and Aging. Austin, TX, Greenleaf Book Group Press, 2014

National Institute on Aging-Health Topics. Available at: http://nia.nih.gov/health/topics. Accessed August 27, 2014.

O'Brien M: Successful Aging. Concord, CA, Biomed General, 2005

The Red Hat Society. Available at: http://redhatsociety.com/. Accessed July 14, 2014.

Small G, Vorgan G: The Alzheimer's Prevention Program: Keep Your Brain Healthy for the Rest of Your Life, 2012

U.S. Department of Health and Human Services: Mental health: culture, race, and ethnicity: a supplement to mental health: a report of the surgeon general. Rockville, MD, U.S. Department of Health and Human Services, Substance Abuse and Mental Health Services Administration, Center for Mental Health Services. 2001. Available at: http://www.ncbi.nlm. nih.gov/books/NBK44243/pdf/TOC.pdf. Accessed August 27, 2014.

第16章

ポジティブ精神医学の生命倫理学

Ajai R. Singh, M.D.

　2つの基本的な倫理的問いについて，まさに冒頭から述べられなければならない。第一に，科学が本質的に価値中立ならば，なぜ倫理的な配慮を関心事とすべきなのか。第二に，ほかにもっと差し迫った考察があり，生命倫理な考察は，初めから進歩を加速させるというよりは妨害しそうなのに，精神科医は，精神医学の芽生えかけた枝である生命倫理にかかわるべきなのか。

　第一の問いに対する答えは以下の通りである。純粋科学は本質的に価値中立であるのに対し，応用科学およびそれに関連した手続きと介入は価値中立ではないということである。応用科学は人間とその社会に直接関わっているので，価値中立のままであるはずはないのである。一般の精神医学と同様に，ポジティブ精神医学は基本的に応用科学なので，その手続きと治療は倫理的な意味合いを持っている。

　第二の問いに対する答えは以下の通りである。新たな領域に直面する問いは，科学と科学技術によってつくられるが，それによって解決できないというジレンマをかかえていることである。これらの多くの問題はヘルスケアの事柄と好みに関わることであって，生命倫理が提供する一連の技術はこれらの事柄を解決するのに役立つであろう。進歩を妨げるよりはむしろ，生命倫理は初めから境界線と安全装置を設定し，健全な進歩を促すだろう。また生物医学の分野は，はじめは生命倫理的考察を無視するが，後に不可避的に反論と進路修正に直面せざるをえない。これも未然に防止しておこう。

重要な定義

ポジティブ精神医学

　ポジティブ精神医学は科学的介入を用いることによって，ウェルビーイングを増進することを意味する。ポジティブな心理社会的な特質と過程は，特定の精神障害および一般的な医学的疾病をもっている患者の予防，治療，リハビリ，再発にポジティブな影響を与えるが，それらから科学的介入は成り立っている。

　第1章の"はじめに：ポジティブ精神医学とは何か？"において，**ポジティブ精神医学**とは"精神疾患あるいは身体疾患を持つ人，もしくはそのリスクが高い人たち"のポジティブな心理社会的な特性を含む"評価および介入を通して，ウェルビーイングを理解し促進させることを目指す精神医学の科学と実践"であると定義されている。2013年のアメリカ精神医学協会の会長の挨拶で，Jeste は以下のように述べた。"精神医学の未来の役割は，精神医学的な症状を治療することより，ずっと広いものになることを期待する。それは精神疾患もしくは身体疾患を持つ人たちのウェルビーイングを向上させることを目指すものである。それがポジティブ精神医学である。我々は，これらの特質の原因である脳の過程をもっと知ることになるだろうし，精神療法的な介入を通して，レジリエンス，楽観主義，そして知恵を高める新しい道を求めることになるだろう。"(Jeste, 2013, p.1105)

ポジティブ心理学

　ポジティブ精神医学と対照的に，ポジティブ心理学はもともと，ポジティブで，適応的で，創造的で，情動的に満足できる人間の行動の側面を理解するために，心理学的な理論，研究，および介入技術を用いることに関心があった。(Seligman, 2006) その目的は，繁栄する個人，家庭，およびコミュニティを科学的に理解し，それを構築するために効果的に介入できるようにするポジティブなヒトの機能の心理学である (Seligman & Csikszentmihalyi, 2000)。ポジティブ心理学の目的は，人生における最悪のことを修正することにのみ強い関心を持つだけでなく，ポジティブな性質を構築することにも心理学の焦点を当てるようにすることにある。(Seligman & Csikszentmihalyi, 2000, p.6) ポジティブ心理学者は，単なる精神障害を治療することよりも，通常の人生をもっと達成感のあるものにし，天賦の才能と能力を見つけ，伸ばす必要がある。

より大きな使命とパラダイムシフト

ポジティブ心理学の目標は，単に精神的に病んでいる人のみならず，すべての人にとって，より良い生活をもたらすという，心理学のより大きな使命を組み入れることであるが（Seligman, 1999），ポジティブ精神医学の目標は，精神医学的な症状を治療するだけでなく，精神疾患もしくは身体疾患を持っている人たちのウェルビーイングを向上させるという精神医学のより大きな使命を組み入れることにある（Jeste, 2012）。ポジティブ心理学とポジティブ精神医学のいどむパラダイムシフトは，①精神病理を越えて正常に機能する人たちのウェルビーイングに向かっていくこと（ポジティブ心理学），②精神病理を越えて，患者のウェルビーイング向にかっていくこと（ポジティブ精神医学）にある。これらの二つの領域は全範囲の人々をカバーし，精神病理を越えて，病気のあるなしにかかわらず，一般の人たちのウェルビーイングに向かうという結果をもたらす（ポジティブメンタルヘルス）。

ポジティブメンタルヘルス

ポジティブメンタルヘルスは（ほとんど精神障害をかかえる人々の行動を研究し，精神障害を持たない人々の行動も研究する）ポジティブ精神医学と（ほとんど精神障害を持たない人々の行動を研究し，精神障害を持つ人の行動も研究する）ポジティブ心理学を含む上位のカテゴリーである。それは心理学と精神医学の分野の仕事と研究，および学際的な研究を含んでいる。言い換えれば，ポジティブメンタルヘルスは親であり，ポジティブ心理学は姉であり，ポジティブ精神医学は妹である。

一体全体なぜこの区別が必要なのか。ぼんやりとした不必要な境界が生じないように，関連性と非関連性を区別する必要がある。すべての分野の従事者は，自分たちにとって適正な領域は何なのか，超えるのを避けるべきなのはどのような分野なのか，自らの領域にとどまりながら他の分野とどこでポジティブに関わり合い影響を与える必要があるのかを知っている。

ポジティブ精神医学の生命倫理の核心概念

ポジティブ精神医学の生命倫理を研究するためには，次のような概念に関する簡単な知識が必要である。それは，生命倫理，原理主義（仁恵 benficience，無危害 nonmaleficence，自律 autonomy，正義 justice の4つの原理を含む），二重結果論，通常の道徳性と特殊な道徳性，特定化，そしてバランス化である。これらの概念が以下の議論の中心になる。

362 | 第4部　ポジティブ精神医学における特別なトピックス

生命倫理

　生命倫理は，手続きとそれに関連した事柄の適切さと不適切さを扱う生物学と医学の哲学における実践倫理の枝である。手続きというとき私は介入を意味している——たとえばそれは，中絶，安楽死，代理親，臓器移植，クローニング，遺伝子治療，そして人間遺伝子工学である。事柄とは，自殺，親権，支援運動，ヘルスケアの分配，延命の議論などの概念を意味している。

原理主義

　BeauchampとChildressの生命医学倫理の重要な著作，Principles of Biomedical Ethics（2009）のなかで，4つの生命医学倫理の原理を含むしばしば単に**原理主義（principlism）**と呼ばれるアプローチについて詳しく述べられている。

1. 仁恵（すなわち，患者の幸福，もしくはラテン語の**健康は最高の法である salus aegroti suprema lex**）。実践家は患者の最大の利益のために行動すべきである。患者の幸福が第一である。ほかのすべてのものがこれに依拠する。この原則は医学の土台であり，どのような段階でも放棄してはいけない。
2. 無危害（すなわち，"第一に危害を加えない"，もしくはラテン語で**害を与えない primum non nocere**）。実践家は利益を与えられなくても，決して患者に害を与えてはいけない。傷は手続きの一部として理解できるが，害は決して許されない（Singh & Singh, 2006）。たとえば，外科医の切開は傷ができるが，もっと必要な手術を行うことを意味するために仁恵の原理の下で正当化される。しかし，患者に知識がなく，同意もない状態で臓器を摘出することを意味するときは，同じ切開は害となる（Singh & Singh, 2006）。
3. 自律（すなわち，同意，もしくはラテン語で**患者の意思は最高の法である voluntas aegroti suprema lex**）。患者は治療を拒否する，もしくは選択する権利を持つ。押しつけは，強制的なものであろうと巧みなものであろうと非倫理的である。
4. 正義（すなわち，すべての人にとって公正な扱い）。正義は，公平，少ない健康資源の分配，および誰がどのような治療をうけるのかの決定（公正と平等）にかかわる。これはまた，すべての患者が民族性，信条，宗教，国籍などに関わりなく公正な治療が受けられることを求めている。

　換言すれば，医療従事者は一義的に患者の幸福のために働く（仁恵）。たとえ患

者にケアと慰めを提供することができなくても，害を与えるべきではない（無危害）。治療を選択し拒否する患者の権利を尊重すべきである（自律）。地域，文化，信条によらず，公正な治療を提供すべきである（正義）。

二重結果論

4つの基本的な原理に加えて，我々は，二重結果論として知られるものも考えてみる。Thomas Aquinas の殺人に関する自己防衛の考えに由来するが，二重結果は，一つの行動が2つのタイプの結果を生む可能性があるという生命倫理の概念である。医療の倫理において，仁恵と無危害が組み合わさった結果としてみなされるのが通常である。よく引用される二重結果の例として，終末の段階の患者にモルヒネとその類似物を使うことがある。モルヒネには痛みと苦痛を緩和する有益な効果がある。同時に呼吸抑制のため，患者の命を短くする有害な効果もある（Randall, 2008）。

共通の道徳，特殊な道徳，特定化，およびバランス化

共通の道徳は，道徳に関わるすべての人によって共有される一連の規範である。ほかの道徳と比較して，単なるひとつの道徳ではない。あらゆる場所のあらゆる人々に適用されるものである。その基準によって，すべての人間行為が正当に判断される（Beauchamp & Childress, 2009, p.3）。共通の道徳の例は，地域に関わらず，すべての医師が患者の幸福のために働くべきであることであるという道徳の原理である（仁恵）。

普遍的な道徳規範を含む共通の道徳とは異なり，"特殊な道徳" は，異なる文化，宗教，制度から生じる非普遍的な道徳規範である。共通の道徳が道徳の一般原則を提供するのに対し，特殊道徳はこれらの一般的な原則が特殊な例にいかに適用されるかを示す。たとえば，アメリカ人のクリスチャンの医師が中国人の儒教の患者を治療するとき，医師は自分のものとは異なった死，生まれ変わり，不死に関する患者の意見を予期すべきであり，自らの信念に基づく人生の終末の決定に関する患者の権利を尊重すべきである。

特定化は特殊な文脈に関する内容を提供する。たとえば，外科医に採用される倫理コードは精神科医のものとは異なり，特殊な倫理コードは，どの倫理的で臨床的なガイドラインが適用されるかを示す。特定化はどの文化的規範が治療で守られるべきかをも示す。

バランス化は何をすべきで，何を避けるべきであり，二つのもののバランスをと

り裁定する行為も含む。それは成長過程の健全な判断と正義に基づく行為も含む。個々のケースで健全な判断に到達することは重要である。たとえば、恒常的な植物状態の患者のライフサポートシステムに関して、医師はなにをすべきか。ライフサポートを取り除くか維持すべきかは、どちらもよくみえるが、異なった観点から正当化され得る。命の優位性（絶対的な立場）と、もはや生きる価値のない命の尊厳ある終わり（功利主義的な立場）のバランスをとることは患者、親族、および医師の信念体系とその土地の法律による。

ポジティブ精神医学の例：目立った研究結果

過去20年のポジティブメンタルヘルスの進歩は、定量的な研究とメタ分析レビューよって特定され妥当性を認められてきた多くの心理社会的な特徴と特性の有益な効果を示している膨大な研究に記されている。卓越した研究は、レジリエンス（Stewart & Yuen, 2011）、楽観主義（Rasmussen et al., 2009）、個人的な達成（Mausbach et al., 2007）、知恵（Jeste & Harris, 2010）、宗教とスピリチュアリティ（Vahia et al., 2011）、社会的関係と支援（Holt-Lunstad et al., 2010）、および楽しいことへのエンゲージメント（Uchino, 2006）を含んでいる。13章の"ポジティブ精神医学の生物学"で精査されたように、量産される多くの研究は、このようなポジティブな特質が人間の生物学と密接なつながりを持っていることを示している。同様に、これらのポジティブな特質は、長寿、より良い機能、そして心血管系、代謝系、および他の身体疾患と同様にうつ病などの精神障害になりにくいことによって示される重要なポジティブな健康の結果と、関係している（Jeste, 2012）。

仁恵の例：ポジティブ精神医学への応用

医療と医学の基礎である仁恵の生命倫理的な原理がここでの関心事である。あらゆる研究、介入、および調査は、この基本的な原理が順守されるときのみ、正当化される。このことから次の問いが生じる。ポジティブ精神医学は仁恵のテストに耐えられるのか？健康に関する成果とリカバリーに影響を与えるポジティブな心理社会的な特質を確認する際に、ポジティブ精神医学は、リカバリーを助け、患者の最大限の利益になることを正確に指摘しようとする。それゆえ、仁恵のテストにとてもよく合格する。次の臨床例は、ポジティブな心理社会的な要因を含んでいて、精神科医が関係する可能性がある仁恵の役割がよくわかる。

第16章　ポジティブ精神医学の生命倫理学 | 365

臨床例

　55歳のビジネスウーマンであるバーバラは，15年前交通事故で夫を失った。彼女は以前は教養のある主婦であった。夫の突然死によって，彼女は打ちのめされた。悲しみが長く続き，うつ状態になった。精神医学的な治療を受け，処方薬を飲むとともに，彼女に存在するポジティブな特質（レジリエンス，自制，およびスピリチュアリティ）を強化することを勧められた。そして，楽観主義と知恵のような新しい特質を習得し，強い社会的関係性と社会的支援を発展させていった。

　バーバラは家業を承継し，パートナーと顧客に対し，夫の代わりの役割を果たし，2人の子どもを育てた（レジリエンス）。情動と悲しみを変え（個人的達成），メンバー間の強い絆をもつミュージカルグループの一員となった（社会的関係性と社会的支援）。彼女はあるスピリチュアルグループに身を捧げ，そこの会合に毎週定期的に参加した（宗教的なスピリチュアルな実践）。疑いの心を持つたびに，"師"の指導を求め，その知恵が大きな障害物を乗り越えるのに役に立った（知恵）。夫の死の4年前から，2型糖尿病の診断を受けていたが，運動，食事，ヨガと朝のメトホルミンとグリメピリドの配合剤を飲むことで，糖尿病をコントロールした（個人的達成）。バーバラの人生に対する情熱と物事に対するより明るい面をみつめることは衰えることはなかった（楽観主義）。精神的な健康を損なうリスクを避けたいと考えて年に2回精神科医を受診性し，すべてのことはうまくいていると確信した（コントロールされた楽観主義）。

　バーバラは精神科医にポジティブな精神社会的な要素を強めてもらうことで，うつ状態をなんとか乗り切った（仁恵）。彼女は楽観主義，レジリエンス，楽しいイベントに参加すること，個人的達成，強い社会的関係性と社会的支援，宗教的なスピリチュアルな実践，知恵によって，事業を切り回し，子どもを教育し，糖尿病をコントロールした（ポジティブな心理社会的要因）。

　これらの，そしてそれ以外のポジティブな要素を促進し，科学的な研究を通してもっとほかの意味を探し出し，仁恵のテストに耐えうる介入を通して協力しあうことで，ポジティブ精神医学は次の段階に移行する。

注意すべき例：無危害，自律，正義

楽観主義

　ポジティブな心理社会的な特質は，個人と社会に有益であったとしても，ポジティブ精神医学の実践に関し，潜在的にいくつかの倫理的な関心事がある。データが仁

366 | 第4部　ポジティブ精神医学における特別なトピックス

恵の原理を裏付けしていたとしても，無危害，自律，および正義の原理と，潜在的な二重結果を解決することも達成されなければならない。

　広い支持のある楽観主義について考えてみよう。あらゆるポジティブな特質は，潜在的に否定的な側面をもっている。たとえば，楽観すぎる人々は，生き残るだろうと信じるために危険な行動に陥りやすい（二重結果）。患者は，適切に知らされていても，そのように信じるために危険な要因と警告を無視することになるかもしれない。"コントロールされた"楽観主義が，場合によっては"コントロールされた"悲観主義さえも，ある状況によっては望ましい可能性がある。

臨床例

　ダニエルは狭心症の発作があり，その後の血管形成術後，心臓発作の警戒すべきサインを知らされていた。彼は一年後胸骨後の痛みがひどくなった時も，これは単なるガスだといって，それを無視していたが，心臓発作はしばしば起こっていた（偽楽観主義）。医師はもっとお金を稼ごうとして患者に過剰に警告するのだと思っていた。

　彼の妻はもっと現実的であった。しかし，ダニエルは彼女が過剰に警告を発していると決めつけていることがしばしばであった（偽の楽観主義的ラベリング）。なぜなら，彼は，妻が医学的なアドバイスを深刻にとらえすぎていて，すぐに最悪のシナリオを考ると考えていたからである。妻は夫の強がりを信じず，同じ地域に住む医師である娘に電話をした。その娘はすぐに父を高度な循環器センターに送り，ダニエルは広範囲の心筋梗塞を起こしていることが分かった。ダニエルはすぐに緊急治療を受け，生き延びることができた。

　ダニエルの偽楽観主義は命という代償を支払うことになったかもしれない。この場合は，危険な状態を知らしめた妻のコントロールされた悲観主義の方が良かった。医学教育をうけたダニエルの娘はコントロールされた楽観主義をもっていた。彼女は警告のサインに注意し，すぐに治療すれば助かると楽観的に思った。結果はそうなったのだが。ダニエルが後に発症するうつ状態について精神医学的なカウンセリングを受けていれば，偽楽観主義からコントロールされた楽観主義に確信をもって移行したであろう。

　ダニエルの臨床例が示しているように，病気のときには"適正な"楽観主義をうながすことが必要である。すなわち，それは，ものごとの明るい側面をみたり，回復を信じたり，ユーモアや勇気をもって困難な状況に立ち向かうのに役立ち，偽楽観主義と偽楽観的なラベリングによって，間違って強がったり治療を受けなかったりすることにつながることを防ぐ楽観主義なのである。濃淡を明らかにすることのない広い楽観主義を促していくと危険な目に遭うことがある。言い換えれば，非危

害の原理が破られていないことを確かめるために，精神科医とほかのヘルスケアの専門家は，否定的な側面もある可能性（二重結果）を示すことによって，楽観主義を支持しながら多くの警告を発していかなければならない。

レジリエンス

ほかのポジティブな特質であるレジリエンスに関する無危害性を検証してみよう。多くの研究によって，ポジティブな側面が明らかになっているが，未来の研究によってその否定的な側面が明らかになるかもしれない。たとえば，過度の苦痛に対する忍耐とレジリアンスのために，がんの診断が遅れて，手術できなくなるかもしれない（二重結果）。これは**偽レジリエンス**であり，しばしば否定から生まれる偽楽観主義の結果である。

臨床例

医師であるグラントは過去 1 年間で体重が多く減っていた。彼によく会う知人は，彼がやせたことや早くも老けて見えることを心配していた。しかし，彼の家族の大部分は，毎日見ているために，変化に気づかなかった。妻が体重の減少に気づいて，医師に診てもらうように言ったが，自分が医師であるといって，妻の警告をおざなりにした（偽レジリエンス）。

グラントは，今は何でも食べられて，体重も増えないと冗談をいって，仕事と運動をこなした。彼は過度にのどの渇きを感じたが，笑いとばした。水を多めに飲むようにという患者にしているアドバイスに従わなければならないのはいいことだと言った。後に彼は眠ることも難しくなったが，マットレスの欠陥だろうと思って無視した。人生においていつも立ち直りが早かったので，適度な運動と食事があれば，すべてがうまくいくと思っていた（否定に至る偽楽観主義による偽レジリエンス）。最悪である悪性腫瘍やエイズを恐れて，否認の戦略を選んだのだ。

しかし，つい最近になって，グラントは性機能障害になった。彼の妻は一緒に全身検査を受けようと言った。グラントの血糖は 630mg/L になり，網膜もすでに悪くなっていた。

彼の医師は偽レジリエンスの害についてカウンセリングをした。グラントはすぐに状況を把握した。彼はこれまでの人生で服薬したことはなかったが，すぐに有効なレジメン，食事療法，ヨガを始めた（正しいレジリエンス）。グラントの血糖はよくコントロールされて，それが 2 年以上続いた。1 年，2 年とフォローアップしたところ，網膜の悪化は止まっていた。

この臨床例が示しているように，適正なレジリエンスを手に入れて，偽レジリエンスを遠ざけることが必要である。前者は有益であり，後者は有害である。そのた

368 | 第4部　ポジティブ精神医学における特別なトピックス

め，潜在的な否定的な側面を明らかにせず，一面的なレジリエンスを促すことは危害の形式になり得る。

　強制されたレジリエンスと偽レジリエンスを避けることも必要である。偽レジリエンスを促すことは，責任のなすりあいにつながる可能性がある。たとえば，レジリエンスは病気から早く回復することに関係があると暗に示すことは，結果として，早く立ち直ろうとしないで，早期に回復をしない患者を責めることになる可能性がある（二重結果）。医師は，善意の誤ったパターナリズムが患者の自尊心を傷つけ，まさに医師が信奉する大義を損なうことがないように用心しなければならない。

臨床例

　カールは元気よく患者にあいさつする消化器専門医で，消化管障害の心身症についての知識がある。最近彼は健康になる楽観主義とレジリエンスの役割に関する本を読んだ。彼はどのように情動が消化管をコントロールしているかの例を示し，体の調子が良くなるように熱心にアドバイスをした（たとえば，試験やテストを心配して，下痢する人がいる）。

　カールは良くなる患者にはおおいに自尊心をかきたてられた。しかし，良くならない人は説明するのが難しい課題だと思った。彼は一面的に判断し，レジリエントでなく楽観性が足りないと患者を責める。患者に具体的な方法を示さずに，もしよくなりたいと望めば良い方向に変わるし，生活のなかでもっと楽観的になりレジリエントにもなると，警告する（偽手段によるレジリエンスの奨励）。彼は患者をサイコセラピストに紹介せず，精神療法は時間の無駄であり，自身が心身症に通じているので，自分自身が十分に有能なサイコセラピストであると主張する。

　カールは知識を持つこととそれを実行する専門的技術を持つことは，2つの異なる事柄であるということが分かっていない。よくならない患者をレジリエントでない，もしくは楽観主義が足りないと責める彼の傾向は，偽の手段によるレジリエンスの奨励の一形態であり，意図的ではないとしても，害を与えることになる。彼のレジリエンスの主張は好意的なものではあるが，正しくそれを実行しないと，危害になり，二重結果の例になる。

自律

　自律に本来備わっているものは，自分の治療を拒絶する，もしくは選択する患者の権利である。向上に導き，習慣的な反応を強める，もしくは修正する手続きを守るように患者に期待する前に，ポジティブな心理社会的な介入に対するエビデンス

を患者に提供するべきである。しかも，患者が法的に無能力である場合に適切な法的ヘルスケア代理人が対応する場合を除いて，患者は，医師または精神科医が患者によかれと考える手続きに同意する，または拒絶する権利を有している。法的に無能力な人が楽観主義，レジリエンス，および知恵のようなポジティブな対策をとる可能性が低いとしても，そうした保護（同意，ヘルスケア代理人の介入）は必要である。ヘルスケア代理人による保護は，子ども，軽度または重度の認知障害をもつ高齢者，および他には治療に同意する能力を十分に持っていない人たちにも必要である。

正義

"原理主義"の小セクションで述べたように，生命倫理の領域では，正義という用語は本質的にほかの3つの原理（仁恵，無危害，自律）を含む手続きにおける公正さを意味する。それは生命倫理のさまざまなレベルに含まれている。仁恵は取り入れられるべきであるが，公正な方法でなければならない。無危害は実行されるべきであるが，同様に公正でなければならない。患者の自立は尊重されるべきであるが，公正な方法でなければならない。正義とは，性的志向もしくは好み，皮膚の色，信条，国籍，もしくは宗教に関わらず，決定がなされ，治療が提供されるべきであるということも意味している（正義）。

臨床例

アンは医師で，常に彼女の医学分野の最新の知見を取り入れていて，患者に利益のあると思われる手続きを取り入れている（仁恵）。彼女は患者に害をもたらすような手続きは決して実行しない（無危害）。彼女は注意を促しすぎることなく，注意深く手続きを説明し，想定される利益とリスクを十分に告知し，正当な患者の同意を得た上で，手続きを進める（自律）。

性的志向もしくは好み，肌の色，信条，国籍，もしくは宗教に関わりなく，アンはすべての患者にこのような方法で対応している。

アンは単に良い医師でなく，正義の法則にもしたがっている。事実，彼女は公正な方法で健全な手続きを実践しているという理由のみで，良い医師なのである。

正義はもっと詳しく述べることが要求される。それは本質的に次のことを意味する。仁恵から恩着せがましいパターナリズム（たとえば，医師が患者の反対を無視して，決定を下す）に移らないこと，適正な仁恵が無視されるほど無危害に対して

370 | 第4部　ポジティブ精神医学における特別なトピックス

強迫観念をもたないこと（たとえば，法的に認められた非自発的な治療に反対することおよび／もしくは提供しないこと），見かけの仁恵の中にある危害を採用しないこと（たとえば，治療という名で非科学的な時代遅れの手続きを採用すること），患者の自律性に絶対的な価値をおかないで，その自律が相対的なものであることを忘れること（たとえば，同意する能力のない患者を治療しないこと）。正義はまた，民族性，文化，性的志向性，宗教，もしくは信条にかかわらず，すべての医療サービスを患者に平等に提供することも意味している。差別はあらゆる観点から危害と無仁恵に至る。

　正義はどのようにポジティブ精神医学と関わるか？　公正ではないヘルスケアの専門家は次の例のように，患者に最良の医療を提供しないかもしれない。社会との関係性を多く持つことが，重要な心理社会的な方法だと強調するポジティブ精神科医は，患者の基本的な内向性や患者が社会と向き合わざるを得ないときに生ずるストレスを無視するかもしれない。コーピングの技法としてコンロトールされた悲観主義をうまく身につけた患者が，以前は自分のためになっていなかった楽観主義になるように強要される可能性がある。科学的に妥当性が実証されている精神療法のアドバイスだとして，自己流のアドバイスや民間療法が患者に提供されるかもしれない。陰性症状を伴う統合失調症もしくはアルツハイマー病にいたる可能性のある早期の認知機能低下のような予後のよくない精神障害を患者がもっていると精神科医が信じているために，楽観的になり，レジリエントになり，より多くの社会との絆を持ち，そして楽しいイベントに積極的に参加することによる利益が患者から奪われるかもしれない。ポジティブ精神科医は，同様に，時間が解決する通常の悲しみを予防するために過度のレジリエンスを強調するかもしれない。精神科医は患者に，早すぎる段階で悲嘆を乗り越えるように励ますかもしれない。こうしたことによって，患者は，徹夜のパーティに出て，一晩限りの関係を持つという向こう見ずな行動をするように刺激を受け，そのために再び悲しみを感じるようになるだけでなく，性感染症の危険に身をさらすことになる可能性もある。

臨床例

　ヘレンは情報と助言を与えた後，患者にポジティブ精神医学の方法を決めさせる。彼女は科学的に証明されたものとして"勘"を提供するのではなく，患者が採用もしくは拒否できる"勘"としてそれを提供する。さらに彼女はその分野の進歩に遅れることなく，民族，信条，宗教，性的志向，もしくは社会経済的地位に関わらず，患者にポジティブ精神医学の最新の情報を提供する。彼女は患者に自分の好みを強要することなく，患者の基本的な強み，好み，

第16章 ポジティブ精神医学の生命倫理学 | 371

および欠点に基づいた患者自身の戦略をもてるように患者を支援する。彼女は患者がこれら
のプロセスを選ぶように決して強要しないが，やさしく背中を押して，どの過程を選ぶべき
か有益な決定ができるようにする。ヘレンは良いポジティブ精神科医であるというだけでな
く，正義を持った精神科医でもある。

　正義は，ヘルスケアの専門家は，差別的でない方法で，どの方法を採るか患者の
自律性を尊重し，科学的に妥当なアドバイスのみ提供し，少ないが出つつあるエビ
デンスに基づいて適正な分別を実行し，患者に手続きを押し付けることを避けるこ
とを要求する。明らかに，正義を持つ人は，他者の自立を尊重し，その行動のなか
で仁恵と無危害を合法的に両立させる人である。換言すれば，正義はほかの三つの
生命医学原理を体現する。正義を持つ人は，自分の専門的技術を平等に分配する人
でもある。

価値観の衝突

　共通の道徳，特定の道徳，特定化，およびバランス化にもとづいた理解は，価値
観の衝突が起きたときに役に立つ。主要な有益な原則は次の通りである（Singh &
Singh, 2009）。

　仁恵は医療の基礎であり，無危害は良心である，正義は番人であり，自律は王位
につくような栄光である（共通の道徳）。

　それぞれの原則はお互いにダイナミックに関連している。しかし，衝突すると，
非自発的な治療のような特殊な状況下では，不承不承ではあるが，自律とそれに続
く正義は妥協し，一時的に保留することが必要になる可能性がある（特殊な道徳）。

　その結果，仁恵と無危害が残る。どちらがより本質的か？　答えは仁恵である（バ
ランス化）。仁恵は決して放棄されえない。それでは無危害は放棄されうるのか（バ
ランス化）？　その必要はない。正しく実行されれば，無危害は仁恵に組み込まれ
る（特定化）（Singh & Singh, 2009）。

　精神医学の治療では，仁恵と無危害は最高の徳目であり，自律および正義と衝突
すると，それらに優先する必要があることが時々あるかもしれない（たとえば非自
発的治療）。しかし，精神医学的な研究では，自律と正義が最高の徳目であり，仁
恵と無危害と衝突すると，それらに優先しなければならない（特定化とバランス化）。

　衝突の議論から，二つの原理が浮かび上がる。

①仁恵は決して放棄され得ない（Singh & Singh, 2009）Beauchamp と Childress

372 | 第4部　ポジティブ精神医学における特別なトピックス

(2009) は仁恵をヘルスケア倫理の核心的価値とみなし，Pellegrino と Thomasma(1988)は，仁恵は医療倫理の唯一の基本的原理であると主張している。②自律と正義は治療においてはときに，仁恵と無危害に優先させる必要があるかもしれない。しかし，研究においては，仁恵と無危害は常に自立と正義に優先させる必要がある。(Singh & Singh, 2009) [1)

これらの考えがポジティブ精神医学の生体倫理にどのように適用されるかをみていこう。

臨床例

　サンジェイはアメリカに移民したインド人でインド哲学を教えているが，心血管障害を発症し，うつ症状をともない，人生において悲観的な展望を主張し続けている。ポジティブ精神科医は楽観主義への態度の変化が役に立つとアドバイスした。心血管障害を含む多くの深刻な病気の状態で楽観主義が研究され，楽観主義をとると，病気関連の苦痛が減り，生活と満足の質が上昇し，うつ状態になることが少なかったというデータを提供した（Carver et al., 2010）。精神科医は楽観主義の83の研究のメタアナリシスの結果も提供した。その研究から，心血管疾患のアウトカム，生理学的なマーカー（免疫機能を含む），がんのアウトカム，妊娠，体の症状，疼痛，死亡率に関連したアウトカムを含む楽観主義と身体的健康のアウトカムの重要な関係が明らかになった（Rasmussen et al., 2009）。

　サンジェイは依然として人生に対する悲観的な展望を主張し続け，人生は本質的に苦痛で満たされており，世界は幻想であるというメタフィジカルな議論を展開した（マーヤーのヴェーダンータ学派の立場）。

科学的知見の基づいた仁恵の義務と回復を阻害する文化的宗教的な信念を維持するサンジェイの自律の間で精神科医は決定しなければならない。また精神科医は自分の見解をサンジェイに押し付けるのではなく，公正である必要性を考えなければならない。

　精神科医はどうするべきか？　普通の状況では，精神科医は科学的知見を提供し，患者の自律を尊重し，サンジェイに科学的知見を受け入れるかどうかゆだねるであ

---

1) この立場に反論があることを記しておかねばならない。Tassano(1999) は，例えば，場合によっては，仁恵が自立に優先するという概念に疑問を呈した。自立が妨害されると，国家や供給側の利益が患者の利益に優ることがしばしばであることを主張した。危害意図が仁恵として覆い隠されるとき，この主張は正しいのかもしれないが，それは仁恵が無視されるほど無危害にとらわれることになるかもしれない（すなわち，非自発的な治療のように，あえてケアする必要のあるときなど）。

第16章　ポジティブ精神医学の生命倫理学 ｜ 373

ろう。精神科医はサンジェイが科学的な知見と形而上学的な信念を統合するのを待つだろう。しかし，サンジェイが抵抗し，彼の悲観主義が回復を妨げる主な原因であると精神科医が判断するときはどうすればよいか？　精神科医は直接サンジェイに言うべきなのか？　仁恵はそうするよう促す。サンジェイが自分の信念にこだわるのを認めることで，精神科医が患者に害を与えていると考えられるときは，精神科医は治療を中断すべか（無危害）？　正義はどうか？　患者に公正であろうとすると，サンジェイはどんなアドバイスに従うか決める権利，そして悲観主義にこだわり続ける権利を認めることになる。しかし，特に患者の信念が直接回復と幸福感に影響を与えるので，患者の利益に公正であろうとすると，精神科医は科学的エビデンスに基づいて，患者の信念を変えるように努力せざるを得ない。

　この例では，精神科医はサンジェイの自律に公正であるべきなのか，または精神科医自身の仁恵の概念に公正であるべきなのか？　精神科医はどのように決定すべきか？　ここで精神科医は，サンジェイが信念を変えるのに役に立つ仁恵と無危害の義務感の範囲内ではうまくいっているように思われ，二つ以上の善のなかで決定し，効用を最大化するような決定的な道徳レベルにまで上昇することによって，正義に対する直感を賢明に利用する必要がある（Hare, 1984）。一般的な形而上学の立場として，そして人生と生活の意味ある一般原則として，悲観主義を持ち続ける権利をサンジェイが有することを精神科医は受け入れつつも，サンジェイが心血管疾患から回復できるように，病気，人生，そして生活に対して悲観的な展望を楽観的な展望に変えるように強制的ではなく支援することが精神科医にとっては正しいことだろう。事実，サンジェイを悲観主義的な考えのまま放置しておくことは，危害と非正義になるだろう。換言すれば，サンジェイが一般的な人生哲学を保持していたとしても，精神科医は，サンジェイが病気から回復するのを助けるために楽観的な手段を講ずることができるように支援しなければならない（ここには，特定化とバランス化の両方が含まれる）。

　したがって，精神医学的治療では，仁恵と無危害が最高のものであり，ある状況では，自律や正義と衝突すると，通常理解されることであるが，自律や正義に優先する必要がある。この優先は効用を最大化し，適正な仁恵を奨励するものであって，明白なあるいはひそかな危害を実行する手段として利用されるべきではない。さらに，精神科医のアドバイスを受け入れるかどうかを決める最終権利は，それが患者の最大の利益に関わることであったとしても，法的に無能力者でない限り，患者にのみ存することを記しておかねばならない。

　次に，研究の例を考え，サンジェイが心血管疾患の症例における楽観主義の役割

374 | 第4部 ポジティブ精神医学における特別なトピックス

の調査研究の被験者であると想像してみよう。両者に同じ議論が提供される。患者は悲観主義にこだわり，自律が尊重されることを要求する。研究者はデータを提供するが，患者が抵抗すれば，患者の態度を変えるつもりはない。

　ここでは，サンジェイは被験者として，ある治療を受けるか断るか**絶対的な**権利を持っているので，患者の自立と正義は精神科医の仁恵と無危害の概念に勝る。しかし，治療の場合は，態度を変えるまたは変えないという患者の**最終的な**権利を受け入れつつも，精神科医は態度の変化を奨励するような方向にうまく導く。このような生命倫理のバランス化は道徳的に健全なポジティブ精神科医を正しく導くのに多くの必要な特定化を提供する。

ポジティブは特性の他の不慮のネガティブな結果

　ポジティブな特質の他の不慮のネガティブな結果が起こることもある。たとえば，大きな社会ネットワークを持つより，非社交的であることが気楽であると感じる人がいるかもしれない。次の仮説的な例は，この状況で起こりうる潜在的な害の例である。

臨床例

　カレブは56歳で，内気で，かんしゃく持ちの無口な人で，人生を通して健康であった。彼は友達からなる小さなサークルに属していて，楽しく，静かで満足のいく生活を送っていた。6カ月前，カレブは最新の知見を聞いた。それは，より多くの社会との関係がポジティブな心理社会要因になり，脳の可塑性とは新しい神経の関係性が何歳でも確立されうることを意味するというものだった。彼は精力的に社交を開始し，活発な議論を長時間することで脳活動を刺激し，さまざまな目的でスピーチをし，電子メールで社会グループと相互交流し，フェイスブックやツイッターのアカウントでいつも過ごしていた。彼は新しい知人，古い知人と交流する機会を逃さないように，携帯電話を常に持っていた。

　2，3カ月後，カレブは興奮が高じてきて，睡眠が不足しはじめた。彼はめまいと頭痛が続いた。彼は大部分の時間疲れを感じていて，小さなことにイライラした。こんなことは以前にはなかった。彼はついに中程度の躁状態であると診断された。このようにして今まで病気にかかることのなかった男は，自分自身に強いた変化を契機として，慢性的なうつ病になってしまった。

　カレブの医師は投薬を開始したが，症状がごくわずかに改善しただけだった。カレブがイライラして睡眠不足なことに注目して，抑うつが影響している可能性があると感じ，彼を精神科医に紹介した。治療のなかで，カレブはライフスタイルが変化したこととその理由を明

らかにした。精神療法によって，彼は，自分の基本的な気質に合っているもっとリラックスした生活を送るべきであると気づいた。カレブは，服薬とともに，過剰な社会的つながりを減らし，もとの生活様式に戻った。その結果，彼の症状は治まった。

　社会的刺激はポジティブな効果を持つ。しかしながら，上記の症例が示しているように，基本的な気質とあわない過度で不規則な社会的つながりと刺激はネガティブな結果をもたらす（二重結果）。精神科医は，ポジティブな精神医学的介入のポジティブな結果を提案する際，特にやる気にはやる患者には過度で急激な介入により生ずる潜在的な害についても同様に強調するべきである。

異文化間の違い

　ポジティブ精神医学の異文化間の違いを考える必要性は，15章の"ポジティブ老年精神医学および文化精神医学"で詳しく議論した。そこで，ここでは異文化間の文脈で起こり得る独自の倫理的ジレンマについて簡単に考察してみる。とくに，ポジティブ精神科医は，ポジティブな心理社会的要因を強調する一方で，重要な文化的な違いを無視し，知らず知らずのうちに均質化を強制する（二重結果）。東洋文化はユーモアよりもスピリチュアイティの役割を強調するようにみえ，西洋文化ではこの逆が当てはまるかもしれない。このような違いを問題だと考えるべきではない。拘束服のような規則を適用しないで，異なった患者の異なった文化を理解し賢明に結び付ける必要性を認識していれば，学識のあるポジティブ精神科医は知らず知らずのうちに害を与えることがなくなるだろう。

　さらに，別のリスクは，皆が明らかに楽観的で，社交的で，レジリエントといった均質な社会を創ることであるが，過度に熱狂的な医師または精神科医が人々に強要し，または自分自身に強要している突然の変化に対応しようと人々がもがいているのが現実である。その変化は，インターネットと他のメディアの情報の爆撃によって引き起こされる。この均質化は優生学に類似しているかもしれない（二重結果）。人間の多様な綴織は，人間生活に色彩や多様性を加える。社会は宗教的で非社交的で賢明な存在を必要とするのと同様に，楽観的で，非宗教的で，社会化する人々を必要とする。同様に人間は無数の対応手段を持っており，異なった心理社会要因は同等にいいものであり得る。他のものよりもある一つのものを過度に奨励する必要はないのである。

これまで未解決であった問題に答えを求めて

　ポジティブ精神医学はとても広い領域をカバーする。楽観主義，レジリエンス，個人的達成，社会協調性，および知恵を単に特定するだけでは十分ではない。特定することは必要だが十分ではない。前述した生命倫理原理間のバランスを計算するうえで，このような多様な要素の個別の，相乗的，そして相反することさえある役割を引き出すことは必要である。言い換えれば，われわれは共通道徳から特殊道徳に，特定化とバランス化を伴いながら進んでいかなければならない。

　たとえば，ともに相反する心理社会要因は共存可能か？　その知恵はより大きな社会的つながりよりも非社会的な姿勢と関連するだろうか？　この社会的つながりは楽しい活動への参加と関係しているかもしれないが，自己超越性とはあまり関連がないのだろうか？　相乗的心理社会的な要因はどうだろうか？　知恵が自己超越と相乗作用をすることはないのだろうか？　レジリエンスが楽観主義と相乗作用をすることはないのだろうか？　社会的つながりが楽しい活動への参加と相乗作用をすることはないのだろうか？

　健常人に熱心に適用されるプロセスは，病を患っている人には慎重に適用される必要があるかもしれない。精神科医は，どれだけのレジリエンス，楽観主義，知恵，および社会的つながりを，精神病を持っている人たちに適切な形で考慮すべきなのか，また患者はこの特質をどのリカバリー段階で示すのだろうか？　異なる神経症およびパーソナリティ障害を持つ人は，またどの程度まで同一の特質を示すのだろうか？　他人の幸せを願う人がこうした人に，"楽観的になれ""逆境に悠々と立ち向かえ""バケーションに出かけろ""陽気な仲間と過ごせ"など常識的なアドバイスをすることはすでに行われてきたが，そうしたアドバイスは役に立たなかった。しばしば，そのようなアドバイスがうまくいかなかったときにはじめて精神科の治療を求めて来る人がいる。精神科医がそうした常識的なアドバイスをすることが，どのように患者の利益になるのだろうか？

　他の答えならねばならない問題は効率に関するものである。これらのポジティブな心理社会的要因は心身症を治療する際に，また高齢者が肉体的および認知的な衰えにもかかわらず寿命を延ばしより有意義な人生を送るのを支援する際に，圧倒的に重要なのであろうか？　これらの要因は，一般的な精神疾患および身体疾患の治療でよりも，これらの分野で研究され適用されるべきなのであろうか？現在，臨床例および研究のエビデンスは，心身疾患および高齢者に主に関連している。これらの問いに答えるためには，さらなる研究が必要だろう。

第16章 ポジティブ精神医学の生命倫理学 | 377

どの心理社会的要因が本物で，どれが"偽りの"心理社会的要因かを明らかにするためには，さらなる研究が必要であろう。レジリエンスと偽レジリエンス，楽観主義と偽楽観主義，知恵と偽知恵，スピリチュアリティと偽スピリチュアリティの区別をする研究が必要であろう。この区別は，精神科医の考えと価値判断ではなく，心理社会的要因が患者のウェルビーイングにどのような効果をもたらしているかに基づいているだろう。たとえば，真正なレジリエンスは患者にウェルビーイングをもたらし，偽レジリエンスは不健康をもたらす。

別の解決されるべき課題は，資源と基本的な専門的技術の配分に関するものである。精神科医が，最もよく知っている治療法に少ない資源を集中するのは，適切ではないのだろうか？ 精神科医は精神病理を扱う専門家である。それは精神科医の専門技術とトレーニングである。治療し理解すべき精神病理はあまりに多い。知恵，楽観主義，レジリエンス，スピリチュアリティ，自己超越，社会つながり，そして協調性の価値についていつも話している教育者，社会思想家，および聖職者と宗教改革者によって最もうまく扱われている分野に踏み入るよりも，主に精神疾患を治療し研究するという目的に向けて精神科医が持っている限られた資源を賢明な形で活用する必要があるのではないかという非常に難しい議論が起こり得る。

ここで，さらに基本的な問題にも目を向けなくてはならない。精神科医は，科学的に妥当なモデルを確立することで頭がいっぱいのときに，統合的かつ相乗的にお互い関連し合い，お互いの関係性のなかで最もよく理解される種々の要因から，いくつかの要因を分離して取り出すことは可能なのだろうか？ 分類し標準化するという科学的便宜のためにこれらのポジティブな心理社会的要因を人工的に分離することは可能なのか？

本セクションのすべての未解決の問題は，ポジティブ精神医学が次の10年に言及すべき正当な問題である。

ほかの注意すべき観点

ポジティブ精神医学のパラメーターを同定するにあたって，ポジティブ精神科医は，異文化間の違いに言及し，平均が健康を意味しないかもしれないということに留意し，属性は特性と考えられるのか，もしくは状態と考えられるのか，またどのような流れのなかでこれらの属性を用いることができるのかを明示しなければならない。また，ポジティブ精神医学が有益なのであれば，誰にとって有益なのか？ 個人にそれとも社会に，それとも双方にとって有益なのか？ またそれは，ど

のように有益なのか？　新しい流れを創る偏りにあわせるためになのか，それとも
それを生み出すためになのか？　Vaillant（2012）はポジティブメンタルヘルスにつ
いてこの問題を提起したが，それらは同様にポジティブ精神医学にも当てはまる。
Linden（2012）は，**ポジティブ**とは何を意味するのか，また**ポジティブ**と**健康**は
同義語なのかという，最初の定義の重要な哲学的な問題を提起している。明確化す
る必要があるまた別の問題は，健康と病気の関係である。Karlsson（2012）は，ポ
ジティブメンタルヘルスの中核的な要点を実生活で実践することに関する問題を提
起し，社会が向かうべきだとメンタルヘルスの専門家が考えている方向性とまとま
りを持った形で関連していなければならないと指摘している。その一方で，Stein
（2012）は，ポジティブメンタルヘルスを増進する介入がメンタルヘルスの臨床家の
範疇に必然的におさまるべきかどうかは議論の余地があると，考えている。

将来へのタスク

　ポジティブ精神医学は生まれたばかりである。多くの研究が，そこに希望がある
ことを示している。生活をポジティブにする，そして，とりわけ精神科の患者，さ
らにはすべての患者にとって価値がある，すべての心理社会的要因を考えていくこ
とで，その背景と範囲は良い形で確立されてきている。しかも，その方法は定量的
なデータと生物学に基づくようになっている。このようにして，ポジティブ精神医
学は，患者を変化の対象とし，かつ主体ともするという約束を守っている。

　ポジティブ心理社会的要因のニュアンスを決めるタスクは，次の10年間の研究
者の課題となるべきである。ポジティブな要因を向上させようとする（行動的また
は生物学的な）介入は予期せぬ長期のネガティブな結果をもたらすかもしれないと
いうことを本格的な研究者は知っていなければならない（二重結果）。したがって，
ポジティブ要因に関するネガティブな報告および示唆された修正は，どのようなも
のであっても真剣に受け止められなければならないし，過度に警告的なものとして
無視すべきではない。ネガティブな所見を真剣に受け止めることは，仁恵（善を与
える）と無危害（害を与えない）を両立し，避けられる二重結果を予防する最良の
道であろう。

要約

　ポジティブ精神医学は，精神疾患の治療に限定された医学の下位専門分野として

第16章　ポジティブ精神医学の生命倫理学 | 379

の狭い定義の精神医学を越えて，すべてのヘルスケアシステムの中核的要素に発展する未来の精神医学への移行を探求している（Jeste, 2012）。定量的なデータと生物学を強調することによって，その基盤は十分に構築されてきた。ポジティブ精神医学の知見の生命倫理的な意味と，応用科学としての介入は，仁恵，無危害，自律，および正義の4つの原理が決して侵されることなく，この分野の前途のある未来の成長のための良心の番人としての役割を果たせるように，それぞれの発展段階において注意深く研究される必要がある。

　ポジティブ精神医学は応用科学であるため，すべてのこれからの仕事は次の基本的な4つの問いに基礎をおいて判断されるだろう。①患者の役に立つか（仁恵）？②それによる苦痛は最小限で，かつ害がないか（無危害）？③患者の正当な同意を考慮しているか（自律）？④究極的に，対象となる人たちへの利益は非差別的な方法で公正に配分されるのか，そして利害関係者は，医師または精神科医，患者，そして患者の親族の間の衝突を和解させる合法的な手段を持つのか（正義）？ポジティブ精神医学の普及に深く関わっている人々は，介入と進歩がリトマス試験に合格するのを保証しなければならない。そして，ポジティブ精神医学は時々，ポジティブメンタルヘルスのより広い分野でこの試験の対象になって，最大限の仁恵，最小限の危害，およびほとんど侵害されていない自律と正義のなかでその前向きの進歩が行われているというコンセンサスがより多く得られるようにしなくてはならない。

臨床上のキーポイント

- ポジティブ精神医学は，精神病理を無視するのではなく，それを超えて先に進み，精神病理にもかかわらずより良い生活とウェルビーイングを達成することを目指す。

- 仁恵，無危害，自律，正義の4つの生命倫理の原理は，共通の道徳，特殊な道徳，特定化，およびバランス化の理解とともに，ポジティブ精神医学の生命倫理の協議事項を設定するために重要である。

- 仁恵（すなわち患者の幸福）はカギとなるテストであり，ポジティブ精神医学は，レジリエンス，楽観主義，社会的つながり，知恵，個人的達成，および宗教とスピリチュアリティのようなポジティブな心理社会要因を重視し，定量的なデータと生物学の科学的エビデンスに基づいた介入を行っていることから，そのテストには合格する。

- しかし，ポジティブ精神医学は，ポジティブな心理社会的要因を間違って奨励してしまい，その結果として潜在的な二重結果が生まれることがないように注意していなくてはならない（無危害）。ポジティブ精神医学はまた，ポジティブな心理社会的要因を受け入れるように患者に強要することによって患者の自律性を踏みにじるようになっては絶対いけない（自律）。患者の肌の色，信条，宗教，もしくは民族性に関わらず，少ない医療資源を公正に配分するに注意しなければならない。
- ポジティブ精神医学は，学問上の姉であるポジティブ心理学と，そして学問上の親であるポジティブメンタルヘルスと多くのつながりを持っている。しかし，それぞれの学問の専門家は，それぞれの関連性と非関連性を知って，ともに協力して学問を進め，領域間の不適切な衝突を避けるようにしなければならない。

参考文献

Beauchamp TL, Childress JF: Principles of Biomedical Ethics, 6th Edition. New York, Oxford University Press, 2009

Carver CS, Scheier MF, Segerstrom SC: Optimism. Clin Psychol Rev 30(7):879–889, 2010 20170998

Compton WC: An Introduction to Positive Psychology, 5th Edition. Belmont, CA, Wadsworth Publishing, 2014

Hare R: The philosophical basis of psychiatric practice, in Psychiatric Ethics. Edited by Bloch S, Chodoff P. Oxford, UK, Oxford University Press, 1984, pp 30–45

Holt-Lunstad J, Smith TB, Layton JB: Social relationships and mortality risk: a metaanalytic review. PLoS Med 7(7):e1000316, 2010 20668659

Jeste DV: Positive psychiatry. 2012. Available at: http://psychnews.psychiatryonline.org/newsarticle.aspx?articleid=1182477. Accessed August 27, 2014.

Jeste DV: A fulfilling year of APA presidency: from DSM-5 to positive psychiatry. Am J Psychiatry 170(10):1102–1105, 2013 24084815

Jeste DV, Harris JC: Wisdom—a neuroscience perspective. JAMA 304(14):1602–1603, 2010 20940386

Karlsson H: Problems in the definitions of positive mental health. World Psychiatry 11(2):106–107, 2012 22654941

Linden M: What is health and what is positive? The ICF solution. World Psychiatry 11(2):104–105, 2012 22654939

Mausbach BT, Patterson TL, Von Känel R, et al: The attenuating effect of personal mastery on the relations between stress and Alzheimer caregiver health: a five-year longitudinal analysis. Aging Ment Health 11(6):637–644, 2007 18074251

Pellegrino E, Thomasma D: For the Patient's Good: The Restoration of Beneficence in Health

Care. New York, Oxford University Press, 1988

Randall F: Ethical issues in cancer pain management, in Clinical Pain Management: Cancer Pain, 2nd Edition. Edited by Sykes N, Bennett MI, Yuan C-S. London, Hodder Arnold, 2008, pp 93–100

Rasmussen HN, Scheier MF, Greenhouse JB: Optimism and physical health: a meta-analytic review. Ann Behav Med 37(3):239–256, 2009 19711142

Seligman MEP: The president's address. Am Psychol 54:559–562, 1999

Seligman MEP: Learned Optimism: How to Change Your Mind and Your Life, 6th Edition. New York, Pocket Books, 2006

Seligman ME, Csikszentmihalyi M: Positive psychology: an introduction. Am Psychol 55(1):5–14, 2000 11392865

Singh A, Singh S: To cure sometimes, to comfort always, to hurt the least, to harm never. Mens Sana Monogr 4(1):8–9, 2006 22013325

Singh AR, Singh SA: Notes on a few issues in the philosophy of psychiatry. Mens Sana Monogr 7(1):128–183, 2009 21836785

Stein DJ: Positive mental health: a note of caution. World Psychiatry 11(2):107–109, 2012 22654942

Stewart DE, Yuen T: A systematic review of resilience in the physically ill. Psychosomatics 52(3):199–209, 2011 21565591

Tassano F: The Power of Life or Death: Medical Coercion and the Euthanasia Debate. Oxford, UK, Oxford Forum, 1999

Uchino BN: Social support and health: a review of physiological processes potentially underlying links to disease outcomes. J Behav Med 29(4):377–387, 2006 16758315

Vahia IV, Depp CA, Palmer BW, et al: Correlates of spirituality in older women. Aging Ment Health 15(1):97–102, 2011 20924814

Vaillant GE: Positive mental health: is there a cross-cultural definition? World Psychiatry 11(2):93–99, 2012 22654934

推薦相互参照

　社会的要因に関しては，第3章（レジリエンスと心的外傷後成長），第4章（ポジティブ社会精神医学），第5章（精神疾患におけるリカバリー），第11章（予防的介入）と第12章（ポジティブ精神医学の臨床実践への統合）で，文化に関しては第15章（ポジティブ老年精神医学および文化精神医学）で論じられている。

推薦文献

Gordon J-S: Bioethics. Internet Encyclopedia of Philosophy: A Peer Reviewed Academic Resource. Available at: http://www.iep.utm.edu/bioethic/. Accessed August 27, 2014.

Jeste DV: APA President Dilip Jeste, MD, explains positive psychiatry—video interview. Available at: http://www.psychcongress.com/video/breaking-newsapa-president-dilip-jeste-md-explains-positive-psychiatry-video-interview-11554. Accessed August 27, 2014.

Marcum JA: Philosophy of Medicine. Internet Encyclopedia of Philosophy: A Peer Reviewed Academic Resource. Available at: http://www.iep.utm.edu/medicine/#H3. Accessed August

27, 2014.

Seligman MEP: APA 1998 Annual Report. The President's Address. Positive Psychology Center. Available at: http://www.ppc.sas.upenn.edu/aparep98.htm. Accessed August 27, 2014.

Wikipedia: Bioethics. Available at: http://en.wikipedia.org/wiki/Bioethics. Accessed August 27, 2014.

監訳者あとがき

　本書は，アメリカ精神医学会の Positive Psychiatry：A Clinical Handbook の日本語訳で，日本ポジティブサイコロジー医学会のメンバーが訳出を行った。日本ポジティブサイコロジー医学会は，欧米で注目されているポジティブサイコロジーを医学ないしは科学的な立場から研究誌，検証し，そして実践していくことを目的として 2012 年に発足した学術団体である。

　日本ポジティブサイコロジー医学会を設立することを最初に提案したのは，慶應義塾大学医学部眼科学教授の坪田一男副理事長と精神・神経科学教授の三村將理事だった。その提案を聞いて，私は，何かいかがわしい感じがする集まりになるのではないかと心配だった。実を言うと，実際にそのような懸念を口にした友人もいた。

　しかし，人間のポジティビティやこころの健康，こころの力に目を向けて，研究をし，臨床実践を行うという発想に対する興味の方が強かった。その理由は二つある。その一つは，私自身が以前に，ポジティブ感情とネガティブ感情との関係が気になって，アンケートを使った簡単な調査研究をしたことと関係している。

　もう 20 年以上前のことで，ポジティブサイコロジーという言葉を聞いたことはなかったが，私は，精神疾患の治療をするためには，抑うつや不安，怒りなどのネガティブ感情に関連した病理を理解するだけでは不十分ではないかと感じていた。そこで，患者の協力を得て，ポジティブ感情とネガティブ感情を評価する調査票に記入してもらい，その内容を分析した。

　その結果は，ポジティブ感情とネガティブ感情が同じ軸の反対の極に位置するのではなく，それぞれが別の軸のなかで独立して動いている可能性が高いというものだった。そのことから私は，精神疾患の治療では，患者のネガティブ感情を和らげたり性格の病理に働きかけたりする治療的アプローチだけでなく，ポジティブ感情を高め患者の強みやレジリエンスをいかすようなアプローチが重要になってくると考えたのを覚えている。

私自身はポジティビティについてそれ以上深く研究していくことはなかったが，ちょうどその頃，心理学者の Martin E.P. Seligman が，アメリカ心理学会の会長講演でポジティブサイコロジーの必要性を強調した。1998 年のことだ。彼は，それまでのネガティビティにばかり目を向けた心理学だけでなく，ポジティビティを重視する心理学，つまりポジティブサイコロジーに目を向ける必要性を指摘したのである。

　その後，国際ポジティブサイコロジー学会（IPPA）を中心に，ポジティブサイコロジーの研究が行われるようになり，近年では，精神医学にも影響を与えるまでになった。そして，アメリカ精神医学会の会長を務めた Dilip V. Jeste を中心にポジティブ精神医学の必要性が指摘され，本書が発刊された。その内容は，私たちが目指している今後の精神医学の一つのモデルとなるものであり，それを日本語訳して出版できたことに感謝している。

　ポジティブ精神医学の誕生は，精神医学が，それまでの疾患中心の視点だけではなく，疾患を持つ "人" に目を向けるようになった流れと密接に関係していると私は考えている。それが，ポジティブサイコロジー医学会に私が関心を持つことになったもう一つの理由だ。

　ポジティブサイコロジー医学会が設立された 2012 年には，精神医療のユーザーの働きかけもあって，超党派の国会議員による「精神保健医療福祉の充実と拡充を求める国会請願」が採択され，精神疾患を持つ人たちを地域で支えながら治療していく流れが生まれていた。その背景には，こころの不調を治療するだけでなく，こころの健康を高めることに目を向ける必要性が認識されるようになってきたことがある。

　こころの健康という言葉はよく使われるが，それが何を意味するかはっきりしていないことが多い。こころの健康講演会と銘打った集まりでも，そこで話されるのはほとんどがうつ病やストレス関連疾患などのこころの不健康についての話だ。つまり，こころの健康についての科学的，医学的な議論はほとんど行われていない。そうしたなか，国会請願が採択されたのは，こころの健康という新たな視点から精神保健・医療・福祉の仕組みを作る必要があることが広く認識されるようになったからだ。

　その流れで，こころと身体を，病気や不調だけではなく，健康という視点から科学的に研究するためにポジティブサイコロジー医学会が立ち上げられた。それはまた，精神医学的には精神保健の充実と拡充につながるものである。そのことは，2012 年 11 月 27 日に福島県郡山市で開催された第 1 回の学術集会〈会長：佐久間

啓（あさかホスピタル院長）〉の成功からも明らかである。

　この学術集会は，2011年3月11日に起きた東日本大震災唐の復旧・復興の流れのなかで，被災地の住民のこころの健康を支援することを目的として行われ，非常に人間味あふれる温かい雰囲気と，その一方で科学性を追求する真摯な学問的姿勢が絶妙に組み合わさったとても良い内容の集まりとなり，文頭に書いた私の心配は杞憂に終わることになった。その後の学会の活動についてはホームページ（http://www.jphp.jp/）を参照していただきたい。私は，本書の出版が，私たちの活動にさらなる学問的裏づけを与え，今後の研究の方向性を提示するものと信じている。そして，多くの方々が本書に目を通して，その内容をさまざまな場面で活用していただくことを願っている。

　　　　　　2018年6月　日本ポジティブサイコロジー医学会理事長　大野　裕

索　引

A
Aaron Beck 5
Acacia C. Parks 171, 172, 398
Affect Balance Scale 155
Ajai R. Singh 359, 399
Albert Stunkard 5
Alexandrea L. Harmell 33, 397
Anne M. Day 171, 397
A'verria Sirkin Martin 33, 398

B
Barbara Ehrenreich 95
Barbara Fredrickson 72
Barton W. Palmer 2, 13, 398, 401
Biswas-Diener 171, 186, 190
Brent T. Mausbach 33, 398
Burrhus F. Skinner 67

C
CAIM 22, 221, 222, 223, 227, 234
CAIM 療法 221, 222, 223
Carl C. Bell 239, 397
Center for Epidemiologic Studies
　Depression Scale 161
Christine Rufener 113, 399
Christopher W. Kahler 171, 397
Colin A. Depp 113, 397
C. Robert Cloninger 14

D
Dan Blazer 14, 17
Dan G. Blazer, M.D. 91, 397
Daniel D. Sewell 339, 399
David C. Rettew 317, 399
David Gustafson 146
David Salmon 293
depression-oriented General Health
　Questionnaire 161
Dilip V. Jeste 2, 13, 384, 397, 401
DSM-5 84, 92, 151, 155, 160, 250,
　256, 287, 380
DSM- Ⅲ 84, 98, 114, 155
DSM-IV 84, 151
D.V.Jeste 17

E
ecological momentary intervention
　145
Elyn R. Saks, J.D. 113, 399
Emil Kraepelin 155
Evan M. Kleiman 171, 398

F
FK506 結合タンパク質 5（FKBP5）
　306
Freud 5, 68, 71, 76, 77, 79, 83, 84, 88

G
GAF（Global Assessment of
　Functioning）151
George E. Vaillant, 59, 399
George Vaillant 7, 14, 17

H
Helen Lavretsky 221, 293, 398
Herbert Benson 70
Hospital Anxiety and Deppression
　Scale 161

I
ICD-10 160

J
Julie A. Lord 193, 398

K
Katherine Wachmann 293, 399

L
Leslie R.M. Hausmann 171, 397
Lisa T. Eyler 293, 397

M
Maja K. Gawronska 113, 397
Major Depression Inventory 160
Mapi Research Trust PROQOLID
　164, 168
Marc Norman 293
Maria J. Marquine 339, 398
Martin E.P. Seligman 5, 16, 384
Martin Seligman 70, 171
Maslow 16, 60, 288
Max Meyer 67
Michael Rutter 87
Minnesota Multiphasic Personality
　Inventory Profile 138
Monte Buchsbaum 293

N
Nichea S. Spillane 171, 399

P
Paul J. Mills 293, 398
Per Bech 151, 397

PERMA
PERMA 6, 7
PGWB 152, 153, 154, 155, 156, 159,
　160, 161, 162, 163, 167
PHDCN 101, 102, 103
Piper S. Meyer 171, 398
P. Murali Doraiswamy 269, 397
PPI プログラム 184, 186, 187, 188
PPSFs 13, 14, 15, 18, 19, 21, 23, 24,
　25, 26, 27, 33
PPT プログラム 172, 173, 177, 187
PROMIS 139
Psychological General Well-being
　Index 152, 154, 155

R
Raeanne C. Moore 293, 398
Richard F. Summers 193, 399
Rick Summers 7
Robert M. Kaplan 135, 398
Romain Rolland 71
Ruth M. O'Hara 293, 398

S
Samantha Boardman 269, 397
Schopenhauer 5
SF-20 138
SF-36 137, 138, 139, 149, 151, 152,
　161, 166, 168
Sickness Impact Profile 137, 138
Substance Abuse and Mental
　Health Services Administration
　117, 119, 131, 133, 134, 357, 358

T
Taya C. Varteresian, 221, 399
Thematic Apperception Test
　（TAT）49
Todd B. Kashdan 171, 398

V
VIA Institute 173, 182, 190
Visual Analogue Scale 156

W
Warren A. Kinghorn 17, 91, 398
Wendy B. Smith 135, 399
WHO-5 152, 153, 154, 155, 156, 157,
　159, 160, 161, 162, 163, 164, 167
WHOQOL-8 158
WHOQOL-BREF 154, 158
Wilhelm Wundt 67, 153
William James 15, 67, 277, 282
World Health Organization Quality

of Life Assessment Instrument
154, 158

Z

Zung Anxiety Scale 161
Zvinka Z. Zlatar 339, 399

あ

アーユルヴェーダ 221, 224, 228,
233, 234
愛 6, 36, 59, 63, 67, 68, 69, 70, 71, 72,
73, 75, 77, 78, 79, 86, 87, 97, 175,
194, 206, 242, 245, 248, 254, 283,
332, 333, 401
アクティビティ 171, 172, 173, 174,
175, 176, 177, 180, 181, 182, 183,
184, 185, 186, 187
アブラハム・マズロー 271
アフリカ系米国人 346, 351, 352,
353, 354, 355
アポリポ蛋白 E (APOE4) 223
アメリカ児童青年精神医学会 317
アリストテレス 94, 104, 105, 106,
282
アルコール依存症 62, 147
アルコールの過剰摂取 50
アルツハイマー病 42, 222, 223, 224,
225, 226, 227, 232, 233, 234, 256,
262, 263, 345, 370

い

怒り 5, 6, 68, 70, 71, 72, 82, 86, 97,
210, 232, 270, 277, 280, 328, 383
畏敬 68, 69
偉大な社会 96
一次予防 99, 102, 239
イチョウ 221, 226, 227
遺伝的マーカー 304, 305, 306, 307
異文化間の違い 375, 377
意味と希望の追求 21
陰性症状尺度 117
インプリシット法 49

う

ウェルビーイング尺度 153, 154,
156, 159
ウェルビーイング測定尺度 155,
156, 158, 161, 162, 165, 166
ウェルビーイング 5, 6, 7, 178, 179,
184, 186

え

叡智 33, 36, 37, 38, 39, 54, 55
エイブラハム・リンカーン 74
エクササイズ 21, 36, 49, 54, 173,
178, 182, 202, 204, 205, 221, 230,
231, 235, 260, 261, 264, 275, 276,
277, 279
エンゲージメント 6, 13, 23, 194,
196, 198, 201, 203, 204, 209, 215,
216, 223, 269, 279, 280, 281, 282,

319, 364
エンパワメント 118, 119, 120, 121

お

欧州ポジティブ心理学ネットワーク
16
オキシトシン 306, 311
オピオイド 86, 258
オメガ3脂肪酸 221, 223, 224, 225
思いやり 71, 73, 294, 296, 318, 322
音楽教育 324, 329, 331

か

絵画ストーリーエクササイズ
(picture story exercise) 49
海馬 194, 231, 298, 301, 302
回避型コーピング 45
カオス理論 63
学部の医学教育 213
下垂体 298, 301, 312
下前頭回 (IFG) 296
家族アセスメント・フィードバック
介入 327
家族主義 346, 350, 354
価値観の衝突 371
家庭訪問 252
感覚運動皮質 296
感謝 3, 21, 23, 25, 64, 66, 67, 68, 69,
70, 71, 79, 85, 86, 87, 172, 173, 174,
175, 179, 180, 181, 182, 184, 185,
194, 199, 201, 202, 204, 205, 206,
208, 215, 216, 219, 270, 273, 277,
280, 283, 285, 289, 293, 308, 310,
315, 384
感謝エクササイズ 21
患者中心のアウトカム研究 136
感謝の手紙 174, 175, 180, 181, 182,
184, 185, 273, 280, 283
患者報告アウトカム 141

き

キーストーン習慣効果 277
希死念慮 21, 262, 274, 277
喫煙 50, 51, 102, 181, 183, 223, 252,
262, 321
機能的磁気共鳴画像 (fMRI) 294
客体 75
共感 23, 36, 38, 60, 61, 69, 74, 75, 78,
79, 80, 84, 164, 165, 166, 197, 198,
211, 213, 272, 293, 294, 296, 297,
300, 301, 302, 303, 305, 306, 312,
323, 333
共通の道徳 363, 371, 379
恐怖 65, 68, 70, 71, 77, 79, 80, 104,
177, 201, 210, 211, 245, 274, 296,
297, 353
偽レジリエンス 367, 368, 377
禁煙 21, 102, 145, 177, 181, 182, 183,
186, 187, 188
緊急事態ストレスデブリーフィング
258

く

クライシス 327
苦しみ 13, 71, 74, 93, 94, 102, 195,
196, 197, 296, 327
クレチン病 240

け

経験サンプリング手法 142
芸術的表現 325
経頭蓋直流刺激 294
経歴の形成 65
ゲノムワイド関連解析 305
健康増進 15, 18, 23, 25, 317, 318,
326, 327, 329, 331, 332, 334, 335
健康的習慣 277
健全な否認 75
原理主義 (principlism) 362

こ

抗うつ薬 156, 162, 163, 164, 202, 224,
225, 226, 273, 353
構成概念妥当性 158, 160
行動
　――化 78, 79, 80, 245
　――価値 104
　――活性化 197, 203, 253
幸福 16, 25, 54, 80, 91, 93, 94, 95, 96,
106, 153, 157, 165, 171, 173, 194,
195, 224, 270, 273, 275, 282, 296,
298, 308, 310, 317, 331, 332, 333,
352, 362, 363, 373, 379
高分析能光ファイバー 146
候補遺伝子マーカー 305, 307
高齢者のうつ病 231, 261
コーチング 205, 213, 214, 330
コーピング 21, 33, 35, 39, 41, 42, 44,
45, 46, 52, 53, 54, 55, 57, 61, 62, 63,
64, 66, 74, 75, 76, 77, 78, 79, 80, 83,
84, 85, 87, 89, 120, 122, 127, 143,
152, 157, 162, 178, 183, 197, 199,
203, 204, 258, 349, 370
ゴール 63, 115, 121, 197, 198, 201,
262, 303
呼吸のエクササイズ 36, 54
国際電気通信連合 145, 146
国際ポジティブ心理学会 17
国立保健サービス研究センター
137
こころの広さ 36
個人精神療法 126, 334
個人的な強み 121
子育て 23, 175, 260, 322, 323, 326,
328, 330, 332, 333, 334
コミュニティの成長 16
コルチコトロピン放出ホルモン受容
体1 (CRHR1) 306
コンパッション 21, 36, 38, 294, 296,
297, 309, 311, 318, 323, 324

さ

罪悪感 68, 157, 162, 203, 328

最高追求者 maximizer 281
サクセスフル・エイジング 339, 340, 342, 343, 344, 345, 346, 354, 355
サポート附帯雇用 125, 131
作用メカニズム 197, 198, 200, 201, 209, 217
参加型芸術 46, 55
産後うつ病 259, 260, 261
三者影響理論 240, 248

し

シカゴ公立学校群 241, 254
思考 14, 35, 38, 41, 46, 47, 48, 49, 70, 75, 83, 104, 198, 199, 211, 243, 253, 272, 273, 279, 283, 286, 299, 300, 317, 324
自己効力感 19, 33, 39, 41, 42, 43, 44, 45, 46, 47, 54, 55, 57, 183, 197, 200, 203, 204, 205, 227, 242, 244, 248, 255, 256, 258, 261, 267, 282, 283, 284, 344
自己尊重 197
自己統制 19, 44, 45, 49, 50, 51, 244
自己の強み 21
自己抑制 64, 65
自殺 25, 50, 51, 65, 85, 151, 177, 179, 180, 181, 182, 187, 188, 203, 247, 251, 261, 262, 271, 284, 333, 362
自殺傾向 177, 179, 180, 181, 187, 188
支持的精神療法 22, 193, 196, 197, 198, 199, 200, 201, 202, 203, 204, 206, 209, 210, 216, 217
支持的療法 9, 21, 89, 133, 190, 193, 199, 200, 201, 271, 289, 315
視床下部 311
自然 47, 91, 99, 145, 210, 222, 223, 224, 226, 233, 235, 242, 260, 264, 278, 319, 328, 330
自尊感情 63, 197, 198, 200, 203, 205, 309
児童精神科医 317, 326, 327, 329, 332, 334, 335
児童福祉 22, 244
児童保護サービス 244, 250, 255, 256
慈悲 68, 172
自閉スペクトラム症 38, 256, 319
嗜癖精神医学 15
社会技能訓練（SST）125
社会精神医学 9, 17, 19, 22, 60, 89, 91, 92, 93, 94, 96, 98, 99, 101, 102, 103, 106, 133, 267, 289, 381
社会の意思決定 36, 293, 300, 302
社会の機構 241
社会の責任 16, 92
社会的知能 37, 205
社会的モデリング 44
社交的スキル 243
宗教 33, 52, 53, 54, 231, 310, 349
集団効力感 241, 255
集団精神療法 126

12 のポジティブなエクササイズ 202
熟達 6, 33, 39, 40, 41, 54, 55
主体 75, 378
昇華 74, 75, 78, 79, 80, 81, 82
上側頭溝と回 296
情動 6, 14, 17, 19, 21, 22, 25, 42, 52, 54, 61, 62, 63, 64, 65, 66, 67, 68, 69, 70, 71, 72, 73, 74, 75, 77, 78, 79, 80, 82, 83, 84, 86, 87, 92, 93, 97, 152, 178, 186, 188, 193, 194, 196, 198, 201, 204, 205, 206, 207, 208, 209, 210, 211, 214, 215, 216, 219, 239, 240, 243, 247, 249, 251, 252, 253, 254, 255, 256, 257, 258, 264, 270, 272, 274, 275, 277, 279, 280, 281, 283, 286, 294, 295, 296, 297, 298, 299, 300, 303, 307, 311, 319, 320, 322, 323, 325, 327, 328, 331, 334, 342, 343, 360, 365, 368, 390, 392
情動スキル 243
小児精神医学 15
少年司法 22, 244, 247, 255, 256
食生活と活動パターン 50
自律 24, 70, 121, 143, 203, 256, 283, 308, 361, 362, 363, 365, 366, 368, 369, 370, 371, 372, 373, 374, 379, 380
鍼灸 22
心筋梗塞 35, 140, 157, 261, 366
仁恵 24, 361, 362, 363, 364, 365, 369, 370, 371, 372, 373, 374, 378, 379
神経心理学的機能 304
神経成長因子誘導性（NGFI-A）306
神経伝達物質 225
信仰 68, 69, 70, 73, 74, 98, 231, 232, 324, 333, 349, 350, 352, 353, 354
人生の総括 174, 176
人生の満足度 194, 273
親切行為の実践 21
心的外傷後ストレス障害 123, 157, 257, 271
心的外傷後成長 9, 17, 19, 26, 57, 59, 60, 62, 63, 64, 74, 86, 109, 133, 152, 153, 219, 267, 289, 315, 381
親密性 65
心理の機能 197, 198, 199, 200, 293
心理的ダイナミクス 103

す

睡眠 23, 66, 83, 124, 222, 228, 229, 233, 245, 260, 261, 264, 267, 274, 275, 276, 279, 289, 304, 318, 325, 326, 334, 337, 374
スーパービジョン 128, 180, 212, 214, 215
スキーマ 84, 248
スクリーンタイム 318, 321, 322, 326, 331
スケーラビリティ 158, 159, 161, 165

スターリング郡研究 96, 97, 98, 100
スティグマ 26, 123, 125, 126
ストレッサー 35, 40, 41, 42, 44, 45, 125, 308, 309, 351
ストレングス 195, 196, 197, 198, 199, 200, 201, 202, 203, 204, 205, 206, 207, 208, 209, 212, 215, 216, 217, 221, 270, 272
スピリチュアリティ 19, 33, 36, 52, 53, 54, 57, 120, 221, 224, 231, 232, 235, 237, 293, 300, 301, 302, 308, 310, 315, 343, 345, 349, 350, 352, 354, 355, 364, 365, 377, 379
スポーツ 82, 241, 255, 272, 320, 321, 324, 326, 329

せ

性格的なストレングス 270
正義 24, 92, 104, 105, 256, 361, 362, 363, 364, 365, 366, 369, 370, 371, 372, 373, 374, 379
誠実性 33, 49, 50, 51, 54
精神的受身性 165
精神力動的精神療法 21, 87, 211
精神力動的療法 9, 21, 89, 133, 190, 193, 197, 289, 315
セイバーリング 199, 202, 206, 208, 215, 216
生物学的視点 311
生物学的精神医学 15
生物学的療法 221, 223, 224
生命倫理 10, 24, 89, 109, 133, 267, 289, 357, 359, 361, 362, 363, 364, 369, 374, 376, 379
世界保健機関（WHO）137
責任 2, 16, 41, 42, 45, 49, 50, 51, 64, 79, 91, 92, 118, 119, 120, 121, 122, 128, 243, 244, 256, 282, 303, 321, 323, 328, 345, 350, 353, 368
積極的ー建設的反応 174, 176, 181
セロトニン再取り込み阻害薬 79, 124, 258, 274
全人的な治療 118
喘息 147
選択的な予防 239
前頭前皮質 295, 296, 300, 301, 302, 311
前頭前野 194, 299
前頭側頭葉変性症 38
セント・ジョーンズ・ワート 221, 226

そ

憎悪 68
双極性障害 63, 116, 228, 251, 306, 322, 351
双生児研究 305
創造性 19, 23, 33, 37, 46, 47, 48, 54, 55, 70, 234, 293, 294, 299, 300, 301, 312, 324
ソーシャルサポート 41, 47, 127, 146, 342, 343, 344, 345, 350, 352, 354

ソーシャルサポートの自覚 350
尊敬 120, 121, 128, 204

た

大うつ病 47, 160, 163, 172, 203, 224, 271, 275, 277, 284, 351, 391
大うつ病エピソード 277
大うつ病性障害 47, 203, 224, 351
退役軍人省（VA）123, 128
太極拳 22, 221, 224, 227, 228, 229, 276
胎児性アルコール症候群 22
胎児性アルコールスペクトラム障害 250, 256
対人関係療法 100, 101, 197, 253, 271
代替医療システム 22, 221, 224, 232
大脳皮質 68, 278, 295, 324

ち

地域型包括生活支援（ACT）124
チームワーク 70, 92, 321
知恵 2, 5, 18, 19, 36, 70, 104, 105, 243, 257, 293, 300, 301, 302, 360, 364, 365, 369, 376, 377, 379
知性化 79, 80, 83
チャールズ・チャップリン 74
注意力の欠如 321
中核的な心理的特性 64
忠誠心 92
超越性 52, 104, 376
治療介入 9, 18, 21, 24, 50, 102, 169, 179, 202

つ

包み込む 72, 199, 204
強み 15, 21, 23, 25, 26, 53, 70, 91, 92, 104, 120, 121, 122, 155, 172, 173, 174, 180, 182, 193, 232, 269, 270, 271, 272, 273, 275, 277, 278, 279, 280, 281, 284, 286, 348, 370, 383

て

適応スキル 197, 199, 200
適応的防衛 75, 84
テクノロジー 187, 188, 260, 276
徹底操作 22, 193, 211, 217
伝統中国医学 232
伝統的な臨床的アプローチ 201

と

道具としての書くこと 274
統合医療 87, 221, 224, 234, 235
統合失調症 21, 46, 73, 80, 113, 114, 115, 116, 117, 120, 122, 126, 155, 164, 177, 178, 179, 187, 188, 259, 282, 350, 351, 370
ドーパミン 225
特殊教育 22, 255, 256
特殊な道徳 361, 363, 371, 379
読書 23, 208, 262, 274, 318, 321, 322, 329, 331

徳性 92, 94, 102, 103, 104, 105, 173, 174, 361
徳性の強み 173, 174
トラウマ関連障害およびストレス関連障害 22

な

ナルコティクス・アノニマス 129

に

ニコチン依存 188
ニコマコス倫理学 105
二次元連続線モデル 194, 195, 196, 206, 209, 214
二重結果論 361, 363
二重基準枠 351
忍耐力 65, 275, 320, 321, 325, 331
認知行動療法 48, 60, 86, 100, 101, 126, 179, 197, 211, 253, 258, 271, 401
認知症の予防 262
認知スタイル 37, 255
認知的再評価 36, 54

ね

ネガティブ因子 282
ネガティブ情動 21, 68, 69, 70, 77, 78, 86, 193, 194, 196, 198, 205, 211
ネズミ捕り器 239
ネルソン・マンデラ 74, 85

の

脳腫瘍 304
脳由来神経栄養因子（BDNF）306
ノルアドレナリン 225

は

パーソナリティ尺度 20, 49, 156, 161
パーソナリティ測定尺度 161, 166
パーソナリティ特性 25, 34, 37, 49, 50, 78, 156, 157, 158, 161, 342, 354
ハーバード成人発達研究 60, 63, 64, 73, 75, 76, 81, 82, 83
ハーブサプリメント 22, 221, 226
バーモント家族基盤アプローチ 326
バイオ技術 240, 242, 248, 249, 250, 257, 258, 259, 261, 262, 264
ハイリスクな性行動 50, 254
暴露療法 124
恥 68, 114, 245
パストラルケア 224, 231
パラダイムシフト 18, 361
バランス化 361, 363, 371, 373, 374, 376, 379
鍼療法 221, 222, 232, 233
繁栄 16, 17, 37, 91, 92, 93, 95, 102, 103, 104, 105, 106, 107, 216, 241, 272, 283, 380
反社会性行為 22
反社会的パーソナリティ障害 38

反精神医学派 99
ハンセン病 74
反動形成 79
ハンプティ・ダンプティ 59, 60

ひ

ピアサポート 119, 120, 121, 122, 123, 129, 131
ピアスペシャリスト 123, 124, 128
非行 22, 75, 97, 241, 243, 244, 245, 249, 252, 256
皮質脳領域 302
非自発的コーピング 61, 62, 63, 64, 66, 74, 75, 76, 77, 78, 79, 80, 83, 84, 85, 87
　—メカニズム 62, 63, 64, 74, 75, 76, 77, 78, 79, 84
ヒスパニック系米国人 346, 347, 348, 349, 350, 351
ヒスパニックパラドックス 347, 348
非直線的な意思 118
ビッグファイブ分類法 49
非適応的コーピング 19, 85
表現療法 221, 224, 234

ふ

フェローシップ訓練プログラム 332
フォローアップ 51, 86, 178, 179, 183, 184, 202, 212, 285, 367
深く味わう（savoring）172, 174, 175, 181, 184, 185
複雑性喪失反応 100
副腎軸 301, 312
プライマリケア 51, 213, 222, 253, 262, 353
プラシーボ効果 21
分身 103

へ

ベビーブーマー世代 221, 222

ほ

暴力 50, 102, 241, 245, 247, 254, 255
ポジティブ
　—活動介入 272
　—幻想 75, 78
　—サイコロジー 6, 7, 171, 172, 177, 178, 182, 188, 333, 383, 384, 385, 401
　—児童精神医学 10, 23, 267, 289, 317, 318, 319, 325, 326, 332
　—社会精神医学 9, 17, 19, 22, 60, 89, 91, 92, 133, 267, 289, 381
　—心理学 16, 17, 18, 19, 21, 24, 27, 33, 60, 63, 68, 81, 91, 92, 93, 94, 95, 96, 102, 103, 104, 105, 106, 193, 196, 200, 201, 202, 204, 209, 212, 214, 216, 250, 270, 271, 279, 282, 283, 285, 286, 332, 360, 361, 380
　—心理社会的要因 13, 18, 378

―精神医学 9, 10, 11, 13, 14, 15,
16, 17, 18, 19, 20, 21, 22, 23, 24,
25, 26, 27, 28, 34, 54, 57, 61,
89, 92, 93, 94, 96, 102, 103, 105,
106, 109, 113, 133, 149, 153,
168, 169, 219, 237, 267, 269,
270, 271, 278, 279, 282, 285,
286, 289, 291, 293, 315, 317,
318, 325, 329, 330, 331, 332,
333, 334, 335, 337, 340, 357,
359, 360, 361, 364, 365, 370,
372, 375, 376, 377, 378, 379,
380, 381, 384
―特性 13, 15, 17, 19, 25
―な感情 6, 16, 71, 95, 181, 204,
205, 216, 272, 273, 284
―な心理的特性 9, 33, 237, 267,
293, 294, 295, 300, 301, 302,
303, 305, 308, 311, 312, 315, 339
―なセルフトーク 40, 55
―メンタルヘルス 9, 14, 20, 21,
22, 24, 149, 151, 152, 153, 270,
315, 357, 361, 364, 378, 380
―リビング 178, 179
ホメオスタシス 62, 74, 76, 79
ホリスティック医療 221, 224

ま

マイルストーン 332, 334
マインドキュア 15, 16
マインドフル身体運動 227, 228
マインドフルネス 23, 51, 178, 187,
205, 257, 276, 279, 308, 309, 310,
311, 318, 324, 333, 334
マリリン・モンロー 72, 74
マルトリートメント 317
慢性痛 21, 143, 177, 183, 184, 186,
187, 188, 340

み

3つの良い事 273, 284
民族的マイノリティ 24, 345

む

無危害 24, 361, 362, 363, 365, 366,
367, 369, 371, 372, 373, 374, 378,
379, 380

め

瞑想 22, 23, 54, 70, 194, 205, 222, 224,
227, 228, 229, 231, 232, 233, 237,
257, 273, 276, 277, 278, 279, 289,
309, 311, 324

メンタルイルネス 317, 319
メンタルウェルネス 333
メンタル機能 317, 318, 320, 324, 325,
335
メンタルヘルスプログラム 123

も

モバイルヘルス 145, 148
問題解決療法 197, 261, 262
問題焦点型コーピング 44, 45, 55

や

薬剤心理測定トライアングル 163,
164
薬草 224, 233, 235
薬物使用 50, 245, 271
薬物療法 15, 87, 202, 223, 231, 251,
259, 263, 271, 275, 284, 285, 286,
318, 329, 331

ゆ

ユートピア願望 91, 93, 94, 96, 99,
102, 103
ユーモア 36, 74, 75, 78, 80, 81, 83,
85, 87, 207, 211, 300, 301, 302, 366,
375
赦し 52, 53, 59, 68, 69, 71

よ

良い関係 6, 272
養育プログラム 252, 253
陽性症状 117, 177
ヨガ 22, 23, 221, 222, 224, 227, 228,
233, 237, 276, 279, 289, 365, 367
良かったことを3つ書く 173, 174,
181, 182, 184
予期 40, 75, 78, 80, 81, 83, 85, 363,
378
抑圧 77, 80, 83
抑制 50, 64, 65, 66, 74, 75, 78, 81, 83,
85, 86, 178, 250, 251, 296, 297, 303,
312, 363

ら

ライフスタイル介入 229, 231
ライフスタイル活動 23
ライフスタイル・ツール 275
楽観主義 13, 14, 16, 18, 19, 23, 24,
96, 102, 255, 269, 271, 272, 273,
274, 281, 293, 294, 298, 299, 300,
301, 305, 306, 307, 308, 309, 311,
315, 343, 354, 355, 360, 364, 365,
366, 367, 368, 369, 370, 372, 373,

376, 377, 379
楽観性 33, 34, 35, 36, 39, 45, 54, 57,
180, 194, 204, 343, 344, 345, 368
ラテン系米国人 345, 348, 349, 350

り

リカバリー 9, 15, 17, 20, 21, 26, 27,
89, 100, 109, 113, 114, 115, 116,
117, 118, 119, 120, 121, 122, 123,
124, 125, 126, 127, 128, 129, 130,
131, 146, 177, 178, 179, 190, 199,
219, 267, 282, 285, 289, 329, 364,
376, 381
リスク 6, 14, 15, 25, 35, 40, 42, 43,
50, 51, 55, 61, 62, 63, 64, 94, 99,
100, 102, 116, 135, 144, 146, 151,
179, 180, 181, 182, 223, 224, 230,
239, 244, 247, 249, 251, 253, 254,
255, 257, 259, 260, 261, 262, 263,
271, 278, 285, 320, 333, 349, 350,
360, 365, 369, 375
利他主義 75, 77, 78, 85, 91
利他性 38, 66, 79, 80, 81, 83, 87
リビドー 71
リラクセーション 22, 36, 54, 70,
165, 194
臨床的ジレンマ 195

る

ルーベ・ゴールドバーグ 63

れ

霊長類 302
レジリエンス 2, 5, 9, 13, 14, 17, 18,
19, 23, 24, 37, 40, 53, 54, 57, 59, 60,
61, 62, 63, 64, 65, 72, 73, 74, 87, 89,
109, 115, 195, 212, 214, 216, 219,
221, 229, 231, 232, 235, 241, 247,
249, 254, 255, 257, 260, 261, 267,
271, 272, 279, 283, 286, 289, 293,
297, 133, 297, 294, 298, 300, 301,
302, 305, 306, 307, 308, 310, 311,
312, 315, 320, 333, 342, 343, 345,
349, 351, 353, 354, 355, 360, 364,
365, 367, 368, 369, 370, 376, 377,
379, 381, 383

ろ

老年精神医学 10, 15, 23, 149, 168,
315, 339, 375, 381, 401
ローカス・オブ・コントロール 39, 64,
200

執筆者一覧

Per Bech, M.D., D.M.Sc.
Professor of Psychiatry, Psychiatric Research Unit, Mental Health Centre North Zealand, University of Copenhagen, Copenhagen, Denmark

Carl C. Bell, M.D., DLFAPA, FACPsych
Staff Psychiatrist, Jackson Park Hospital Family Medicine Clinic; Professor, Department of Psychiatry and School of Public Health, University of Illinois at Chicago, Chicago, Illinois

Dan G. Blazer, M.D., M.P.H., Ph.D.
J.P. Gibbons Professor of Psychiatry and Behavioral Sciences Emeritus, Duke University Medical Center, Durham, North Carolina

Samantha Boardman, M.D.
Clinical Instructor in Psychiatry and Public Health and Assistant Attending Psychiatrist, Weill Cornell Medical College, New York, New York

Anne M. Day, Ph.D.
Postdoctoral Research Fellow, Center for Alcohol and Addiction Studies, Brown University, Providence, Rhode Island

Colin A. Depp, Ph.D.
Associate Professor, Department of Psychiatry, University of California, San Diego, La Jolla, California

P. Murali Doraiswamy, M.D.
Professor of Psychiatry and Behavioral Sciences, Duke University School of Medicine, Durham, North Carolina

Lisa T. Eyler, Ph.D.
Associate Professor, Department of Psychiatry, University of California, San Diego, La Jolla, California; Clinical Research Psychologist, Mental Illness Research, Education and Clinical Center, VA San Diego, San Diego, California

Maja K. Gawronska, M.A.
Program Manager, Department of Psychiatry, University of California, San Diego, La Jolla, California

Alexandrea L. Harmell, M.S.
Doctoral Student, San Diego State University/University of California, San Diego Joint Doctoral Program in Clinical Psychology, La Jolla, California

Leslie R.M. Hausmann, Ph.D.
Core Faculty, Center for Health Equity Research and Promotion (CHERP), VA Pittsburgh Healthcare System; Assistant Professor of Medicine, School of Medicine, University of Pittsburgh, Pittsburgh, Pennsylvania

Dilip V. Jeste, M.D.
Senior Associate Dean for Healthy Aging and Senior Care, Estelle and Edgar Levi Chair in Aging, Director, Sam and Rose Stein Institute for Research on Aging, and Distinguished Professor of Psychiatry and Neurosciences, University of California, San Diego, La Jolla, California

Christopher W. Kahler, Ph.D.
Professor and Chair, Department of Behavioral and Social Sciences, Brown University, Providence, Rhode Island

Robert M. Kaplan, Ph.D.
Chief Science Officer, Agency for Healthcare Research and Quality, U.S. Department of Health and Human Services, Rockville, Maryland

Todd B. Kashdan, Ph.D.
Professor, Department of Psychology, and Senior Scientist, Center for Consciousness and Transformation, George Mason University, Fairfax, Virginia

Warren A. Kinghorn, M.D., Th.D.
Assistant Professor of Psychiatry and Pastoral and Moral Theology, Duke University Medical Center and Duke Divinity School, Durham, North Carolina

Evan M. Kleiman, Ph.D.
College Fellow, Department of Psychology, Harvard University, Cambridge, Massachusetts

Helen Lavretsky, M.D., M.S.
Professor of Psychiatry, University of California, Los Angeles; Director, Late-Life Mood, Stress, and Wellness Research Program, Semel Institute for Neuroscience and Human Behavior, Geffen School of Medicine at University of California, Los Angeles, California

Julie A. Lord, M.D.
Private Practice of Psychiatry

María J. Marquine, Ph.D.
Postdoctoral Fellow, University of California, San Diego, La Jolla, California

A'verria Sirkin Martin, Ph.D.
Postdoctoral Research Fellow, Department of Psychiatry, University of California, San Diego, La Jolla, California

Brent T. Mausbach, Ph.D.
Associate Professor in Residence, Department of Psychiatry, University of California, San Diego, La Jolla, California

Piper S. Meyer, Ph.D.
Director, Minnesota Center for Mental Health, University of Minnesota, St. Paul, Minnesota

Paul J. Mills, Ph.D.
Professor-in-Residence, Department of Psychiatry, University of California, San Diego, La Jolla, California

Raeanne C. Moore, Ph.D.
Postdoctoral Fellow, Department of Psychiatry, University of California, San Diego, La Jolla, California

Ruth M. O'Hara, Ph.D.
Associate Professor (Research) of Psychiatry and Behavioral Sciences, Stanford University School of Medicine, Stanford, California

Barton W. Palmer, Ph.D.
Professor, Department of Psychiatry, University of California, San Diego, La Jolla, California

Acacia C. Parks, Ph.D.
Assistant Professor of Psychology, Hiram College, Hiram, Ohio; Associate Editor, Journal of Positive Psychology

執筆者一覧 | 393

David C. Rettew, M.D.
Associate Professor of Psychiatry and Pediatrics, Training Director, Child and Adolescent Psychiatry Fellowship, and Director, Pediatric Psychiatry Clinic, University of Vermont College of Medicine, Burlington, Vermont

Christine Rufener, Ph.D.
Assistant Professor, Department of Psychiatry, University of California, San Diego; Staff Psychologist, VA San Diego Healthcare System, San Diego, California

Elyn R. Saks, J.D., Ph.D.
Orrin B. Evans Professor of Law, Psychology, and Psychiatry and the Behavioral Sciences, University of Southern California, Los Angeles, California

Martin E. P. Seligman, Ph.D.
Zellerbach Family Professor of Psychology and Director of the Positive Psychology Center, University of Pennsylvania, Philadelphia, Pennsylvania

Daniel D. Sewell, M.D.
Clinical Professor of Psychiatry, University of California, San Diego, La Jolla, California

Ajai R. Singh, M.D.
Editor, Mens Sana Monographs, Mumbai, India

Wendy B. Smith, M.A., Ph.D., BCB
Senior Scientific Advisor for Research Development and Outreach, Office of Behavioral and Social Sciences Research, Office of the Director, National Institutes of Health, Bethesda, Maryland

Nichea S. Spillane, Ph.D.
Assistant Professor (Research), Center for Alcohol and Addiction Studies, Brown University, Providence, Rhode Island

Richard F. Summers, M.D.
Clinical Professor of Psychiatry and Co-Director of Residency Training, Department of Psychiatry, Perelman School of Medicine, University of Pennsylvania, Philadelphia, Pennsylvania

George E. Vaillant, M.D.
Professor, Department of Psychiatry, Massachusetts General Hospital, Harvard Medical School, Boston, Massachusetts

Taya C. Varteresian, D.O., M.S.
Psychiatrist, LA County Department of Mental Health; Health Science Assistant Clinical Professor, University of California, Irvine, Irvine, California

Katherine Wachmann, Ph.D.
Postdoctoral Fellow, Ludwig Boltzmann Gesellschaft, Vienna, Austria

Zvinka Z. Zlatar, Ph.D.
Postdoctoral Fellow, University of California, San Diego, La Jolla, California

【編者略歴】

Dilip V. Jeste, M.D.
Senior Associate Dean for Healthy Aging and Senior Care, Estelle and Edgar Levi Chair in Aging, Director, Sam and Rose Stein Institute for Research on Aging, and Distinguished Professor of Psychiatry and Neurosciences, University of California, San Diego, La Jolla, California

Barton W. Palmer, Ph.D.
Professor, Department of Psychiatry, University of California, San Diego, La Jolla, California

【監訳者略歴】

大野　裕（おおの ゆたか）

一般社団法人認知行動療法研修開発センター理事長
日本ポジティブサイコロジー医学会理事長
ストレスマネジメントネットワーク　代表
1950 年，愛媛県生まれ。1978 年，慶應義塾大学医学部卒業と同時に，同大学の精神神経学教室に入室。その後，コーネル大学医学部，ペンシルバニア大学医学部への留学を経て，慶應義塾大学教授（保健管理センター）を務めた後，2011 年 6 月より，独立行政法人 国立精神・神経医療研究センター 認知行動療法センターセンター長を経て，現在に至る。
Academy of Cognitive Therapy の設立フェローで公認スーパーバイザ，日本認知療法学会理事長，日本ストレス学会理事長，日本ポジティブサイコロジー医学会理事長。
著書に『保健、医療、福祉、教育にいかす簡易型認知行動療法実践マニュアル』（きずな出版，2017），『こころが晴れるノート』（創元社，2003），『はじめての認知療法』（講談社現代新書，2011）『精神医療・診断の手引き』（金剛出版，2014）ほか多数。
認知療法・認知行動療法活用サイト『こころのスキルアップ・トレーニング【ここトレ】』　監修

三村　將（みむら まさる）

慶應義塾大学医学部精神・神経科学教室　教授・教室主任
日本ポジティブサイコロジー医学会理事
1984 年，慶應義塾大学医学部を卒業し，同大学の精神神経科に入局。ボストン大学医学部行動神経学部門への留学，昭和大学精神医学教室助教授を経て，2011 年より現職。現在，慶應義塾大学病院 副病院長，ストレス研究センター センター長，漢方医学センター センター長，百寿総合研究センター 副センター長を兼任している。
日本高次脳機能障害学会理事長，日本精神神経学会理事，日本うつ病学会理事，日本神経心理学会理事，日本老年精神医学会理事，日本認知症学会理事，ポジティブサイコロジー医学会理事などを務めている。
編著書に『認知症ハンドブック』（医学書院，2013），『老年期うつ病ハンドブック』（診療と治療社，2009），『精神疾患の脳画像カンファレンス』（中山書店，2014），『精神・心理機能評価ハンドブック』（中山書店，2015），『精神科レジデントマニュアル』（医学書院，2017），『老年精神医学』（最新医学社，2018）など。

【監修者略歴】

日本ポジティブサイコロジー医学会

ポジティブネスという状態が心身，さらには人々の健康にどのような影響を与えるのかを広くディスカッションし，日本におけるポジティブサイコロジーの分野を医療面から牽引する，また，ポジティブネスのサイエンスを広めることを目的とする学術団体。
日本ポジティブサイコロジー医学会ホームページ：http://jphp.jp

【訳者一覧】

第 1 章　須賀 英道 (すが ひでみち) 龍谷大学短期大学部

第 2 章　西垣 悦代 (にしがき えつよ) 関西医科大学医学部心理学教室

第 3 章　島井 哲志 (しまい さとし) 関西福祉科学大学心理科学部
　　　　 津田 恭充 (つだ ひさみつ) 関西福祉科学大学心理科学部
　　　　 柏木 雄次郎 (かしわぎ ゆうじろう) 関西福祉科学大学心理科学部

第 4 章　小林 正弥 (こばやし まさや) 千葉大学大学院社会科学研究院

第 5 章　奥山 真司 (おくやま しんじ) トヨタ自動車株式会社人事部
　　　　 磯谷 さよ (いそがい さよ) トヨタ自動車株式会社人事部 T-CaRS グループ

第 6 章　奥山 真司 (おくやま しんじ) トヨタ自動車株式会社人事部
　　　　 ジョセフ・ピメンテル トヨタ自動車株式会社人材開発部

第 7 章　奥山 真司 (おくやま しんじ) トヨタ自動車株式会社人事部
　　　　 入江 美帆 (いりえ みほ) トヨタ自動車株式会社人事部 T-CaRS グループ

第 8 章　松隈 信一郎 (まつくま しんいちろう) 慶應義塾大学大学院医学研究科

第 9 章　秋山 美紀 (あきやま みき) 東京医療保健大学医療保健学部／慶應義塾大学大学院システムデザイン・マネジメント研究所

第 10 章　海原 純子 (うみはら じゅんこ) 日本医科大学健診医療センター

第 11 章　佐渡 充洋 (さど みつひろ) 慶應義塾大学医学部精神・神経科学教室

第 12 章　佐久間 啓 (さくま けい) 社会医療法人あさかホスピタル

第 13 章　高橋 英彦 (たかはし ひでひこ) 京都大学大学院 医学研究科 脳病態生理学講座 精神医学教室

第 14 章　沢宮 容子 (さわみや ようこ) 筑波大学人間系

第 15 章　津田 彰 (つだ あきら) 久留米大学文学部
　　　　　津田 茂子 (つだ しげこ) 茨城キリスト教大学看護学部看護学科
　　　　　嶋田 純也 (しまだ じゅんや) 筑波大学グローバル教育院

第 16 章　高坂 満 (たかさか みつる) 慶應義塾大学医学部精神・神経科学教室

ポジティブ精神医学

2018 年 7 月 20 日　印刷
2018 年 7 月 30 日　発行

編　者　ディリップ・ジェステ／バートン・パルマー
監訳者　大野　裕／三村　將
監修者　日本ポジティブサイコロジー医学会
発行者　立石　正信
印刷・製本　太平印刷
装丁　臼井新太郎／装画　小林ラン
株式会社　金剛出版
〒 112-0005　東京都文京区水道 1-5-16　電話 03 (3815) 6661 (代)
　　　　　　　　　　　　　　　　　　　 FAX03 (3818) 6848

ISBN978-4-7724-1632-0　C3047　　　Printed in Japan ©2018